Hämatologische Erkrankungen

Torsten Haferlach

Hämatologische Erkrankungen

Atlas und diagnostisches Handbuch

3., vollständig überarbeitete und aktualisierte Auflage

Mitbegründet von Herrn Prof. Dr. Helmut Löffler

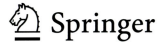

Torsten Haferlach
MLL Münchner Leukämielabor GmbH
München, Deutschland

ISBN 978-3-662-59546-6   ISBN 978-3-662-59547-3   (eBook)
https://doi.org/10.1007/978-3-662-59547-3

Die Deutsche Nationalbibliothek verzeichnet diese Publikation in der Deutschen Nationalbibliografie; detaillierte bibliografische Daten sind im Internet über http://dnb.d-nb.de abrufbar.

Springer
© Springer-Verlag Berlin Heidelberg 2010, 2013, 2020
Das Werk einschließlich aller seiner Teile ist urheberrechtlich geschützt. Jede Verwertung, die nicht ausdrücklich vom Urheberrechtsgesetz zugelassen ist, bedarf der vorherigen Zustimmung des Verlags. Das gilt insbesondere für Vervielfältigungen, Bearbeitungen, Übersetzungen, Mikroverfilmungen und die Einspeicherung und Verarbeitung in elektronischen Systemen.
Die Wiedergabe von allgemein beschreibenden Bezeichnungen, Marken, Unternehmensnamen etc. in diesem Werk bedeutet nicht, dass diese frei durch jedermann benutzt werden dürfen. Die Berechtigung zur Benutzung unterliegt, auch ohne gesonderten Hinweis hierzu, den Regeln des Markenrechts. Die Rechte des jeweiligen Zeicheninhabers sind zu beachten.
Der Verlag, die Autoren und die Herausgeber gehen davon aus, dass die Angaben und Informationen in diesem Werk zum Zeitpunkt der Veröffentlichung vollständig und korrekt sind. Weder der Verlag, noch die Autoren oder die Herausgeber übernehmen, ausdrücklich oder implizit, Gewähr für den Inhalt des Werkes, etwaige Fehler oder Äußerungen. Der Verlag bleibt im Hinblick auf geografische Zuordnungen und Gebietsbezeichnungen in veröffentlichten Karten und Institutionsadressen neutral.

Fotonachweis Umschlag: © Prof. Dr. Dr. Torsten Haferlach, München

Planung/Lektorat: Sabine Hoeschele

Springer ist ein Imprint der eingetragenen Gesellschaft Springer-Verlag GmbH, DE und ist ein Teil von Springer Nature.
Die Anschrift der Gesellschaft ist: Heidelberger Platz 3, 14197 Berlin, Germany

Vorwort zur 3. Auflage

Die 1. Auflage von *Hämatologische Erkrankungen – Atlas und diagnostisches Handbuch* erschien unter der Autorenschaft von Herrn Professor Helmut Löffler und mir im Herbst 2009, die 2. Auflage dann im Herbst 2012. Der plötzliche Tod von Helmut Löffler im Oktober 2013 ist bis heute spürbar. Sein Enthusiasmus bei der Vermittlung der besonderen Bedeutung des mikroskopischen Sehens und Verstehens des Phänotyps haben Maßstäbe gesetzt. Er sah das Mikroskopieren immer als zentrale Methode für die hämatologische Diagnostik und gleichzeitig als Basis des genetischen Verständnisses der Erkrankungen. Unverändert findet sich somit sein immenses Wissen, gepaart mit einem fotografischen Gedächtnis, auch in dieser neuen Auflage des Buches repräsentiert. Zu seinem Gedenken widme ich dieses Buch Herrn Professor Helmut Löffler.

Aus gutem Grunde habe ich das Bildmaterial in dieser Auflage bewahrt, denn das Wissen um den Phänotyp bleibt aktuell, zentral und klinisch relevant. Komplett überarbeitet wurde aber nach Publikation der neuen *WHO Classification of Tumours of Haematopoietic and Lymphoid Tissues* (2017) der zytogenetische und molekulargenetische Teil. Die dafür notwendigen Tabellen wurden aktualisiert, die Bezüge zu chromosomalen Abberationen, zu molekularen Befunden nicht nur für die Diagnose, sondern auch zunehmend für die spezialisierte Therapie werden aufgezeigt. Für diejenigen, die weiterhin mit großem Enthusiasmus und Interesse das Mikroskopieren ausüben beziehungsweise lernen, soll auch die aktuelle Version eine Hilfe sein. Sie soll aber gleichzeitig Perspektiven für die Zukunft aufzeigen, wo wir mehr denn je vom Phänotyp zum Genotyp gehen werden. Komplexere, aufwändigere und letztlich zur Zeit auch teurere Methoden wie die Zytogenetik und insbesondere die Molekulargenetik – zumeist durchgeführt mit Hilfe des heute sogenannten Next-Generation-Sequencing (NGS) – brauchen eine gezielte Indikation.

Die aktuelle Ausgabe steht also an einer besonderen Stelle der Diagnostik hämatologischer Neoplasien: Sie beinhaltet das über viele Jahrzehnte speziell auch von Herrn Löffler und vielen anderen herausgearbeitete mikroskopische Bild der einzelnen Erkrankung, weist aber darüber hinaus auf eine unweigerlich immer dezidierter ablaufende molekulargenetische Diagnostik und deren klinische Relevanz.

Mein besonderer Dank gilt Frau Hiltrud Wilbertz und Frau Dr. sc. hum. Sabine Höschele vom Springer-Verlag für ihre hervorragende und umsichtige Betreuung auch dieser Auflage. Weiterhin gilt mein großer Dank Frau Dr. rer. nat. Ines Schmidts (Münchner Leukämielabor) für ihre redaktionelle Mitarbeit und insbesondere für die wichtige Überarbeitung der Tabellen unter Berücksichtigung der neuen WHO-Klassifikation.

Mein persönlicher Wunsch war es, dass diese aktuelle Ausgabe unter Bewahrung der notwendigen phänotypischen Kenntnisse die gleichzeitig notwendige Implementierung genetischer und molekulargenetischer Befunde in klinisch relevanter Art und Weise darstellt.

Torsten Haferlach
München, Deutschland
Juli 2019

Inhaltsverzeichnis

1	**Störungen der Erythropoese**	1
1.1	Anämien	2
2	**Reaktive Blut- und Knochenmarkveränderungen**	19
2.1	Granulozytopenien	24
2.2	Thrombozytopenien und -pathien	25
3	**Angeborene Anomalien der Granulozytopoese**	29
3.1	Pelger-Huët-Kernanomalie (Zellen)	30
3.2	Alder-Granulationsanomalie (Zellen)	31
3.3	Steinbrinck-Chédiak-Higashi-Granulationsanomalie (Granulagigantismus der Leukozyten)	31
3.4	May-Hegglin-Anomalie	32
4	**Benigne Veränderungen der Lymphozyten**	33
4.1	Infektiöse Mononukleose	34
4.2	Persistierende polyklonale B-Zell-Lymphozytose (PPBL)	35
5	**Aplastische Anämien (Panmyelopathien)**	37
6	**Speicherkrankheiten**	41
6.1	Morbus Gaucher	42
6.2	Morbus Niemann-Pick	42
6.3	Glykogenose Typ II (Saure-Maltase-Mangel, Morbus Pompe)	42
7	**Hämophagozytische Syndrome**	47
8	**Myeloproliferative Neoplasien (MPN) und Mastzellerkrankungen**	51
8.1	Chronische myeloische Leukämie (CML)	52
8.2	Myeloproliferative Neoplasien (MPN) außer CML	58
8.3	Mastzellerkrankungen	65
9	**Myeloische und lymphatische Neoplasien mit Eosinophilie und Anomalien von *PDGFRA*, *PDGFRB*, *FGFR1* oder mit *PCM1-JAK2***	71
9.1	Myeloische/lymphatische Neoplasie mit *PDGFRA*-Rearrangement	72
9.2	Myeloische/lymphatische Neoplasie mit *PDGFRB*-Rearrangement	72
9.3	Myeloische/lymphatische Neoplasie mit *FGFR1*-Rearrangement	73
10	**Myelodysplastische/myeloproliferative Neoplasien (MDS/MPN)**	75
10.1	Chronische myelomonozytäre Leukämie (CMML)	76
10.2	Atypische chronische myeloische Leukämie (aCML), *BCR-ABL1*-negativ	76
10.3	Juvenile myelomonozytäre Leukämie (JMML)	76
10.4	Myelodysplastische/myeloproliferative Neoplasie mit Ringsideroblasten und Thrombozytose (MDS/MPN-RS-T)	77
10.5	Myelodysplastische/myeloproliferative Neoplasien, unklassifizierbar (MDS/MPN-U)	77
11	**Myelodysplastische Syndrome (MDS)**	81
11.1	MDS mit Einliniendysplasie (MDS-SLD)	83
11.2	MDS mit Ringsideroblasten (MDS-RS-SLD und MDS-RS-MLD)	83
11.3	MDS mit Blastenvermehrung 1 (MDS-EB-1)	84
11.4	MDS mit Blastenvermehrung 2 (MDS-EB-2)	84
11.5	MDS, unklassifiziert (MDS-U)	84

11.6	MDS mit isolierter del(5q)	84
11.7	MDS des Kindesalters	84
12	**Myeloische Neoplasien mit Keimbahn-Prädisposition**	91
13	**Akute Leukämien**	93
13.1	Akute myeloische Leukämien (AML)	95
13.2	Akute Leukämien unklarer Linienzugehörigkeit (AUL und gemischter Phänotyp, MPAL)	128
14	**Lymphatische Neoplasien**	137
14.1	Neoplasien lymphatischer Vorstufen	139
14.2	Reife B-Zell-Neoplasien	146
14.3	Andere maligne Lymphome	166
14.4	Reife T- und NK-Zell-Neoplasien	174
14.5	Hodgkin-Lymphome	182
14.6	Mit HIV-Infektion assoziierte Lymphome	184
14.7	Lymphoproliferative Erkrankungen nach Transplantation (PTLD)	184
14.8	Polymorphe PTLD	184
15	**Histiozytäre Neoplasien und Neoplasien der dendritischen Zellen**	187
16	**Tumoraspirate bei Knochenmarkbefall**	189

Serviceteil

Weiterführende Literatur 198
Stichwortverzeichnis 199

Störungen der Erythropoese

1.1 Anämien – 2
1.1.1 Farbstoffmangelanämien – 2
1.1.2 Hämolytische Anämien einschließlich Hämoglobinanomalien – 2
1.1.3 Megaloblastische Anämien – 7
1.1.4 Toxische Schädigungen – 9
1.1.5 Akute Erythroblastopenie – 13
1.1.6 Chronische Erythroblastopenie („pure red cell anemia") – 13
1.1.7 Kongenitale dyserythropoetische Anämien – 13
1.1.8 Synartesis – 13
1.1.9 Hereditäre sideroachrestische (sideroblastische) Anämie – 13
1.1.10 Erythrozytosen (Polyglobulien) – 13

© Springer-Verlag Berlin Heidelberg 2020
T. Haferlach, *Hämatologische Erkrankungen*, https://doi.org/10.1007/978-3-662-59547-3_1

1.1 Anämien

1.1.1 Farbstoffmangelanämien

Farbstoffmangelanämien (Abb. 1.1) sind morphologisch der Prototyp aller Anämien, die durch eine Störung im Aufbau der Farbstoffkomponente der Erythrozyten entstehen. Bei stärkergradigem Eisenmangel haben die Erythrozyten eine große zentrale Aufhellung (Anulozyten) und sind flach und klein (Abb. 1.2a). Typisch ist eine *Linksverschiebung* der *Erythrozytopoese*, also das Vorherrschen jüngerer basophiler Formen. Auch gibt es *Reifungsdissoziationen*, d. h. es werden stets Zellen mit relativ reifem Kern gefunden, bei denen das Zytoplasma noch stark basophil und manchmal unscharf begrenzt erscheint (Abb. 1.2a, b).

Die Erythrozytopoese kann quantitativ sehr unterschiedlich verändert sein. Beim *Eisenmangel* nach akutem oder chronischem Blutverlust ist die Erythrozytopoese meist erheblich gesteigert, das erythrogranulozytopoetische Verhältnis ist zugunsten der Erythrozytopoese verschoben. Daneben sieht man meist eine Vermehrung der Megakaryozyten.

Bei *infektiös-toxischen Prozessen* und bei *Tumorerkrankungen* (Anämie bei chronischen Erkrankungen, sekundäre Anämien) ist dagegen die Erythrozytopoese gegenüber der Granulozytopoese sogar oft absolut vermindert. Feste Regeln gibt es allerdings nicht.

Ähnliche Knochenmarkveränderungen wie beim Eisenmangel finden sich bei den *Eisenverwertungsstörungen* (sideroachrestische Anämie, Eisenmangel ohne Eisenmangel). Eine sichere Unterscheidung lässt sich durch die Eisenfärbung treffen.

Bei den Eisenmangelanämien (Abb. 1.2a–d) finden sich nur selten Siderozyten und Sideroblasten, und auch in den Makrophagen sind nie Eisenspeicherungen festzustellen (Abb. 1.2d). Die sideroachrestischen Anämien zeigen dagegen zahlreiche Sideroblasten mit grobkörniger Eisenablagerung in typischer Weise (*Ringsideroblasten*, Feinstruktur Abb. 1.3) und eine enorme Eisenspeicherung in den Makrophagen (▶ Abschn. 11.2). Eisenspeichernde Zellen sind – im Gegensatz zur Eisenmangelanämie – auch bei Infekt- und Tumoranämien nachweisbar.

Einen Überblick über die verschiedenen Formen des Eisenmangels und seine Pathogenese vermittelt Abb. 1.1 (nach Begemann 1982).

1.1.2 Hämolytische Anämien einschließlich Hämoglobinanomalien

Die hämolytischen Anämien (HA) sind durch die Verkürzung der Erythrozytenlebensdauer (normal ca. 120 Tage) charakterisiert. Eine Anämie tritt aber erst dann in Erscheinung, wenn das Knochenmark nicht mehr imstande ist, durch entsprechende Mehrproduktion den Verlust der Erythrozyten auszugleichen. Ist das noch der Fall, spricht man von einer *kompensierten gesteigerten Hämolyse*. Eine *dekompensierte gesteigerte Hämolyse* besagt, dass zwischen Abbau und Produktion der Erythrozyten ein Missverhältnis einge-

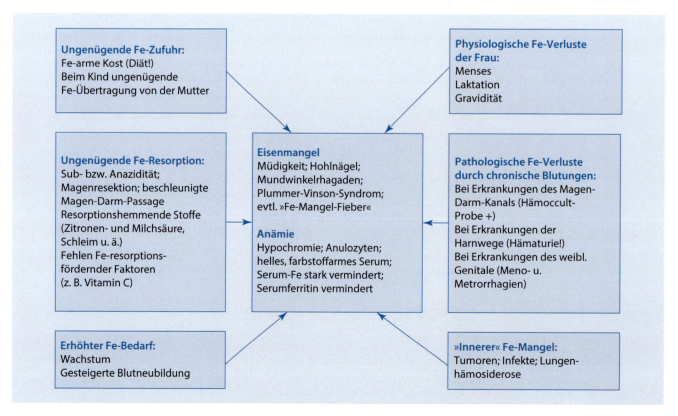

 Abb. 1.1   Schema der zum Eisenmangel führenden Faktoren und der Eisenmangelsymptome. *Fe* Eisen

1.1 · Anämien

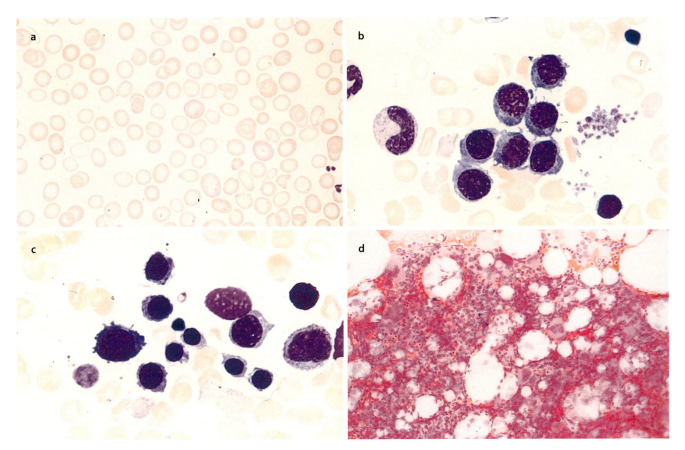

◘ **Abb. 1.2** **a** Erythrozyten bei schwerem Eisenmangel. Typisch ist die große zentrale Aufhellung (Anulozyten), die Erythrozyten sind flach und klein und erscheinen blass. **b** Gruppe von Erythroblasten im Knochenmark bei Eisenmangel. Basophiles Zytoplasma bei schon weitgehender Kernausreifung (Reifungsdissoziation). **c** Bei schwerem Eisenmangel ist auch das Zytoplasma der reifen Erythroblasten noch teilweise basophil (auch unscharf begrenzt). **d** Eisenfärbung. Knochenmarkbröckel ohne Speichereisen bei schwerem Eisenmangel

treten ist. Der Nachweis einer verkürzten Erythrozytenlebensdauer gelingt auch heute noch mit der Chrommarkierung (^{51}Cr) der Erythrozyten, wobei gleichzeitig der bevorzugte Hämolyseort (z. B. Milz) ermittelt werden kann.

Bei einer gesteigerten Hämolyse bietet das Knochenmark – vorausgesetzt, dass dessen Funktion ungestört ist – eine *Hyperplasie der Erythropoese* mit Vorherrschen der reifen kernhaltigen Vorstufen (Normoblasten). Gewöhnlich sind in den erythropoetischen Vorstufen wesentliche qualitative Störungen nicht vorhanden. Bei lang andauernder Hämolyse kann es aber vorwiegend infolge eines Folsäuremangels (Nachweis durch verminderten Folsäuregehalt im Serum) zu megaloblastischen Veränderungen kommen *(Verbrauchsperniziosa)*. Die *Granulozytopoese* ist qualitativ und quantitativ meist nicht verändert. Häufiger dagegen finden sich in den Makrophagen phagozytierte Erythrozyten *(Erythrophagozytose)* und Eisenablagerungen (◘ Abb. 1.4). Im peripheren Blut lassen sich je nach Ausmaß der Hämolyse und des Regenerationsvermögens des Knochenmarks eine erhöhte *Retikulozytenzahl (meist mehrere Hundert ‰), basophil punktierte Erythrozyten*, gelegentlich Normoblasten (◘ Abb. 1.5a) (besonders bei akuten Hämolysen) und eine Leukozytose nachweisen. Diesen unspezifischen Veränderungen stehen solche gegenüber, die bei besonderen Formen (korpuskuläre hämolytische Anämien) als pathognomonisch angesehen werden [Kugelzellen (◘ Abb. 1.5b), Elliptozyten (◘ Abb. 1.5c), Sichelzellen (◘ Abb. 1.6d, e)]. Darüber hinaus finden sich besonders bei einer Reihe enzymopenischer HA Heinz-Innenkörper (◘ Abb. 1.5d), bei toxischen HA Methämoglobin.

Die hämolytischen Anämien lassen sich aufgrund *pathogenetischer Mechanismen* in mehrere Gruppen aufteilen, die aus dem Schema ersichtlich sind (◘ Abb. 1.8).

Aufgrund ihres Verlaufes lassen sich 2 Formen unterscheiden: die akut auftretende (akute hämolytische Krise) und die chronisch verlaufende Hämolyse. Letztere wird öfters durch zwischenzeitlich auftretende akute Schübe erheblich verschlechtert.

Die absolute Vermehrung der Erythropoese im Verlauf regenerativer hämolytischer Anämien kommt in den ◘ Abb. 1.5e, f deutlich zum Ausdruck.

Die häufigste korpuskuläre HA ist in Mitteleuropa die Kugelzellenanämie *(Mikrosphärozytose)*, die durch die typische Form der roten Blutkörperchen (◘ Abb. 1.10) leicht erkennbar ist (◘ Abb. 1.5b).

Das Blutbild der *Thalassämie* ist durch hypochrome Erythrozyten, Anisozytose, Poikilozytose, Schistozyten und besonders durch Targetzellen charakterisiert (◘ Abb. 1.5g). Das bei der Thalassaemia major stark vermehrte HbF kann auch färberisch dargestellt werden (◘ Abb. 1.5h). Bei Thalassä-

Kapitel 1 · Störungen der Erythropoese

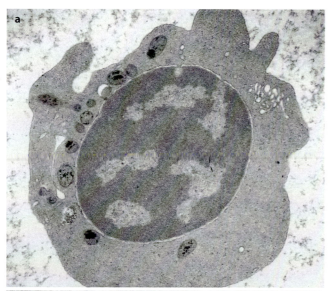

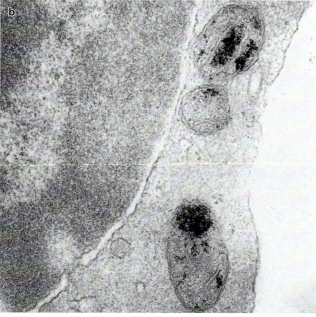

Abb. 1.3 **a** Elektronenmikroskopischer Nachweis der Eisenablagerung in den Mitochondrien, die ringförmig den Kern umlagern (Ringsideroblasten; Aufnahme: H. E. Schäfer, Freiburg). **b** Stärkere Vergrößerung der eisenbeladenen Mitochondrien

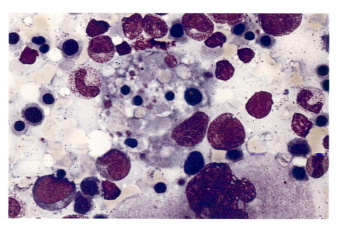

Abb. 1.4 Makrophage mit Kernen, Erythrozyten und Thrombozyten im Zytoplasma

mien findet man im Knochenmark zwischen der gesteigerten Erythropoese Eisen speichernde Makrophagen, vereinzelt auch Pseudo-Gaucher-Zellen (Abb. 1.6a, b). Reife Erythroblasten sind z. T. granulär periodic-acid-Schiff-(PAS-)positiv, auch ein Teil der Makrophagen hat eine leuchtend rote PAS-Reaktion (Abb. 1.6c links und rechts).

Sichelzellen lassen sich am besten im Nativpräparat unter O_2-Abschluss (Abb. 1.6d, e) nachweisen. Auch CO-Hämoglobin ist färberisch darstellbar.

Eine Gruppe von toxisch bedingten HA ist durch Erythrozyten charakterisiert, die nach Spezialfärbung tiefblaue, oft exzentrisch gelegene kugelige Gebilde aufweisen, die erstmals von *Heinz* beschrieben wurden. Diese *Innenkörper* färben sich mit Vitalfarbstoffen an (Nilblausulfat, Brillantkresylblau, Abb. 1.5d). Sie kommen fast ausschließlich in reifen Erythrozyten vor, während sie in Normoblasten und Retikulozyten kaum gefunden werden. Die Innenkörper entstehen durch eine oxidative Denaturierung des Hämoglobins. Besonders häufig ist die Bildung von Innenkörpern beim Glukose-6-Phosphat-Dehydrogenase-Mangel.

Sie treten aber erst nach Einnehmen bestimmter Substanzen, welche bei Menschen mit normalem Erythrozytenstoffwechsel harmlos sind, in Erscheinung, z. B. von Antimalariamitteln, Antiepileptika, Analgetika, Sulfonamiden, Nitrofuran, Sulfonen, einigen Vegetabilien (vor allem Favabohnen, daher Favismus) sowie einer Reihe anderer Medikamente und Chemikalien.

Darüber hinaus findet man Heinz-Körper unabhängig von einem bestimmten Erythrozytenstoffwechseldefekt nach Vergiftungen z. B. mit Phenolen, Anilin, Phenazetin, Azulfidinen u. v. a. Die Innenkörperbildung wird auch hier wahrscheinlich dosisabhängig durch Blockierung verschiedener intraerythrozytärer Enzyme ausgelöst.

In sehr seltenen Fällen kommen Heinz-Innenkörper bei angeborenen HA nach Splenektomie vor (hereditäre Heinz-Körper-Anämie). Da bei dieser Krankheit instabiles Hämoglobin nachgewiesen wurde, das eine pathologische Wärmestabilität besitzt, hat man die Krankheit den Hämoglobinopathien zugerechnet.

Die wichtigste Form der serogenen HA durch Isoantikörper ist die *fetale Erythroblastose* infolge Rhesus-(Rh-) Inkompatibilität zwischen Mutter und Fetus. Im kindlichen Blutbild wird meist eine große Zahl von Erythroblasten gefunden, die wahrscheinlich aus extramedullären Blutbildungsherden stammen, die beim Kind noch recht ausgedehnt sein können. Das vorliegende Blutbild zeigt eine Reihe von Normoblasten (Abb. 1.6f).

Bei der *autoimmunhämolytischen Anämie* (durch Wärme- und Kälteautoantikörper, bithermische Antikörper) sind Erythrozyten speichernde Makrophagen *(Erythrophagozytose)* besonders häufig. Bei der Kälteagglutininkrankheit sieht man die Agglutination der Erythrozyten auf dem kalten Objektträger (Abb. 1.6i, links), während sie auf angewärmtem Objektträger verhindert werden kann (Abb. 1.6i, rechts).

1.1 · Anämien

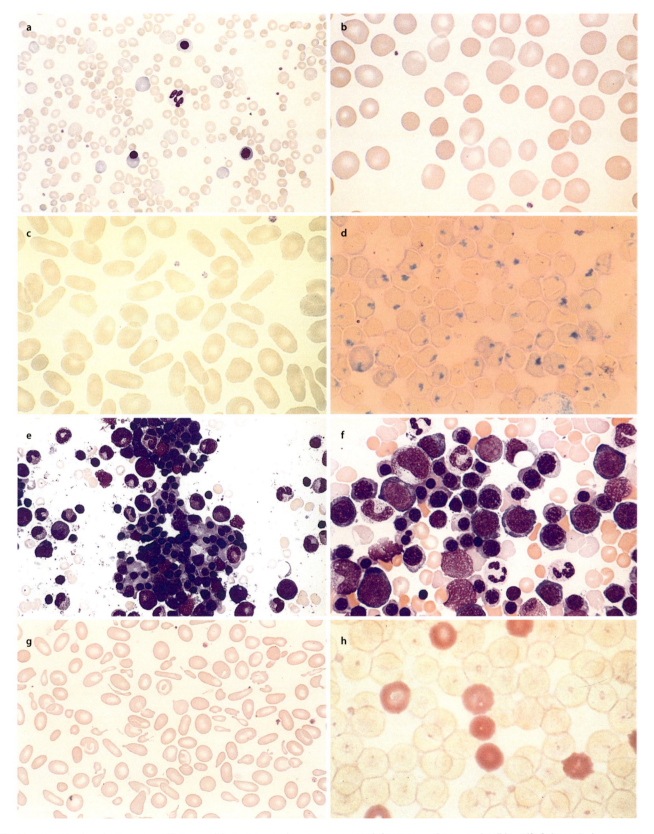

Abb. 1.5 Hämolytische Anämien. **a** Blutausstrich bei autoimmunhämolytischer Anämie (AIHA) mit 3 Normoblasten und polychromatischen Erythrozyten (Retikulozyten). **b** Blutausstrich bei Kugelzellenanämie mit kleinen, runden, dicht mit Hämoglobin gefüllten Erythrozyten (Mikrosphärozyten). Sie sind charakteristisch, aber nicht spezifisch, da sie auch bei immunhämolytischen Anämien vorkommen können. **c** Elliptozyten, die in schmal elliptischer Form – wie hier – spezifisch für die hereditäre Elliptozytose sind. **d** Heinz-Innenkörper nach Nilblausulfatfärbung. Sie kommen v. a. bei enzymopenischen Anämien oder bei instabilen Hämoglobinen vor. **e** Stark gesteigerte, vorwiegend normoblastische Erythropoese bei hämolytischer Anämie. **f** Vorherrschend reife, morphologisch unauffällige Erythroblasten bei hämolytischer Anämie. **g** Blutausstrich bei β-Thalassämie mit starker Anisozytose, Poikilozytose und einzelnen typischen Targetzellen. **h** HbF-Nachweis im peripheren Blut. HbF-haltige Erythrozyten sind rot gefärbt

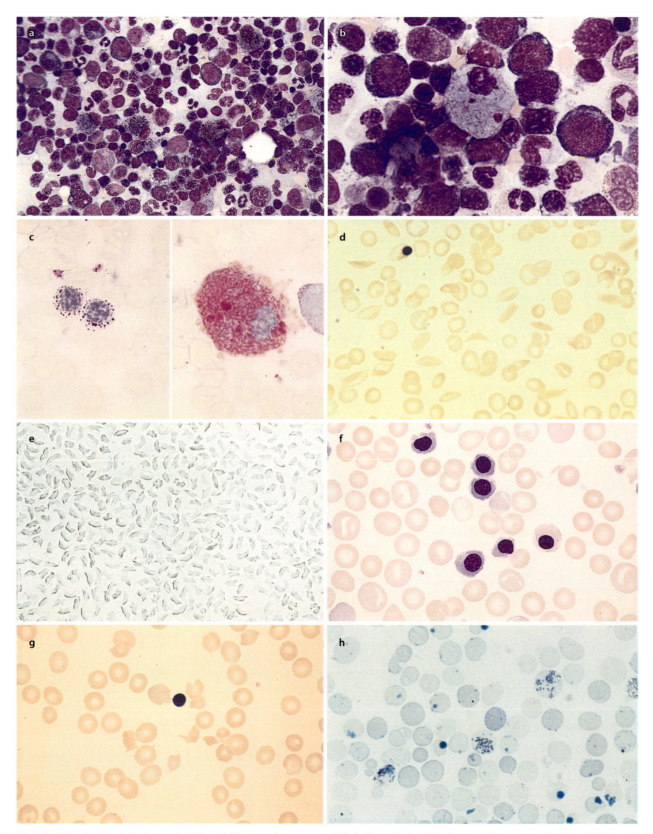

Abb. 1.6 Hämolytische Anämien u. a. bei Hämoglobinanomalien. **a** Knochenmarkausstrich bei β-Thalassämie. Zwischen der gesteigerten Erythropoese liegen hämosiderinhaltige Makrophagen. **b** Speicherzelle im Knochenmark bei β-Thalassämie. **c Links:** 2 Normoblasten im Knochenmark mit granulärer PAS-Reaktion bei Thalassämie. **Rechts:** 1 Makrophage mit leuchtend rot gefärbtem Material und dazwischen goldgelb erscheinendem Hämosiderin. PAS-Reaktion. **d** Sichelzellen im peripheren Blut bei Sichelzellenanämie. **e** Sicheltest mit Natriummetabisulfit bei HbS-Krankheit. **f** Normoblasten im Blutausstrich bei fetaler Erythroblastose. **g** Fragmentozyten sowie 1 gerade ausgestoßener Erythroblastenkern (noch adhärent) bei thrombotisch-thrombozytopenischer Purpura (TTP). **h** Neben Retikulozyten und großen Heinz-Innenkörpern in der Mitte 1 fein gepunkteter Erythrozyt mit H-Ketten. **i** Kälteagglutininkrankheit, peripheres Blut, **links** Ausstrich auf kalten, **rechts** auf warmen Objektträgern

1.1 · Anämien

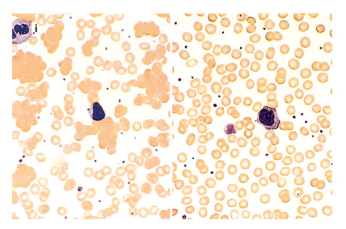

◘ **Abb. 1.6** (Fortsetzung)

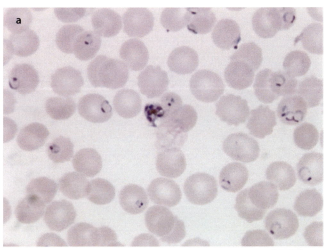

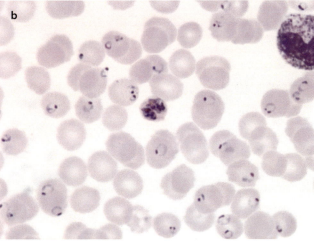

◘ **Abb. 1.7 a, b** Bei Malaria (hier Malaria tropica) mit starkem Parasitenbefall kommt es durch Zerstörung der Erythrozyten – abhängig von der Menge der befallenen Erythrozyten – zu einer hämolytischen Anämie

Bei der akuten *alkoholtoxisch bedingten HA* mit Lipidämie (*Zieve-Syndrom*) finden sich im Knochenmark neben der Steigerung der Erythrozytopoese zahlreiche Fettspeicherzellen.

Bei mechanisch bedingten hämolytischen Anämien findet man charakteristische Erythrozytenfragmente (Fragmentozyten, Schizozyten), bei starker Hämolyse auch Erythroblasten (◘ Abb. 1.6g).

Schließlich soll auf die bei Supravitalfärbung nachweisbaren H-Ketten (β-Ketten-Tetramere) hingewiesen werden, bei deren Vorhandensein man dicht punktierte Erythrozyten sieht (◘ Abb. 1.6h).

Hämolytische Anämien treten auch bei Infektionen, z. B. bei Befall der Erythrozyten durch Erreger, auf. Als Beispiel sei hier die Infektion mit Plasmodium falciparum (Malaria tropica) demonstriert (◘ Abb. 1.7a, b).

1.1.3 Megaloblastische Anämien

Unter dieser Bezeichnung wird eine Gruppe von Anämien zusammengefasst, deren Hauptvertreterin in Europa die kryptogenetische *perniziöse Anämie* ist. Morphologisch ist für sie das Auftreten von Megaloblasten im Knochenmark kennzeichnend, also von erythropoetischen Zellen, die sich bezüglich ihrer Größe und vor allem ihrer Kernstruktur von den normalen Erythroblasten unterscheiden. Aber nicht nur die Erythropoese ist von dem Krankheitsgeschehen ergriffen, sondern auch die Granulozyten und ihre Vorstufen sowie die Megakaryozyten zeigen typische Veränderungen.

Im Blutbild äußern sich diese verschiedenen Störungen der Hämatopoese in der meist hyperchromen Anämie sowie der Leuko- und Thrombozytopenie. Im Blutausstrich sieht man eine ausgeprägte Aniso- und Poikilozytose sowie große, meist ovale, hämoglobinreiche Erythrozyten, die als *Megalozyten* bezeichnet werden (◘ Abb. 1.11a–h und 1.12a–h) und die in der *Price-Jones-Kurve* (◘ Abb. 1.10) eine Rechtsverschiebung des Gipfels mit breiter Basis bewirken. Gelegentlich kommen auch kernhaltige rote Vorstufen im peripheren Blut vor, die bisweilen eine basophile Punktierung aufweisen. Die Leukozytopenie ist durch die Verminderung der Granulozyten bedingt. Diese sind z. T. übersegmentiert.

Darüber hinaus sind auch andere Organe von dem Krankheitsgeschehen erfasst. Am bekanntesten sind Veränderungen im Bereich des Magen-Darm-Traktes, die sich an der Zunge als *Hunter-Glossitis* und im Magen als *atrophische Gastritis* äußern. Bei einem großen Prozentsatz der Kranken ist auch eine Beteiligung des *Zentralnervensystems*, meist in Form einer funikulären Spinalerkrankung mit ihren verschiedenen klinischen Symptomen, nachweisbar. Ausprägung und Befall einzelner Organe ebenso wie die verschiedenen Blutsymptome sind von Art, Dauer und dem Grad der verantwortlichen Avitaminose, aber auch von individuellen, möglicherweise genetischen Faktoren abhängig.

Die *Pathogenese der megaloblastischen Anämien* konnte weitgehend aufgeklärt werden (◘ Abb. 1.9). Der überwiegenden Mehrzahl aller derartigen Erkrankungen liegt ein Mangel entweder an Vitamin B_{12} oder Folsäure zugrunde. Beide Vitamine greifen in den Nukleinsäurestoffwechsel der Zelle ein, sie ergänzen sich gegenseitig, ohne sich ersetzen zu können. Ein Mangel an einem der beiden genannten Vitamine führt, falls auch die entsprechenden Depots erschöpft sind, zu einer Störung in der DNS-Synthese und zu einer megaloblastischen Anämie, wobei eine Erkrankung anderer Organe der Anämie sogar vorausgehen kann. Die Feststellung einer

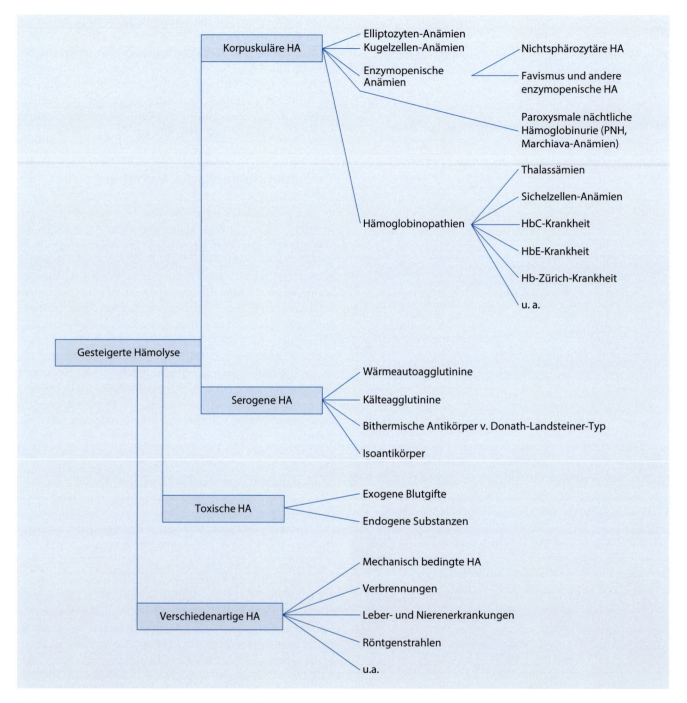

◘ Abb. 1.8 Einteilung der hämolytischen Anämien (HA)

megaloblastischen Anämie verlangt eine genaue Klärung ihrer Ursache. Innerhalb dieser Anämien können demgemäß 2 große Gruppen unterschieden werden: diejenigen, die durch einen Mangel an Vitamin B_{12}, und diejenigen, die durch ein Folsäuredefizit entstehen (◘ Abb. 1.9, mod. nach Begemann 1982). Meist gelingt es auch, die Ursache des auslösenden Vitaminmangels aufzudecken. Bei der in Europa häufigsten megaloblastischen Anämie fehlt im Magensaft ein Wirkstoff (Intrinsic Factor), dessen Vorhandensein erst die Resorption von dem mit der Nahrung aufgenommenen Vitamin B_{12} (Ex-

trinsic Factor) im Dünndarm ermöglicht. Die Funktionsschwäche des Magens, die sich in einem Sistieren der Bildung des Intrinsic Factors äußert, zeigt sich daneben auch in einer „histaminrefraktären" Anazidität, die ein typisches Symptom der Erkrankung ist. Routinemäßig werden heute der Serumvitamin-B_{12}-Spiegel und der Folsäuregehalt der Erythrozyten bestimmt. Zur weiteren Abklärung wird die Bestimmung von Homocystein und Methylmalonsäure (MMA) empfohlen, die – verglichen mit der Vitamin-B_{12}-Bestimmung – eine höhere Sensitivität und Spezifität besitzen.

1.1 · Anämien

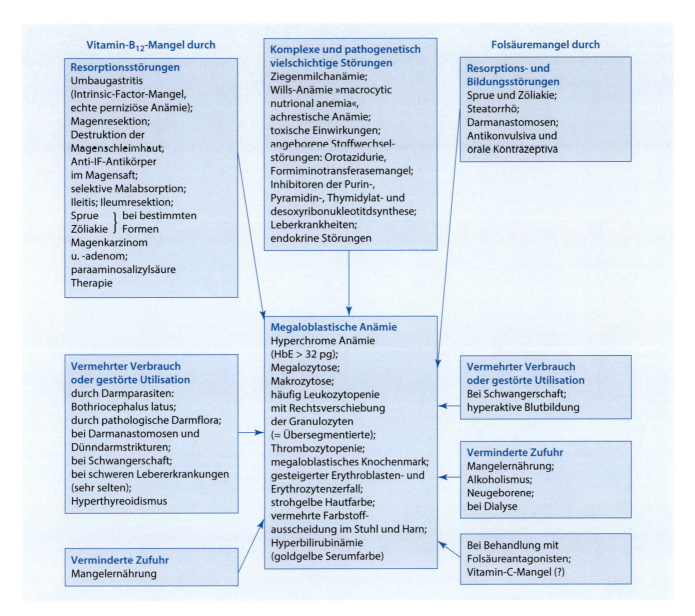

◘ Abb. 1.9 Schematische Darstellung der wichtigsten pathogenetischen Faktoren und klinischen Symptome der megaloblastischen Anämien

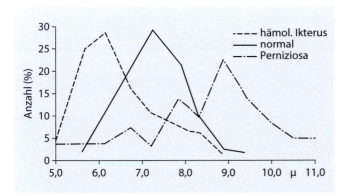

◘ Abb. 1.10 Price-Jones-Kurven eines hämolytischen Ikterus (mikrosphärozytäre Anämie), eines Gesunden und einer perniziösen Anämie (megalozytäre Anämie)

1.1.4 Toxische Schädigungen

Unter lang andauerndem Alkoholabusus kann man im Knochenmark eine Vakuolisierung der roten, aber auch der weißen Vorstufen finden (◘ Abb. 1.13c, d).

Als Beispiel für eine medikamentöse Schädigung der Erythropoese ist auf das früher weitverbreitete Antibiotikum Chloramphenicol hinzuweisen, das zu einer vermehrten Bildung von pathologischen Sideroblasten sowie zur Vakuolisierung im Zytoplasma von Erythroblasten führt (◘ Abb. 1.13a, b). Als fatale Nebenwirkung kam es (selten) zu einer irreversiblen aplastischen Anämie (Panmyelophthise).

Als toxische Schädigung kann man auch die Anämie bei Bleivergiftung einstufen, die früher häufiger nach dem Einatmen bleihaltiger Stäube oder von Dämpfen stark bleihal-

10 Kapitel 1 · Störungen der Erythropoese

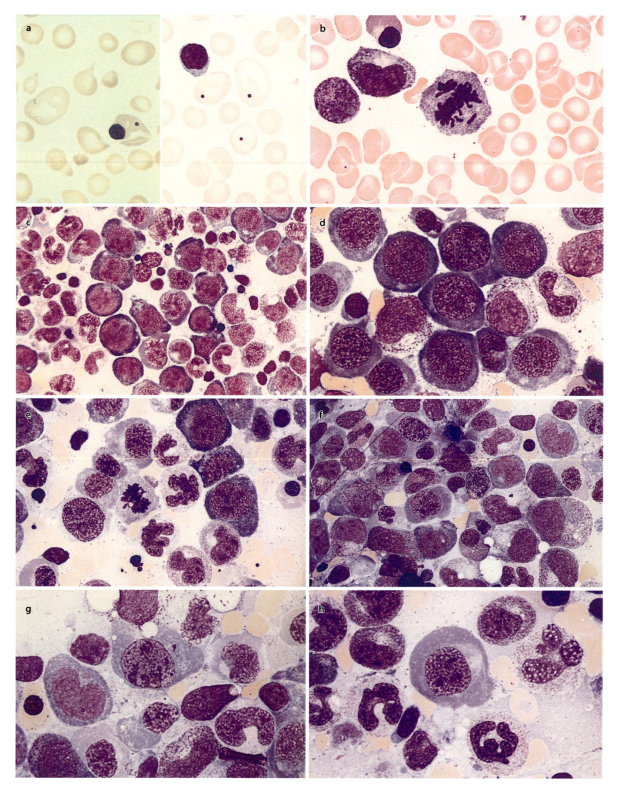

Abb. 1.11 Megaloblastische Anämien. **a** Blutausstriche bei Perniziosa. **Links:** hochgradige Anisozytose, Poikilozytose, 1 sehr großer Megalozyt und 1 Normoblast mit einem zusätzlichen Jolly-Körperchen. **Rechts:** 3 Megalozyten mit Jolly-Körperchen. **b** Megaloblastenmitose mit einzeln liegendem Chromosom, das sich bei weiterer Ausreifung zum Jolly-Körperchen entwickelt. **c** Sehr zellreiches Knochenmark bei megaloblastischer Anämie, hier mit vorherrschend unreifen Megaloblasten mit der typischen aufgelockerten, feinen Chromatinstruktur und z. T. beginnender Hämoglobinbildung im Zytoplasma (Basophilie nimmt ab). **d** Gruppe von Promegaloblasten mit typischer Kernstruktur. Man sieht den Zellen die DNA-Synthesestörung an. **e** Megaloblasten unterschiedlichen Reifegrades sowie Metamyelozyten und Stabkernige mit ebenfalls aufgelockerter Chromatinstruktur. **f** Schwerste Kernveränderungen der Megaloblasten. **g** Megaloblasten mit beginnender Apoptose, rechts unten 1 Riesenmetamyelozyt. **h** Sehr großer Megaloblast mit ungewöhnlich breitem, schon partiell hämoglobinisiertem Zytoplasma. Darunter und rechts Riesenformen der ausreifenden Granulozytopoese

1.1 · Anämien

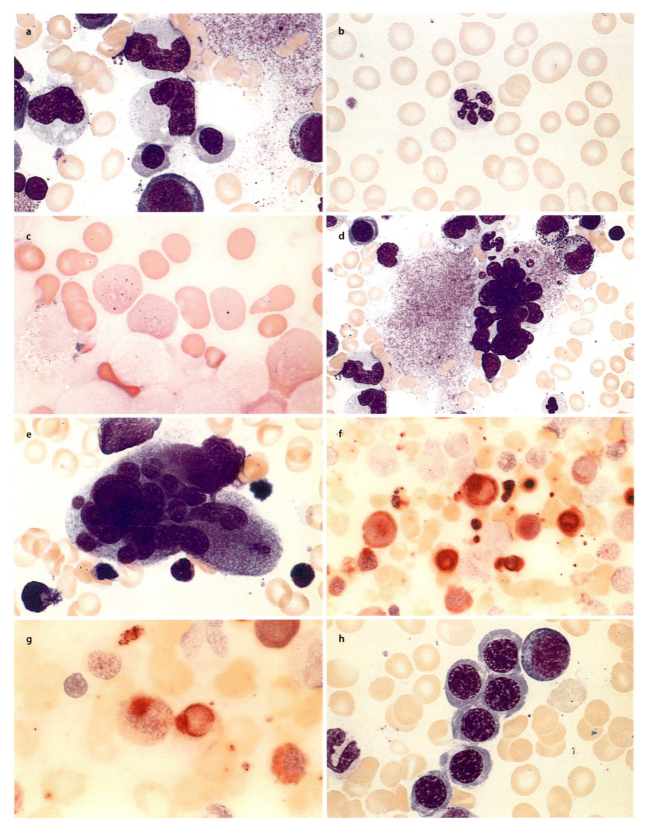

◘ **Abb. 1.12** Megaloblastische Anämien. **a** 2 Riesenmetamyelozyten bei Perniziosa. **b** Übersegmentierter Neutrophiler im Blutausstrich bei Perniziosa. **c** Eisenfärbung. 2 Sideromegaloblasten und ein Sideromegalozyt mit grobem Eisenkörnchen. **d** Übersegmentierter Megakaryozyt bei megaloblastärer Anämie. **e** Übersegmentierter Megakaryozyt mit bizarrer Kernform bei megaloblastärer Anämie. **f, g** Unspezifische Esterase (α-Naphthylacetat, pH 7, 2). Starke Esteraseaktivität in Megaloblasten, die besonders perinukleär ausgeprägt ist. **h** Diskrete megaloblastäre Veränderung (Übergangsform), wie man sie bei gering ausgeprägter megaloblastärer Anämie oder kurz nach Beginn der Vitamin-B_{12}-Behandlung sehen kann

Kapitel 1 · Störungen der Erythropoese

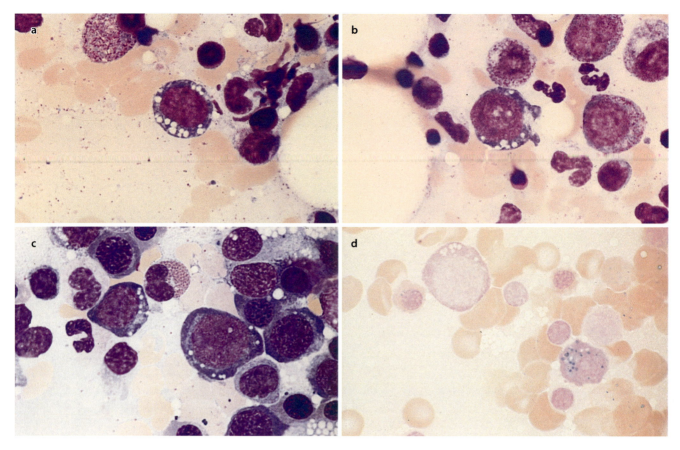

Abb. 1.13 Toxische Schädigungen. **a, b** Sehr ausgeprägte Vakuolisierung im Zytoplasma von frühen Proerythroblasten nach Chloramphenicolbehandlung. **c** Vakuolisierung im Zytoplasma von Proerythroblasten nach Alkoholabusus. **d** Eisenfärbung. Positiver Eisennachweis im Zytoplasma einer Plasmazelle, links oben vakuolisierter Proerythroblast bei Alkoholabusus

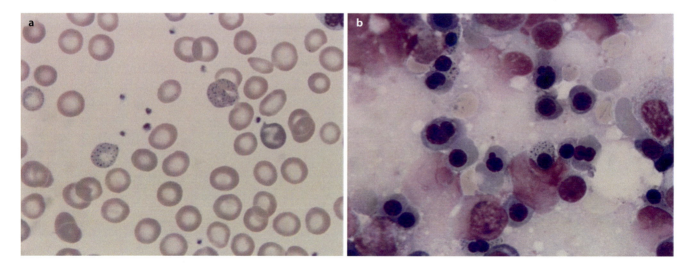

Abb. 1.14 Toxische Schädigung durch Bleivergiftung. **a** Sehr kräftige basophile Tüpfelung in 2 Erythrozyten bei Bleivergiftung. **b** Knochenmarkausstrich bei Bleivergiftung mit deutlichen dyserythropoetischen Veränderungen und basophiler Tüpfelung oben links und rechts von der Mitte

tigen Benzins, über das Wasser aus Bleirohren oder bleihaltige Glasuren von Keramikgefäßen auftrat, neuerdings auch durch die Beimischung von Bleisalzen zu Cannabismischungen. Es entsteht eine hypochrom-mikrozytäre Anämie, im Blutausstrich findet man einzelne basophil getüpfelte Erythrozyten mit groben graublauen Einschlüssen und im Knochenmark dyserythropoetische Veränderungen mit Ringsideroblasten (Abb. 1.14). Ursächlich liegt eine Hämsynthesestörung vor. Die Diagnose wird gesichert durch die Anamnese mit charakteristischen Symptomen (Obstipation, Darmkoliken, neurologische Symptome, Bleisaum an der Gingiva), den erhöhten Bleispiegel im Blut und die erhöhte Delta-Aminolävulinsäureausscheidung im Urin.

1.1 · Anämien

1.1.5 Akute Erythroblastopenie

Diese vor allem bei Kindern, aber auch im Verlaufe hämolytischer Anämien (aplastische Krisen) auftretende hochgradige Reduktion der Erythropoese im Knochenmark mit konsekutivem Fehlen der Retikulozyten beruht häufig auf einer Parvovirus-B19-Infektion. Im Knochenmark fehlt die ausreifende Erythropoese, diagnostisch entscheidend ist das Auftreten von Riesenproerythroblasten, welche die Größe von Megakaryozyten erreichen (Abb. 1.15 und 1.16). In der Regel erfolgt eine kurzfristige spontane Rückbildung innerhalb von 1 bis 2 Wochen.

Transitorische Erythroblastopenien bei Kindern können auch ohne Parvovirus-B19-Infektion auftreten, man findet allerdings keine Riesenerythroblasten im Knochenmark.

1.1.6 Chronische Erythroblastopenie („pure red cell anemia")

Bei dieser *aplastischen Anämie im engeren Sinne* liegt eine schwere Störung innerhalb der Erythropoese vor. Im Knochenmark ist sie durch das völlige Fehlen bzw. eine *hochgradige Verminderung der roten Vorstufen* gekennzeichnet. Die Granulo- und Thrombozytopoese sind weitgehend ungestört. Im peripheren Blut fehlen die Retikulozyten völlig oder sind nur vereinzelt nachweisbar. Es besteht dementsprechend eine hochgradige Anämie, die das gesamte klinische Bild beherrscht. Riesenproerythroblasten fehlen.

1.1.7 Kongenitale dyserythropoetische Anämien

Es handelt sich um seltene Krankheitsbilder, deren Charakteristikum in einer *schweren Störung der Erythropoese* besteht, die ihrerseits zu erheblichen morphologischen Veränderungen führt. Der *Typ I* zeigt die eigenartig verwaschene Kernstruktur und zarte Chromatinbrücken, welche die Kerne voneinander getrennter Erythroblasten miteinander verbinden (Abb. 1.17a, Feinstruktur Abb. 1.17b). Die CDA *Typ I* ist zumeist bedingt durch eine homozygote oder compound-heterozygote Mutation in dem Gen Codanin-I (*CDAN1*). Für den *Typ II* (Abb. 1.17c–e) ist die Vielkernigkeit der Erythroblasten charakteristisch. In etwa 15–20 % aller roten Vorstufen finden sich 2 bis 4 Kerne, vorwiegend bei den reiferen Zellformen, sowie bizarre Kernteilungsstörungen (Karyorrhexis). Im Blutausstrich sieht man eine Aniso- und Poikilozytose, basophil punktierte Erythrozyten und Cabot-Ringe. Es wurden molekulare Veränderungen der Erythrozytenmembran im *SEC23B*-Gen nachgewiesen. Beim *Typ III* findet sich im Knochenmark eine Hyperplasie der Erythropoese mit Vielkernigkeit der Erythroblasten, die alle Reifestufen betrifft (Abb. 1.17f–h). Es kommen Riesenzellen mit 10 bis 12 Kernen vor. Bei der CDA *Typ III* liegt eine Mutation in einem Gen der Kinesin-Familie vor (*KIF23*). Die CDA *Typ IV* wird durch eine heterozygote Mutation im Erythroid Kruppel-like Factor (*KLF*)-Gen ausgelöst.

1.1.8 Synartesis

In Abb. 1.18 ist das Phänomen der Synartesis bei einem Fall mit deutlichen dyserythropoetischen Veränderungen der Erythropoese abgebildet. Es handelt sich dabei um eine synzytiumartige Zusammenlagerung von Erythroblasten, die an der Verbindungsstelle zwischen den einzelnen Zellen helle Zytoplasmabrücken bilden. Elektronenmikroskopisch bestehen enge septumartige, interdigitierende Membranverbindungen, die durch ein monoklonales Serum-Immunglobulin, das gegen das Erythroblasten-Membran-Antigen gerichtet ist, verursacht werden. Klinisch besteht eine isolierte, schwere Anämie mit Retikulozytopenie, die sich unter Glukokortikoid-Therapie zurückbilden kann. Sie treten bei 4 % der Patienten mit benignen Thymomen auf (Cramer et al. 1999). Auch Lymphome werden beschrieben.

1.1.9 Hereditäre sideroachrestische (sideroblastische) Anämie

Es handelt sich um eine angeborene Anämie, die meist – im Gegensatz zu der MDS-RS – mikrozytär und hypochrom ist. Ursächlich haben sich Mutationen im *ALAS2*-Gen nachweisen lassen. Der Erbgang ist X-chromosomal gekoppelt. Probleme entstehen durch die Eisenüberladung. Das Knochenmark zeigt Ringsideroblasten und einen deutlich vermehrten Eisengehalt insbesondere auch in den Makrophagen. Die Dyserythropoese ist eher gering ausgeprägt im Vergleich zum MDS.

Weitere in diesem Zusammenhang beschriebene Mutationen finden sich in den Genen *SLC25A38*, *GLRX5*, *HSPA9*, *FECH*, *LARS2*, *MT-ATP6*, *NDUFB11*, *PUS1* oder *YARS2*.

1.1.10 Erythrozytosen (Polyglobulien)

Neben der malignen Erythrozytose bei Polycythaemia vera existieren sekundäre (benigne) Erythrozytosen, die verschiedene Ursachen haben:
— Die *arterielle Hypoxie* kann kardial oder pulmonal bedingt sein oder „physiologisch" durch verminderten Sauerstoffpartialdruck in großen Höhen („Höhentraining") ausgelöst werden.
— Die *Sauerstofftransportstörung* tritt z. B. bei starken Rauchern auf.
— Bei den *Hämoglobinopathien* mit Sauerstoffabgabestörung handelt es sich um seltene Anomalien, die nur durch Spezialuntersuchungen entdeckt werden.
— *Paraneoplastische Erythrozytosen* treten bei Erytropoetin produzierenden Tumoren auf.

14 Kapitel 1 · Störungen der Erythropoese

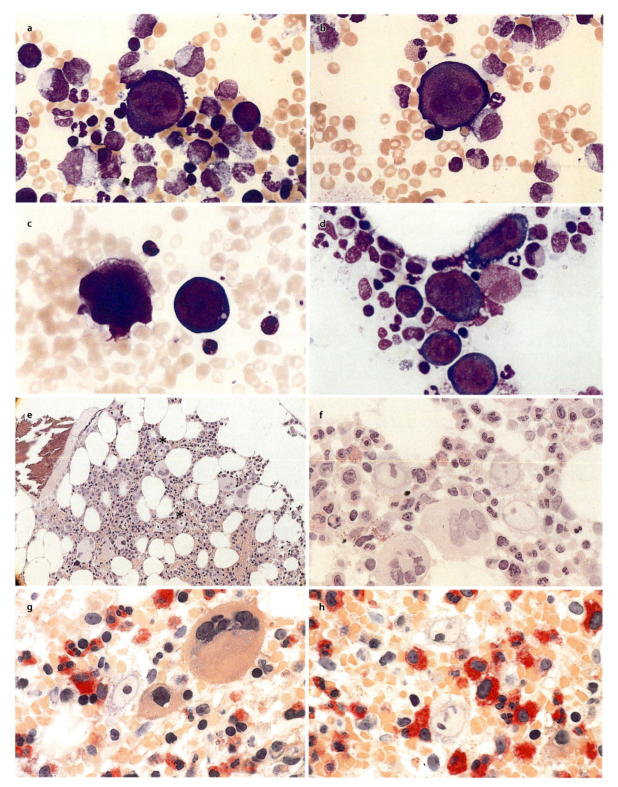

Abb. 1.15 Akute Erythroblastopenie. **a** Knochenmarkausstrich bei akuter Erythroblastopenie. In der Mitte Riesenproerythroblast mit intensiv basophilem Zytoplasma, lockerer Chromatinstruktur des Kerns und sehr großen Nucleoli. Diese Zelle ist mehrfach größer als ein normaler Erythroblast und erreicht Megakaryozytengröße. **b** Anderer Riesenproerythroblast. **c** Riesenproerythroblast neben 1 reifen Megakaryozyten. **d** Übersicht mit Gruppe von Riesenproerythroblasten. **e** Histologischer Schnitt des Knochenmarks bei akuter Erythroblastopenie. Oberhalb der Mitte und rechts unterhalb der Mitte je 1 Riesenproerythroblast mit hellem Kern und sehr großem Nucleolus. Hämatoxylin-Eosin-(HE)Färbung. **f** Knochenmarkschnittpräparat. Im Ausschnitt sieht man links von der Mitte 1 und rechts von der Mitte 2 Riesenproerythroblasten mit großen Nucleoli und sehr hellem Chromatin. Darunter 2 reife Megakaryozyten sowie Zellen der Granulozytopoese. HE-Färbung. **g** Knochenmarkschnittpräparat. In der Mitte links 1 Riesenproerythroblast mit riesigem Nucleolus und hellem Kern, rechts daneben 1 rundkerniger Megakaryozyt, darüber 1 reifer segmentkerniger Megakaryozyt. Chloracetatesterase-(CE-)Färbung. **h** Knochenmarkschnittpräparat. Oberhalb und unterhalb der Mitte je 1 Riesenproerythroblast. Granulozytopoese mit roter Zytoplasmafärbung. CE-Färbung

1.1 · Anämien

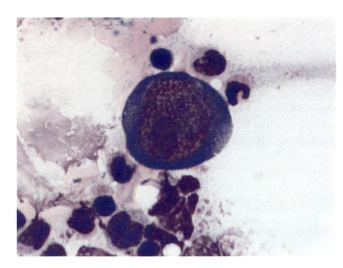

Abb. 1.16 Riesenproerythroblast mit sehr großem Nucleolus bei akuter Erythroblastopenie

Die **Abb. 1.19** zeigt eine weitere familiäre Form mit Erythrozytenanomalie (alkalische Phosphatase), die möglicherweise über eine Verminderung von 2, 3-Diphosphoglycerat entsteht.

Diagnostik

Neben einer sorgfältigen Anamnese müssen spezielle pulmonale und kardiologische Untersuchungen erfolgen. Ebenso sollten speziell Nieren-, Leber- und Ovarialtumoren ausgeschlossen werden.

Aus molekulargenetischer Sicht ist bei unklaren Fällen heute ein Screening auf Mutationen z. B. in folgenden Genen möglich: *BHLHE41, BPGM, EGLN1, EGLN2, EGLN3, EPAS1, EPO, EPOR, GFI1B, HBA1, HBA2, HBB, HIF1A, HIF1AN, HIF3A, JAK2, KDM6A, OS9, SH2B3, VHL, ZNF197*.

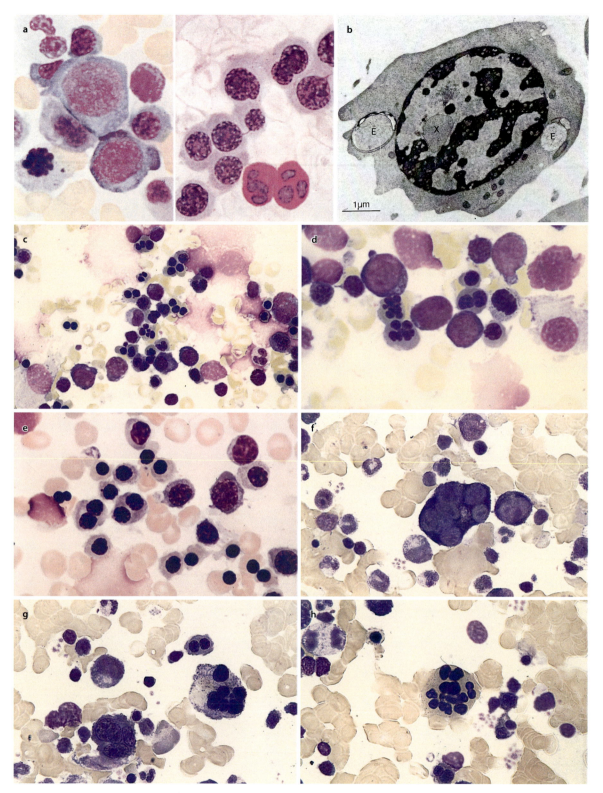

Abb. 1.17 Dyserythropoetische Anämie. **a** Knochenmark Typ I. Erythroblasten mit eigenartig unscharfer Chromatinstruktur, rechts: Kernbrücken zwischen Erythroblastenkernen; unten 2 Segmentkernige mit positiver PAS-Reaktion. **b** Normoblast bei dyserythropoetischer Anämie Typ I. Die für diese seltene Erkrankung typischen morphologischen Befunde werden demonstriert: strangförmige Verdichtungen des Chromatins mit zahlreichen kleinen rundlichen Aufhellungen; Einstülpungen von Zytoplasma in den Kern hinein (X) und Unterbrechungen der Kernmembran; diskrete Eiseneinlagerungen in den Mitochondrien; Zytoplasmaeinschlüsse (E), bei denen es sich wahrscheinlich um Phagolysosomen handelt. **c** Dyserythropoetische Anämie Typ II. Reife Erythroblasten mit sehr kleinen, häufig 2 Kernen oder Karyorrhexis (bizarre Kernformen). **d** Zweikerniger Erythroblast und „Gänseblümchenformen". **e** Erythroblasten mit sehr kleinen oder 2 Kernen. **f** Dyserythropoetische Anämie Typ III. Proerythroblast mit 6 Kernen. **g** Dyserythropoetische Anämie Typ III. Je 1 zwei-, drei- und sechskerniger Erythroblast. **h** Zytoplasmatisch reifer vielkerniger Erythroblast mit bizarrer Kernform

1.1 · Anämien

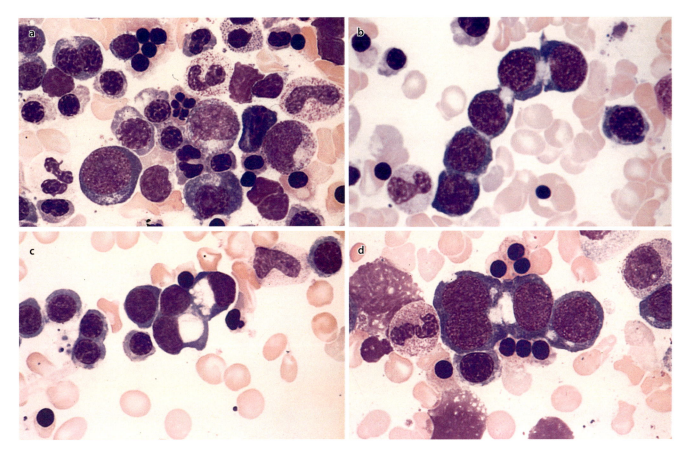

Abb. 1.18 Dyserythropoetische Veränderungen bei Synartesis. **a** Links oben zweikerniger Erythroblast, in der Mitte Karyorrhexisfigur, darunter ebenfalls zweikerniger Erythroblast mit verformten Kernen. **b** 5 Erythroblasten in enger Verbindung mit Aufhellungen an den Kontaktstellen. **c** In der Mitte 3 anscheinend im Verband liegende Erythroblasten mit sehr großer perinukleärer Aufhellung. **d** Zentral liegender Verband von 4 Proerythroblasten, die offensichtlich in enger Verbindung liegen und sehr große helle perinukleäre Zonen aufweisen

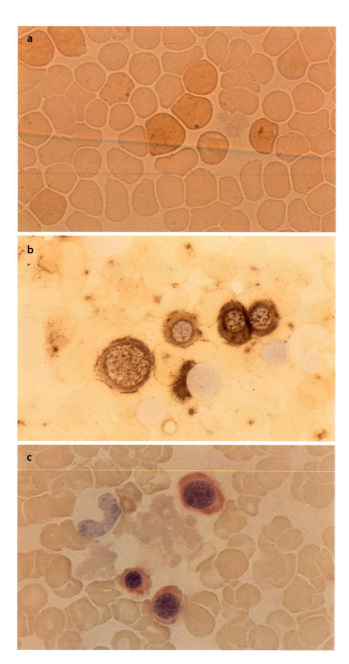

Abb. 1.19 Familiäre Erythrozytose. Zytochemischer Nachweis von alkalischer Phosphatase. **a** Blutausstrich. Erythrozyten schwach diffus und fein granulär positiv. **b** Erythroblastengruppe im Knochenmarkausstrich mit deutlicher Reaktion im Zytoplasma (Substrat α-Naphthylphosphat). **c** Erythroblasten mit deutlicher Reaktion (rot) mit dem Substrat Naphthol-AS-Bi-Phosphat

Reaktive Blut- und Knochenmarkveränderungen

2.1 Granulozytopenien – 24
2.1.1 Agranulozytose und Granulozytopenie – 24
2.1.2 Kostmann-Syndrom – 24

2.2 Thrombozytopenien und -pathien – 25

Kapitel 2 · Reaktive Blut- und Knochenmarkveränderungen

Das Knochenmark beim *Infekt* zeigt in der Regel eine Steigerung der Granulozytopoese, so dass die Erythropoese relativ vermindert ist (Abb. 2.1a). Liegt gleichzeitig noch eine Eisenverteilungsstörung vor, wie das beim Infekt häufig der Fall ist, so kann die Erythropoese leicht gesteigert sein. In der Granulozytopoese sind die unreifen Vorstufen ebenfalls meist deutlich vermehrt, so dass die Promyelozyten das ganze Bild beherrschen können (Abb. 2.1a). Oft besteht auch eine Eosinophi-

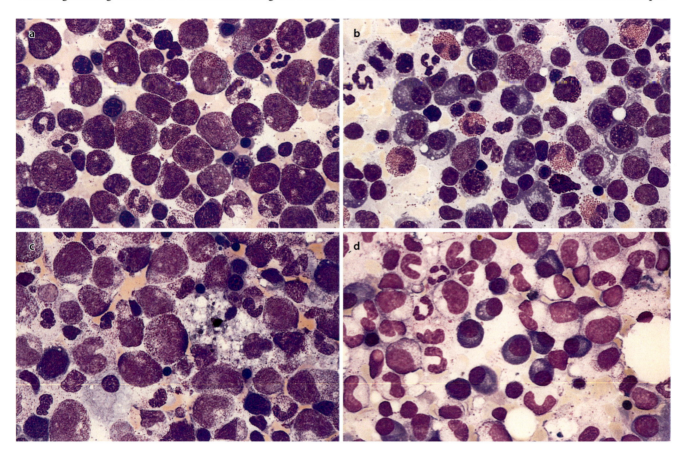

Abb. 2.1 Reaktive Blut- und Knochenmarkveränderungen. **a** Hochgradig gesteigerte und linksverschobene Granulozytopose und deutlich reduzierte Erythropoese bei akutem Infekt. **b** Deutliche Vermehrung reifer Plasmazellen, Eosinophile, einzelne Basophile, leicht vermehrte Lymphozyten. **c** Knochenmark bei HIV-Infektion. Erhebliche „toxische" Veränderungen. **d** Deutliche Plasmozytose im Knochenmark bei HIV-Infektion

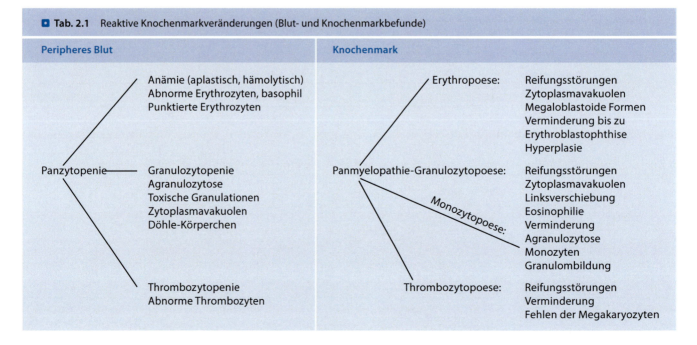

Tab. 2.1 Reaktive Knochenmarkveränderungen (Blut- und Knochenmarkbefunde)

Peripheres Blut	Knochenmark
Anämie (aplastisch, hämolytisch) Abnorme Erythrozyten, basophil Punktierte Erythrozyten	Erythropoese: Reifungsstörungen Zytoplasmavakuolen Megaloblastoide Formen Verminderung bis zu Erythroblastophthise Hyperplasie
Panzytopenie — Granulozytopenie Agranulozytose Toxische Granulationen Zytoplasmavakuolen Döhle-Körperchen	Panmyelopathie-Granulozytopoese: Reifungsstörungen Zytoplasmavakuolen Linksverschiebung Monozytopoese: Eosinophilie Verminderung Agranulozytose Monozyten Granulombildung
Thrombozytopenie Abnorme Thrombozyten	Thrombozytopoese: Reifungsstörungen Verminderung Fehlen der Megakaryozyten

Reaktive Blut- und Knochenmarkveränderungen

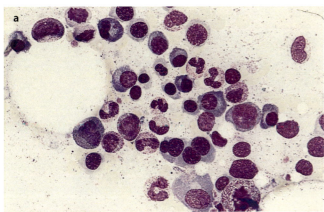

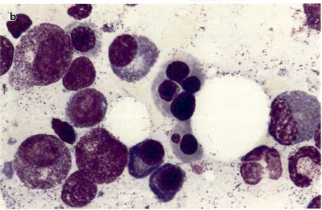

◘ Abb. 2.2 Reaktive Knochenmarkveränderungen nach HIV-Infektion. **a** Knochenmark bei HIV-Infektion. Unten vierkerniger dysplastischer Erythroblast. **b** Stärkere Vergrößerung von dysplastischen Erythroblasten bei demselben Patienten. **a** und **b** demonstrieren, dass bei HIV erhebliche dysplastische Veränderungen bestehen können, die morphologisch vom MDS nicht zu unterscheiden sind

lie. Qualitative Veränderungen in der Erythro- und Granulozytopoese äußern sich im Auftreten von Reifungsdissoziationen, persistierender zytoplasmatischer Basophilie, toxischer Granulation und Kernabnormitäten. Aber auch die Plasmazellen sind vermehrt, in manchen Fällen sogar so stark, dass ein Plasmozytom vorgetäuscht werden kann (◘ Abb. 2.1b, ◘ Tab. 2.2). Das trifft besonders zu bei chronisch-entzündlichen Prozessen im Bereich der Leber (chronische Hepatitis, Leberzirrhose) und der Gallenwege (Cholangitis, Cholezystitis u. a.). Ob im Einzelfall die Linksverschiebung der Granulozytopoese oder die Plasmazellvermehrung das Bild beherrscht, hängt von der Virulenz und Toxizität der dem jeweiligen Infekt zugrunde liegenden Erreger ab. Nach HIV-Infektion können schwerste „toxische" Knochenmarkveränderungen manchmal mit erheblicher Plasmozytose beobachtet werden, auch dysplastische Veränderungen wie beim myelodysplastischen Syndrom (MDS; ◘ Abb. 2.1c und 2.2) kommen vor.

Im Verlauf von *Tumorerkrankungen* zeigt das Knochenmark ähnliche Veränderungen wie beim Infekt, desgleichen bei Störungen der Markfunktion durch toxische Einflüsse verschiedener Art. Eine Zusammenstellung der häufigsten morphologischen Befunde in Blut und Knochenmark bei Infekten und Tumorerkrankungen gibt ◘ Tab. 2.1. Die bei diesen Zuständen auftretende Anämie wird heute als „Anämie bei chronischen Erkrankungen" bezeichnet. Bei niedrigem Serumeisenspiegel, aber normalem oder erhöhtem Ferritin und vorhandenen Knochenmarkspeichern liegt kein Eisenmangel, sondern eine Eisenverteilungsstörung vor. Veränderungen der Plasmazellen (Russell-Körper), Monozytosen und kleine Granulome aus Monozyten oder Epitheloidzellen gehören ebenso zu den reaktiven Veränderungen wie umschriebene Lymphozytenherde (immunologisch polyklonal) bei chronisch-entzündlichen bzw. immunologischen Erkrankungen (◘ Abb. 2.3).

Gelegentlich kann die *Reaktion der eosinophilen Granulozyten* so ausgeprägt sein, dass das ganze Blutbild von diesen Zellen beherrscht wird. Solche Blutbilder sind ätiologisch oft schwer zu deuten. Man findet sie vorwiegend bei allergischen Reaktionen, bestimmten Infektionskrankheiten, Insektenstichen, Hautkrankheiten, Parasitenbefall (Würmer!), Kollagen-

◘ **Tab. 2.2** Differenzialdiagnose der Plasmazellvermehrung im Knochenmark

	Zahl	Morphologie	Besonderheiten
Normales Knochenmark	<5 %	Fast ausschließlich kleine reife Plasmazellen	
Reaktiv verändertes Knochenmark (infekt.-tox. bzw. Tumorprozess)	5–10 %	Überwiegend kleine reife Plasmazellen	Besonders starke Vermehrung nach HIV-Infektion, bei chron.-entzündlichen Prozessen der Leber, Gallenwege etc., oft Knochenmarkeosinophilie
Multiples Myelom	>10 %	Erhebliche Polymorphie der Plasmazellen („unreife Formen", atypische Nukleolen)	Starke Aktivität der sauren Phosphatase in den Myelomzellen
Lymphoplasmozytoides Immunozytom (M. Waldenström, Makroglobulinämie Waldenström)	</> 10 %	Erhebliche Polymorphie	Deutliche lymphatische Infiltration, Gewebsbasophile
Monoklonale Gammopathie unklarer Signifikanz (MGUS)	<10 %	Geringe Polymorphie	Übergang in multiples Myelom möglich
Begleitparaproteinämie	<10 %	Geringe Polymorphie	Bes. bei lymphatischen Systemerkrankungen, Karzinomen

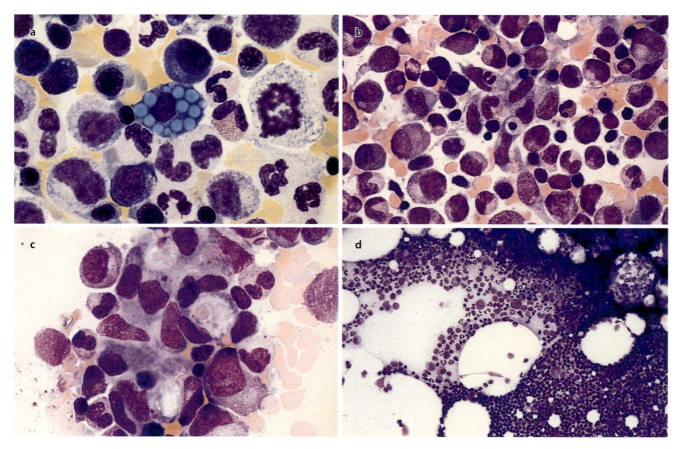

Abb. 2.3 Reaktive Knochenmarkveränderungen. **a** Plasmazelle mit vielen Russell-Körperchen bei reaktiven Veränderungen. **b** In der Mitte granulomartige Ansammlung von Monozyten, unten 1 Zelle mit phagozytiertem Material bei chronischer Polyarthritis. **c** Monozytengranulom stärker vergrößert. In einer Zelle phagozytierter Erythrozyt. **d** Lymphozytenherd im Knochenmark, der von der übrigen Hämatopoese relativ scharf abgegrenzt ist (rechts unten und seitlich)

krankheiten (hypereosinophiles Syndrom), Blutkrankheiten und bei hormonellen Dysregulationen. Bei Karzinomen, besonders wenn schon Metastasen bestehen, sind Eosinophilien häufiger. Auch unter einer Hämodialyse werden Eosinophilien gesehen. Ist die Vermehrung der Eosinophilen so stark, dass zu ihren Gunsten eine mehr oder weniger starke Leukozytose entsteht, so spricht man von einer *Hypereosinophilie* (Abb. 2.4). Nach WHO-Klassifikation müssen dazu ≥1,5 G/l Eosinophile vorliegen. Unterschieden wird die chronische Eosinophilenleukämie (nicht anders spezifiziert) von den myeloischen/lymphatischen Neoplasien mit Eosinophilie und Rearrangements von *PDGFRA* oder *PDGFRB*, *FGFR1* oder *PCM1-JAK2*.

Differenzialdiagnostisch sind die *Eosinophilie mit Splenomegalie* und *Eosinophilia persistans* zu beachten, die neben dem großen Milztumor meist auch diffuse Lymphknotenschwellungen aufweisen. Es handelt sich dabei offenbar um hochgradige allergische Zustände verschiedener Genese. Schwierig kann die Abgrenzung derartiger Hypereosinophilien (Abb. 2.4) von den sehr seltenen eosinophilen Leukämien mit Ausschwemmung reifer Eosinophiler in das periphere Blut sein. Hier hilft oft nur die Beobachtung des Krankheitsverlaufs. Eosinophile Leukämien können durch den Nachweis von Chromosomenaberrationen oder speziell des *FIP1L1-PDGFRA*-Fusionsgens verifiziert werden. Weitere Gene in der Abklärung unklarer Eosinophilien, die Mutationen aufweisen können, wären: *PDGFRA* und *PDGFRB*, *FGFR1* und *PCM1-JAK2* sowie zum Ausschluss und in der Differenzialdiagnose: *BCR-ABL1*, *JAK2*, *KIT*, *DNMT3A*, *TET2*, *ASXL1* und *SRSF2*.

Meistens bestehen bei Eosinophilie auch Zeichen und Symptome einer Organbeteiligung wie Hepatosplenomegalie, kongestive Kardiomyopathie, Lungenfibrose u. a. Morphologisch sind die Eosinophilen häufig abnorm (größere Zellen mit verminderten und schwächer angefärbten Granula, Vakuolenbildung, mehrsegmentig). Unreife Formen sind im peripheren Blut häufig vorhanden. Im Knochenmark dominieren die Eosinophilen (25–75 %) mit einer Linksverschiebung und qualitativen Veränderungen.

Nach Fernreisen finden sich auch *Eosinophilien* mit Lymphknotenschwellungen, Milzvergrößerung, Lungeninfiltraten und schweren asthmatischen Zuständen. Bei den meisten dieser Fälle wurden in den vergrößerten Lymphknoten Mikrofilarien von B. malayi oder W. bancrofti (Abb. 2.5 und 2.6) festgestellt, während sie im Blut nicht nachweisbar waren. Im Serum dieser Fälle aber war ein hoher Titer gegen Filarien in der Komplementbindungsreaktion vorhanden. Hinter der hohen Eosinophilie bei Tropenrückkehrern steckt allerdings in den meisten Fällen eine Wurminfektion.

Reaktive Blut- und Knochenmarkveränderungen

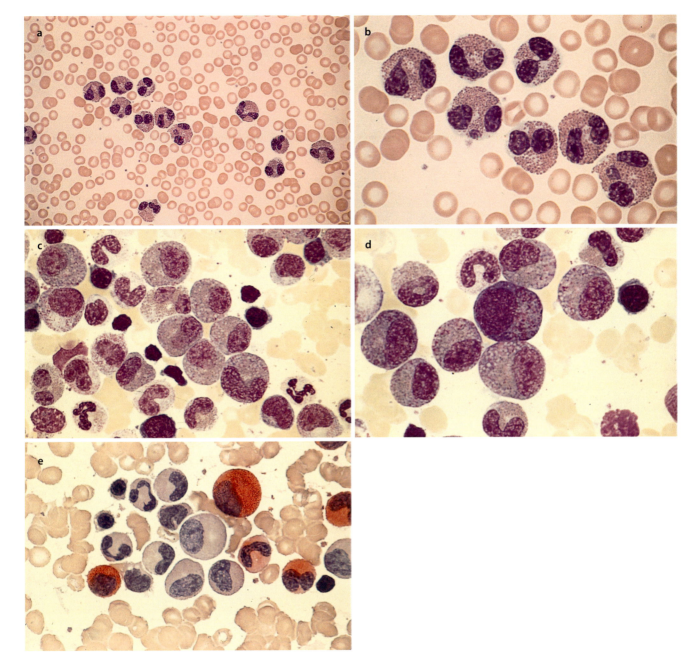

Abb. 2.4 Die Eosinophilen einer reaktiven Eosinophilie sind von der chronischen Eosinophilenleukämie (CEL) oder den myeloischen/lymphatischen Eosinophilien mit genetischen Veränderungen zytologisch nicht zu unterscheiden. **a, b** Hochgradige Eosinophilie im peripheren Blut mit typischen Eosinophilen, die in der Regel 2, seltener 3 Kernsegmente besitzen. **c** Hochgradige Eosinophilie im Knochenmark mit unreifen Vorstufen, die einzelne violette Granula besitzen. **d** In der Mitte eosinophiler Promyelozyt mit unreifen violetten Granula neben einzelnen reifen Granula. Zytoplasma basophil. **e** Naphthol-AS-D-Chloracetatesterase im Knochenmark bei reaktiver Eosinophilie. Nur die neutrophilen Granulozyten sind positiv, die eosinophilen negativ

Nach Gabe der hämatopoetischen Wachstumsfaktoren G- und GM-CSF kommt es zu einer Stimulation der Proliferation und Differenzierung von Progenitoren. Während GM-CSF auch zu einer Stimulation von Monozyten und Eosinophilen führt, tritt im Blut nach G-CSF-Gabe nur eine Vermehrung der Neutrophilen auf. Dabei kommt es auch zu einer Linksverschiebung und vereinzelt zu leichten Atypien, welche die Funktion nicht beeinträchtigen. Die alkalische Neutrophilenphosphatase wird maximal aktiviert. Im Knochenmark kommt es nach Chemotherapie zu einer schnelleren Regeneration der neutrophilen Granulozytopoese (Abb. 2.7).

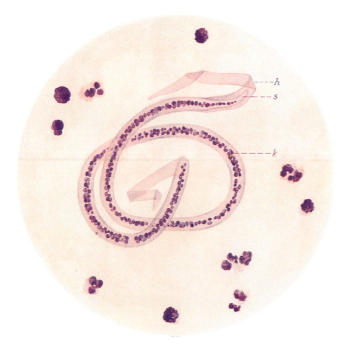

☐ **Abb. 2.5** Wuchereria bancrofti. Hämatoxylinfärbung. Die Mikrofilarie dieser Art ist 224–296 µm lang und mit einer Scheide (*h*) ausgestattet. Die Kerne (*k*) der Körperzellen sind locker angeordnet und lassen das letzte Schwanzstück (*s*) frei. Charakteristisch: Mikrofilarienkörper im dicken Tropfen meist in große, glatte Windungen gelagert

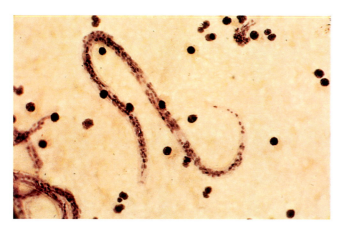

☐ **Abb. 2.6** Wuchereria bancrofti

2.1 Granulozytopenien

2.1.1 Agranulozytose und Granulozytopenie

Als Agranulozytose werden Krankheitsbilder zusammengefasst, die mit einer erheblichen Verminderung der Granulozyten bis zu deren völligem Fehlen im peripheren Blut einhergehen. Genauer und weniger missverständlich ist es, von Granulozytopenien zu sprechen – ein Begriff, der sich inzwischen auch für die meisten hierhin gehörigen Krankheitsbilder durchgesetzt hat. Unter Agranulozytose im engeren Sinne wird heute ein Krankheitsbild verstanden, das sich auf der Basis einer *individuellen, spezifischen Überempfindlichkeit* gegen-

über exogenen oder – viel seltener – endogenen Substanzen entwickelt und meistens akut beginnt. Als exogene Auslöser kommen fast alle Chemikalien in Betracht, in erster Linie Medikamente und unter diesen Pyrazolone. Durch das auslösende Agens wird ein immunologischer Vorgang ausgelöst, in dessen Verlauf Antigen-Antikörper-Komplexe gebildet werden, die ihrerseits zu einer Zerstörung der Granulozyten führen. Von diesem zellzerstörenden Vorgang werden außer den Granulozyten des peripheren Blutes zusätzlich auch Vorstufen im Knochenmark betroffen, manchmal einschließlich der Promyelozyten. Der der Agranulozytose zugrunde liegende Pathomechanismus hat nichts mit der Bildung von Autoantikörpern gegen die körpereigenen Granulozyten zu tun. Die allergische Agranulozytose ist daher strikt von den eigentlichen Autoimmungranulozytopenien zu unterscheiden.

Das morphologische Substrat der antikörpervermittelten Agranulozytose hängt vom Zeitpunkt der Untersuchung ab: Bei früher Markentnahme kann die Granulozytopoese fast vollständig fehlen, später findet man das charakteristische Promyelozytenmark (☐ Abb. 2.8), in der Remissionsphase besteht lediglich eine gesteigerte Granulozytopoese. Die Erythropoese ist bei den unkomplizierten Agranulozytosen nicht gestört, sondern infolge der Verminderung der gesamten Granulozytopoese oft relativ vermehrt. Bei septischen Komplikationen können auch Erythropoese und Megakaryozyten verändert sein. Bei völligem Fehlen der ausreifenden Granulozytopoese können Knochenmarkbefunde entstehen, die mit aplastischen Anämien oder akuten Leukämien zu verwechseln sind; insbesondere hypoplastische akute Leukämien sind manchmal nur durch Verlaufskontrolle abzugrenzen.

2.1.2 Kostmann-Syndrom

Das Kostmann-Syndrom (eine Form der schweren kongenitalen Neutropenie) wird autosomal rezessiv vererbt. Die Kinder werden mit extrem erniedrigten oder fehlenden Granulozyten geboren. Im Knochenmark reift die Granulozytopoese bis zum Promyelozytenstadium, selten bis zum Myelozytenstadium aus, reifere Formen fehlen (☐ Abb. 2.9). Als Ursache fanden Welte und Mitarbeiter eine Mutation des antiapoptotischen *HAX1*-Gens (Germeshausen et al. 2008). Weitere Mutationen wurden in *ELANE*, *WASP*, *G6PC3*, und im G-CSF Rezeptor beschrieben.

Bei der *zyklischen Neutropenie* kommt es alle 18 bis 22 Tage zu einer Neutropeniephase mit Granulozytenwerten bis <500/µl, die 4 bis 8 Tage andauert. In der übrigen Zeit werden niedrignormale bis normale Granulozytenwerte erreicht. Die Erkrankung wird autosomal dominant vererbt oder tritt sporadisch auf. Als Ursache wurde eine Genmutation der Neutrophilenelastase gefunden (im *ELANE* Gen).

Die *retikuläre Dysgenesie* ist ein angeborener Defekt der myeloischen und lymphatischen Stammzellen, der bei betroffenen Säuglingen zu schweren Neutropenien, Lymphopenien und Fehlen des lymphatischen Gewebes führt.

Bei der *Myelokathexis* als seltener, schwerer chronischer Form der Neutropenie findet man eine Hyperplasie der Gra-

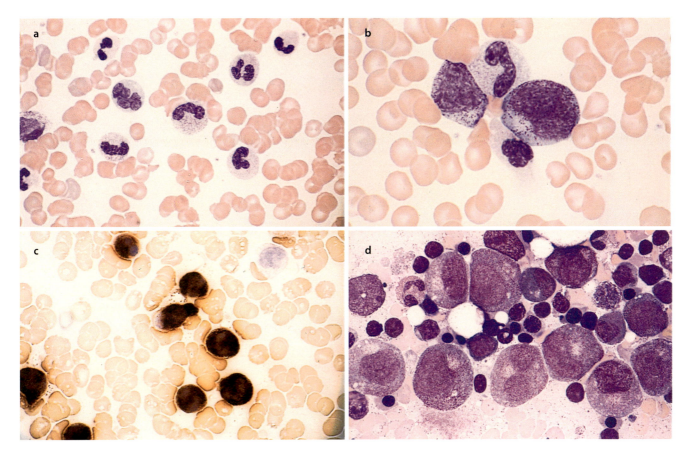

Abb. 2.7 Der Einfluss hämatopoetischer Wachstumsfaktoren. **a** Peripherer Blutausstrich nach Gabe von G-CSF. **b** Linksverschiebung nach Gabe von G-CSF. **c** Stärkste Aktivität der alkalischen Leukozytenphosphatase nach G-CSF-Gabe. **d** Knochenmark eines Patienten nach Chemotherapie und G-CSF-Gabe: Promyelozyten und Myelozyten, z. T. mit leichten Atypien

nulozytopoese im Knochenmark mit degenerativen Veränderungen der reifen Neutrophilen: Vakuolisierung des Zytoplasmas, Hypersegmentierung und Kernpyknosen. Bei einigen Patienten bestehen gleichzeitig Warzen, Hypogammaglobulinämie und rezidivierende sinopulmonale Infektionen (WHIM-Syndrom). Hierbei wurden Mutationen im Chemokinrezeptor *CXCR4* gefunden.

Das *Shwachman-Syndrom* wird ebenfalls autosomal rezessiv vererbt. Neben einer Neutropenie bestehen verschiedene Missbildungen. Im Knochenmark ist die Granulozytopoese vermindert. Es wurden Mutationen in *SBDS* bei 90 % aller Patienten beschrieben.

2.2 Thrombozytopenien und -pathien

Die hämorrhagischen Diathesen bieten morphologisch nur in wenigen Fällen diagnostische Anhaltspunkte, und zwar nur dann, wenn sie mit quantitativen und qualitativen Veränderungen der Thrombozyten einhergehen. Unter diesen Erkrankungen können wir 2 große Gruppen unterscheiden: Einmal können die Thrombozyten vermindert sein, oder sie sind in normaler Anzahl vorhanden, aber in ihrer Funktion gestört. Bei der 1. Gruppe handelt es sich um die *Thrombozytopenien*, bei der 2. Gruppe um die *Thrombozytopathien*. Gerinnungspathologisch haben beide Gruppen einiges gemeinsam, so dass auch eine Reihe von Symptomen bei beiden Erkrankungsgruppen ähnlich ist.

Unter den mit einer Verminderung der Thrombozyten einhergehenden Erkrankungen ist die *idiopathische thrombozytopenische Purpura (Werlhof-Krankheit* oder *Werlhof-Syndrom)* die wichtigste. Diese Erkrankung geht mit einer thrombozytopenischen hämorrhagischen Diathese einher. Pathogenetisch handelt es sich um eine *autoimmunologisch bedingte gesteigerte Plättchendestruktion*. Im Knochenmark (Abb. 2.10a) finden sich keine charakteristischen Veränderungen. Die Megakaryozyten sind häufig normal, meist aber deutlich vermehrt; in größerer Zahl sieht man junge, basophile Formen mit einem runden oder nur wenig gelappten Kern. Eosinophile können im Knochenmark vermehrt vorkommen. Gleichzeitig ist meist die Erythrozytopoese infolge der vorangegangenen Blutverluste kompensatorisch gesteigert. Die bei dieser Krankheit nachweisbaren morphologischen Anomalien der Thrombozyten sind als Ausdruck der starken Proliferationssteigerung aufzufassen. Man findet vermehrt Riesenplättchen mit verdichtetem Granulomer, die im Thrombozytenausbreitungsbild nahezu die Größe von Leukozyten erreichen können. Außerdem findet man oft eine deutliche Plättchenanisozytose.

Eine *verminderte Produktion von Blutplättchen* als Ursache einer Thrombozytopenie findet sich bei den Erkran-

26 Kapitel 2 · Reaktive Blut- und Knochenmarkveränderungen

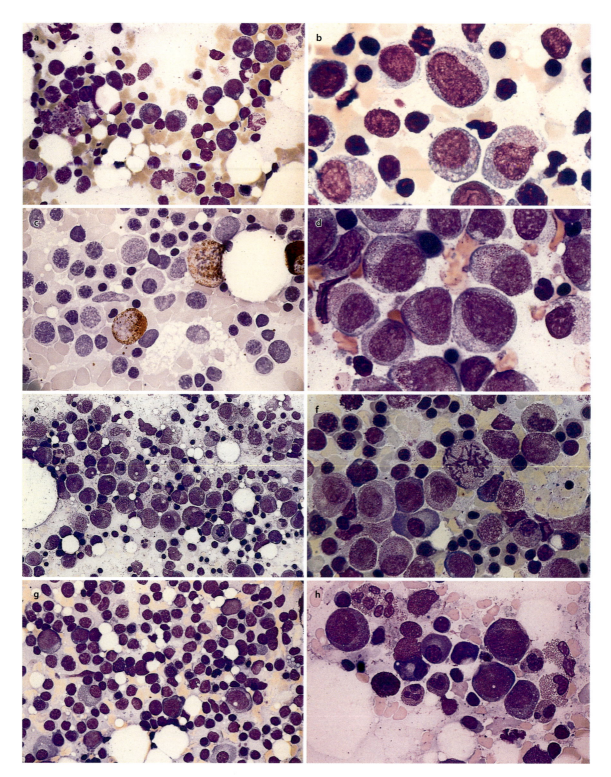

◘ Abb. 2.8 Knochenmark bei Agranulozytose. a Verminderter Zellgehalt, einzelne frühe Promyelozyten, relativ viele Lymphozyten. b Knochenmark bei Agranulozytose in sehr frühem Stadium der Regeneration. Man sieht einzelne frühe Übergangsformen zwischen Blasten und Promyelozyten, dazwischen Lymphozyten. In diesem Stadium muss man auch eine hypoplastische akute Leukämie diskutieren. Die Sicherung der Diagnose gelingt durch Verlaufsbeobachtung. c Knochenmark bei Agranulozytose. In dieser frühen Phase der Regeneration findet man mit der Peroxidasereaktion bereits einzelne Neutrophile. Rechts oberhalb der Mitte eine neutrophile Mitoseform. d Frühe Phase der Regeneration mit sog. Promyelozytenmark, das an seinen Granula hier bereits eindeutig erkennbar ist. e Übersicht des Regenerationsstadiums mit überwiegendem Anteil von Promyelozyten, aber bereits einzelnen ausgereifteren Formen. f Promyelozytenmark bei Agranulozytose. In der Mitte eine Mitose. Im Unterschied zu einer Promyelozytenleukämie sind die Zellen recht regelmäßig und haben gleichmäßig verteilte Granula, es fehlen Auer-Stäbchen. g Lymphozytenherd im Knochenmark bei Agranulozytose. Diese Lymphozytenherde sind meistens gut von der Umgebung abgegrenzt. h Schwere Granulozytopenie nach Chemotherapie. Es besteht kein entscheidender Unterschied zur Agranulozytose. In diesem Präparat relativ viele eosinophile Granulozyten

2.2 · Thrombozytopenien und -pathien

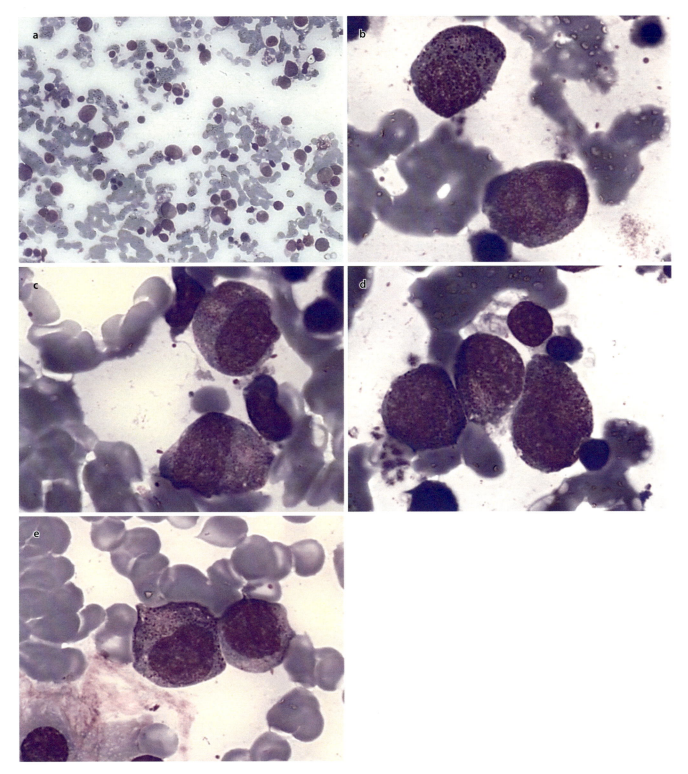

◘ Abb. 2.9 Knochenmarkausstriche bei Kostmann-Syndrom. **a** Neben Lymphozyten und wenigen Erythroblasten sieht man größere Zellen, die Vorstufen der Granulozytopoese entsprechen. **b** 2 frühe Promyelozyten mit wenigen (unten) und zahlreichen groben Azurgranula (Primärgranula). **c** 2 frühe Promyelozyten, dazwischen 2 deformierte Lymphozyten. **d** 3 frühe Promyelozyten im Knochenmark bei Kostmann-Syndrom. **e** 1 Zelle im Übergang vom Blasten zum Promyelozyten mit wenigen Granula, 1 Promyelozyt mit zahlreichen groben Azurgranula bei Kostmann-Syndrom

kungen, bei denen das Knochenmark im Verlauf von Lymphomen, Plasmozytomen, Leukämien oder durch knochenmarkfremde Elemente (z. B. Knochenmarkmetastasen solider Tumoren) in der Funktion stark geschädigt ist. Doch treten auch gelegentlich essenzielle Thrombozytopenien auf, als deren Ursache ein völliger oder weitgehender Schwund der Megakaryozyten im Knochenmark festgestellt wird (amegakaryozytäre Thrombozytopenie).

Die Unterscheidung, ob eine Thrombozytopenie durch Produktionshemmung oder Umsatzsteigerung der Thrombozyten vorliegt, ist mit Hilfe *radioaktiv markierter Thrombozyten* möglich. Bei *thrombozytären hämorrhagischen Diathesen infolge einer Thrombozytenfunktionsstörung* ergibt sich nur in seltenen Fällen ein charakteristisches morphologisches Korrelat, das in der panoptischen Färbung erkennbar ist. Diese Erkrankungen werden meist schon im Kindesalter entdeckt, bieten aber nicht immer eine manifeste Blutungssymptomatik. Die wichtigsten unter ihnen sind die autosomal dominant vererbbare May-Hegglin-Anomalie, die kongenitale thrombozytäre Dystrophie (Bernard-Soulier-Syndrom) (Abb. 2.10b) und die Glanzmann-Naegeli-Thrombasthenie.

Bei der Glanzmann-Naegeli-Thrombasthenie sind Thrombozytenzahl und -morphologie nicht auffällig. Im Gegensatz dazu findet man beim Bernard-Soulier-Syndrom (Abb. 2.10b) und beim May-Hegglin-Syndrom charakteristische Riesenthrombozyten. Beim Bernard-Soulier-Syndrom besteht gleichzeitig eine Thrombozytenfunktionsstörung (autosomal rezessiv vererbt). Es sind verschiedene Mutationen in den Genen *GPIB*-alpha, *GPIB*-beta oder auch im *GPIX*-Gen beschrieben. Die May-Hegglin-Anomalie hat neben den Riesenthrombozyten und der Thrombozytopenie spezifische hell-schmutzigblaue Einschlüsse in den Leukozyten, die am deutlichsten in den neutrophilen Granulozyten, nur schwer in den Eosinophilen und den Monozyten erkennbar sind. Sie sind elektronenmikroskopisch von den sogenannten Döhle-Körpern bei infektiösen Zuständen abgrenzbar (Abb. 3.3). Man findet eine Mutation im *MYH9*-Gen.

Selten findet sich in Familien eine X-Chromosom-gekoppelte thrombozytopenische Störung mit *GATA1*-Mutationen und einem damit verbundenen thalassämischen oder dyserythropoetischen Blutbild.

■ **Pseudothrombopenie**

Erniedrigte Thrombozyten bei der Zählung in EDTA-Blut (EDTA-induzierte Pseudothrombopenie) können durch Aggregation oder Anlagerung an Leukozyten (Satellitose) auftreten. Dieses Laborphänomen kann durch mikroskopische Ausstrichuntersuchung entlarvt werden (Abb. 2.10c). Es empfiehlt sich bei jeder Abklärung einer Thrombozytopenie deshalb immer die parallele Messung im Zitrat-Röhrchen und die mikroskopische Beurteilung des Blutausstrichs.

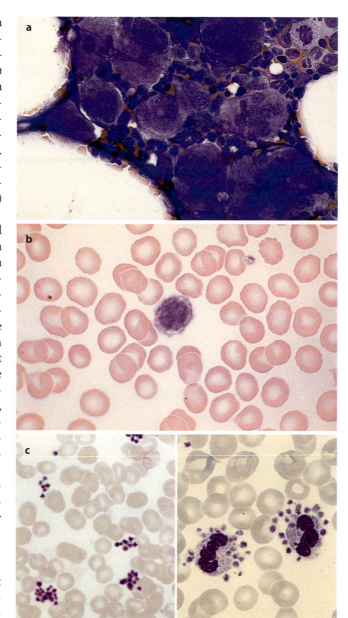

Abb. 2.10 Thrombozytopenien und -pathien. **a** Knochenmark mit einer Megakaryozytenansammlung bei idiopathischer Thrombozytopenie. Die Vermehrung ist nicht immer sehr ausgeprägt, manchmal findet man einen hohen Anteil unreifer Megakaryozyten. **b** Riesenthrombozyt bei Bernard-Soulier-Syndrom. **c** EDTA-induzierte Pseudothrombozytopenie kann durch Autoagglutination der Plättchen (Thrombozytenaggregate, **links**), oder durch Haften der Plättchen an Neutrophilen (**rechts**) oder durch Monozyten (Satellitose) entstehen. Es handelt sich dabei um ein Laborphänomen, das bei Verwendung anderer Antikoagulanzien (Zitrat, Heparin) nicht auftritt, weil ein kalziumarmes Milieu Voraussetzung ist

Angeborene Anomalien der Granulozytopoese

3.1 Pelger-Huët-Kernanomalie (Zellen) – 30

3.2 Alder-Granulationsanomalie (Zellen) – 31

3.3 Steinbrinck-Chédiak-Higashi-Granulationsanomalie (Granulagigantismus der Leukozyten) – 31

3.4 May-Hegglin-Anomalie – 32

© Springer-Verlag Berlin Heidelberg 2020
T. Haferlach, *Hämatologische Erkrankungen*, https://doi.org/10.1007/978-3-662-59547-3_3

3.1 Pelger-Huët-Kernanomalie (Zellen)

Es handelt sich um eine vererbbare Kernanomalie der Granulozyten (◘ Abb. 3.1a–c), die beim Menschen fast ausschließlich in der heterozygoten Manifestation bekannt ist. Die homozygote Form mit kleinen runden oder ovalen Kernen (◘ Abb. 3.1c) ist extrem selten. Sie zeichnet sich dadurch aus, dass die Neutrophilen einen eingebuchteten, den Stabkernigen ähnlichen Kern haben, so dass ein „pseudoregeneratives" weißes Blutbild entsteht. Wenn die Kerne sich segmentieren, bilden sich Neutrophile mit 2 und selten mit 3 Segmenten. Diese Segmente sind auffallend kurz, dick und chromatinreich. Auch der Kern der Pelger-Myelozyten und Stabkernigen ist besonders grobschollig und chromatinreich. Sind alle Neutrophilen von der Anomalie befallen, spricht man von Vollträgern, finden sich im Blutbild auch normale Stab- und Segmentkernige, von Teilträgern. Die Pelger-Anomalie ist bezüglich der Leukozytenfunktion harmlos. Bei schweren Infekten, besonders aber bei Myelodysplasien, akuten myeloischen Leukämien (AML) und der fortgeschrittenen chronischen myeloischen Leukämie (CML), können vorübergehend ähnliche qualitative Kernveränderungen beobachtet werden. Man spricht dann von Pseudo-Pelger-Formen. Diese werden beim MDS und bei der AML als Zeichen für Dysgranulopoese eingeordnet.

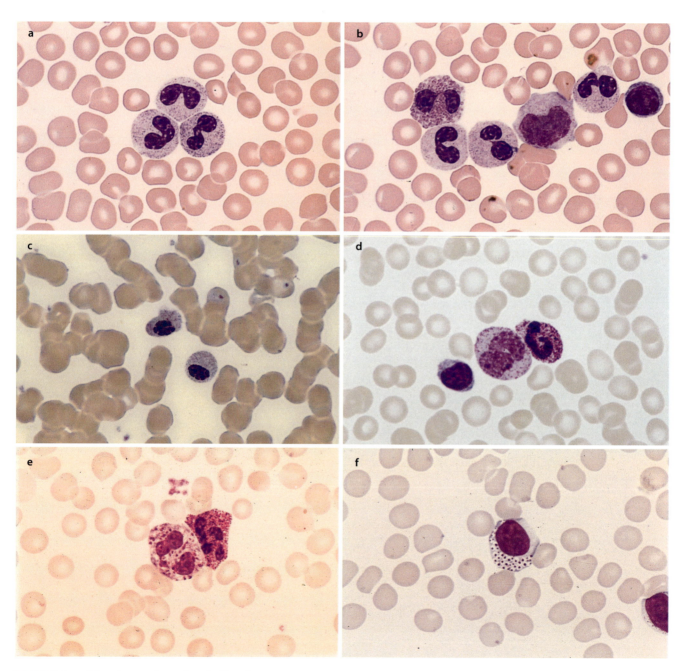

◘ Abb. 3.1 a–f Angeborene Anomalien der Granulozytopoese

3.2 Alder-Granulationsanomalie (Zellen)

Dabei weisen die Granulozyten eine grobe bläuliche Granulierung auf (◘ Abb. 3.1d), auch Monozyten sind kräftiger granuliert. Die Granulierung ist derjenigen der Promyelozyten ähnlich. Besonders auffällig ist die Granulation der eosinophilen Granulozyten, die nicht eosinophil, sondern basophil erscheint (◘ Abb. 3.1e, links). Auch die Lymphozyten weisen oft eine besonders grobe Azurgranulation auf (◘ Abb. 3.1f). Die Träger dieser Anomalie zeigen außerdem häufig Knochen- und Gelenkdeformitäten (Gargoylismus). Sie tritt bei den Mukopolysaccharidosen VI und VII auf.

3.3 Steinbrinck-Chédiak-Higashi-Granulationsanomalie (Granulagigantismus der Leukozyten)

Sie betrifft mehr oder weniger *alle Leukozyten*. Die *Neutrophilen* enthalten im Zytoplasma unregelmäßige Einschlüsse von graublauer Tingierung mit einem Durchmesser von 1–3 μm, die scharf begrenzt sind und Peroxidase enthalten, z. T. auch Chloracetatesterase (CE), sie entsprechen demnach den Primärgranula (◘ Abb. 3.2a, b, e, f). Die Granula der *eosinophilen Leukozyten* sind ebenfalls vergrößert bis auf das Zwei- bis Dreifache der normalen Eosinophilengranula.

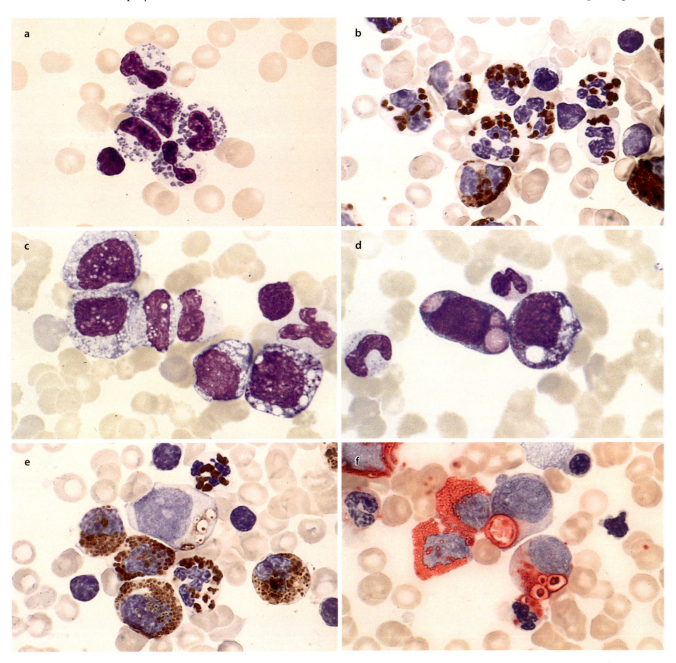

◘ Abb. 3.2 a–f Steinbrinck-Chédiak-Higashi-Anomalie

Sie sind rund und ungleich groß, oft auch elliptisch. Aber nicht nur die Granulozyten, auch die *Lymphozyten* und *Monozyten* weisen größtenteils rot gefärbte Granula von 1–2 µm Durchmesser auf, die Einschlüsse in den Monozyten sind bis zu 5 µm groß und rosa gefärbt (Abb. 3.2d). Im *Knochenmark* sind in den halbreifen und reifen Zellen von den Promyelozyten an rotviolette Körperchen von 1–3 µm Durchmesser nachweisbar. Darüber hinaus finden sich in den Myeloblasten und Myelozyten oft größere Vakuolen, in denen man einen großen runden Einschluss erkennen kann (Abb. 3.2c–f). In phasenmikroskopischen und bei elektronenoptischen Untersuchungen sind grobe zytoplasmatische Einschlüsse in neutrophilen und eosinophilen Granulozyten, in Lymphozyten, aber auch in Erythroblasten nachweisbar, deren Struktur einen auffallenden Polymorphismus aufweist. Weitere Befunde deuten darauf hin, dass der Erkrankung ein Defekt der Lysosomenmembran zugrunde liegt. Von der pathogenen Störung, die sich biochemisch vorwiegend an den Glykolipoiden auswirkt, sind nicht nur die Blutzellen, sondern auch andere Organe betroffen, sodass die Anomalie keineswegs harmlos ist. Die Betroffenen sterben meist in früher Jugend.

3.4 May-Hegglin-Anomalie

Sie wird dominant vererbt und geht mit leichter Leukopenie und Thrombozytopenie einher. Man findet in den neutrophilen Granulozyten ca. 2–5 µm im Durchmesser große, meistens stäbchenförmige, hell- bis schmutzigblaue Einschlüsse, die elektronenmikroskopisch aus dichten RNA-Fibrillen bestehen und sich von den Döhle-Körpern, die bei schweren Infektionen auftreten, unterscheiden. Die Einschlüsse kommen auch in Monozyten und in Eosinophilen vor, sie sind hier aber kaum zu erkennen. Man kann sie selektiv mit der Methylgrün-Pyronin-Färbung (rot) darstellen (Abb. 3.3a, b). Daneben findet man Riesenthrombozyten (Abb. 3.3c). Im Knochenmark wurde im Zytoplasma der Megakaryozyten (bisher ein Fall, H. L.) eine grobe inhomogene Verklumpung der Granula gefunden (Abb. 3.3d). Man findet häufig eine Mutation des *MYH9*-Gens.

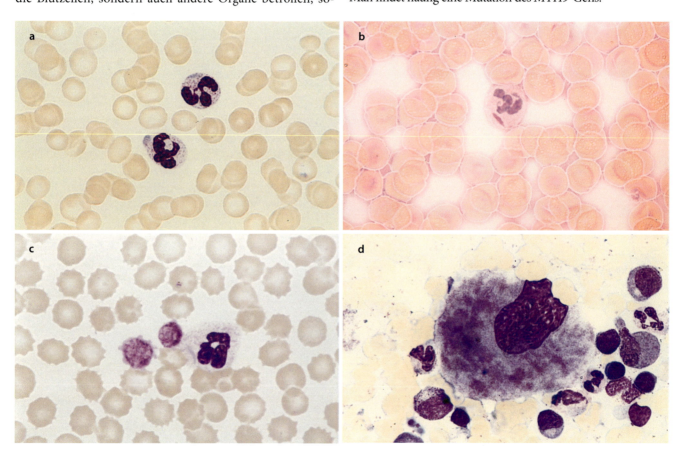

  Abb. 3.3   a–d May-Hegglin-Anomalie

Benigne Veränderungen der Lymphozyten

4.1 Infektiöse Mononukleose – 34

4.2 Persistierende polyklonale B-Zell-Lymphozytose (PPBL) – 35

4.1 Infektiöse Mononukleose

Die infektiöse Mononukleose wird durch das Epstein-Barr-Virus (EBV) verursacht. In der *Ausstrichzytologie* des Lymphknotens ist sie der Prototyp viral bedingter Hyperplasien. *Klinisch* können Lymphknoten- und Milzschwellungen oder eine pseudomembranöse, lakunäre oder ulzeröse Angina im Vordergrund stehen. Daneben besteht Fieber bis zu 39 °C, das innerhalb weniger Tage, manchmal aber auch erst nach 2 bis 3 Wochen, abklingt. Häufig geht das Fieber den Lymphknotenschwellungen um einige Zeit voraus. Das rote Blutbild ist meist normal. Nur selten findet sich eine leichte Anämie. Das weiße Blutbild zeigt in der Regel eine Leukozytose um 10 bis 15 G/l, die allerdings in seltenen Fällen bis über 50 G/l ansteigt. Vereinzelt werden aber auch Leukozytopenien beobachtet, so dass zusammen mit dem Rachenbefund das Bild einer Agranulozytose vorgetäuscht werden kann. Gelegentlich tritt eine Thrombozytopenie auf, die sogar so ausgeprägt sein kann, dass eine hämorrhagische Diathese daraus resultiert. Typisch ist die Verteilung der Leukozyten. Wir sehen im Blutausstrich vorwiegend (60–90 %) polymorphe lymphatische Zellen, die der Krankheit den Namen gegeben haben („buntes Blutbild"). Diese Zellen können morphologisch mehr jungen Lymphozyten oder Lymphoblasten entsprechen. In der Frühphase sieht man granulierte und an der Zytoplasmaperipherie fein vakuolisierte Lymphozyten. Zum Teil handelt es sich um große blastenähnliche Zellen mit stark basophilem Zytoplasma. Da ähnliche Zellen auch bei anderen Viruserkrankungen vorkommen, wurden sie auch als Virozyten oder Lymphoidzellen bezeichnet. Die Kerne sind polymorph gestaltet, oft nierenförmig oder mit unregelmäßiger Kontur, ihre Struktur ist aufgelockert und grobmaschig (◘ Abb. 4.2). Meist finden sich ein oder mehrere Nucleoli. In einzelnen Zellen sind Azurgranula nachweisbar. Es handelt sich bei diesen Zellen um transformierte T-Lymphozyten. Das weite Zytoplasma dieser Zellen wird im peripheren Blut typischerweise häufig durch Erythrozyten imprimiert. Eine wesentliche Vermehrung von Monozyten besteht nicht, wobei nicht selten diese Virozyten für „monozytär" gehalten werden. Das Knochenmark ist in der Regel uncharakteristisch, d. h., es zeigt Veränderungen, die wir sonst bei Infekten zu sehen bekommen. Nur in Einzelfällen sind die mononukleären Elemente im Knochenmark vermehrt, jedoch nie hochgradig.

Dagegen finden wir die typischen Zellen in großer Menge im Lymphknotenpunktat (◘ Abb. 4.1). Das Zellbild wird geprägt von mononukleären Zellen, die denen des peripheren Blutes entsprechen oder zumindest sehr ähnlich sind. Besonders auffallend sind die großen basophilen Zellen, die „gereizt" sind, was sich besonders in der Vergrößerung und bläulichen Tingierung der Nukleolen zeigt. Die Zellveränderungen können sogar zu Verwechslungen mit Hodgkin-

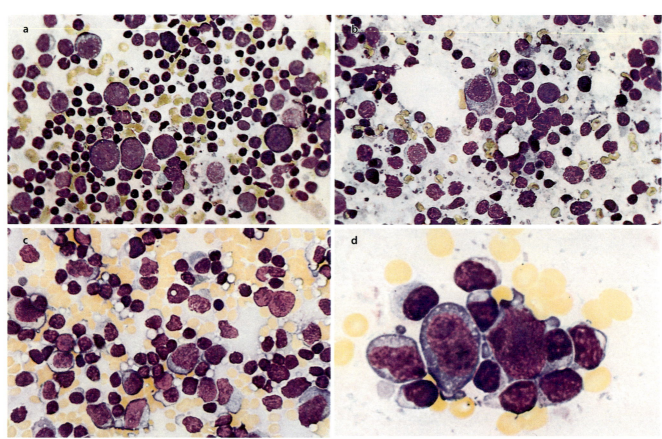

◘ **Abb. 4.1** Infektiöse Mononukleose, Lymphknoten. **a** Starke Vermehrung von Immunoblasten, unten rechts Makrophage. **b** Mitte: Immunoblast, mehrere Plasmazellen. **c** Verschiedene Immunoblasten, in der unteren Bildhälfte mehrere polymorphe Lymphoidzellen. **d** 2 stark stimulierte Immunoblasten, „Hodgkin-like cells"

4.2 · Persistierende polyklonale B-Lymphozytose

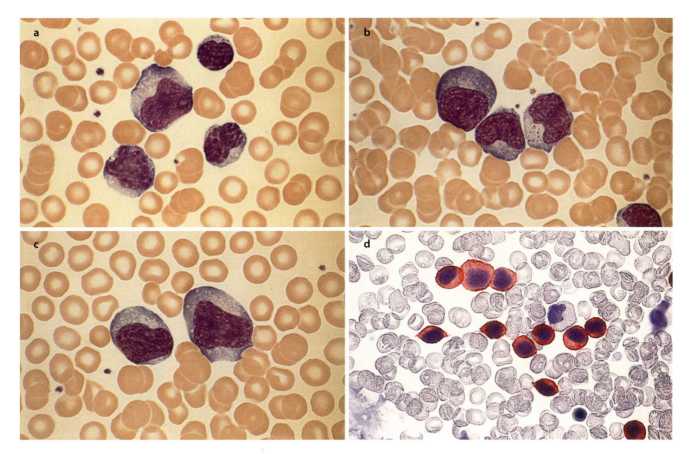

◘ **Abb. 4.2** Blutausstriche bei infektiöser Mononukleose. **a–c** Typische polymorphe lymphatische Zellen, häufig mit unregelmäßiger Kernkontur und basophilem Zytoplasma, die manchmal Blasten oder Monozyten ähneln. **d** Nachweis von CD3, APAAP-Methode. CD3 ist in den typischen Zellen einer infektiösen Mononukleose nachweisbar (rot). Es handelt sich bei diesen Zellen um transformierte T-Lymphozyten

Zellen führen („Hodgkin-like cells"). Vereinzelt sieht man auch Epitheloidzellen.

Gesichert wird die Diagnose einer infektiösen Mononukleose durch Nachweis von Antikörpern gegen das Epstein-Barr-Virus. Die Schnelltests lassen eine Orientierung, ob eine infektiöse Mononukleose vorliegt, zu, sind aber im Aussagewert eingeschränkt.

4.2 Persistierende polyklonale B-Zell-Lymphozytose (PPBL)

Es handelt sich um eine über Jahre stabile Lymphozytose, bei der man im Blutausstrich zweikernige Lymphozyten findet (Anteil um 4 %). Die Veränderung tritt fast ausschließlich bei Zigarettenraucherinnen unter 50 Jahren auf. Es besteht meistens eine polyklonale Immunglobulin-M-(IgM-)Vermehrung, eine Assoziation zu HLA-DR7 scheint zu beste-

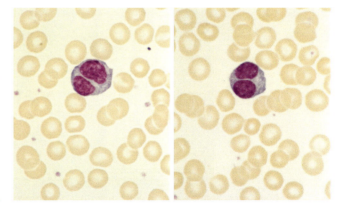

◘ **Abb. 4.3** Zweikernige Lymphozyten bei persistierender polyklonaler B-Lymphozytose

hen, unter 98 Probandinnen wurde zytogenetisch bei 34 % (nach FISH bei 71 %) ein Zugewinn eines Isochromosoms 3q (+i(3q)) gefunden (◘ Abb. 4.3) (Troussard et al. 2008).

Aplastische Anämien (Panmyelopathien)

Unter dem Begriff der aplastischen Anämie (AA) werden Zustände mit leerem oder hochgradig hypoplastischem Knochenmark und konsekutiver peripherer Zytopenie zusammengefasst. Ein hyperplastisches Mark mit peripherer Zytopenie weckt den Verdacht auf eine Myelodysplasie und schließt eine Knochenmarkaplasie aus. Da eine heterogene Gruppe von Störungen der Blutbildung Ursache einer Knochenmarkaplasie sein kann, sollten folgende Krankheitsgruppen unterschieden werden:
1. Aplastische Anämie, primär oder sekundär
2. Knochemarkaplasie nach Zytostatikatherapie oder Bestrahlung
3. „Verdrängung" des normalen blutbildenden Gewebes durch hämatologische oder nichthämatologische Tumorzellen oder Myelofibrose/-sklerose

Die aplastische Anämie, die in voller Ausprägung histologisch einer Panmyelophthise entspricht, kann angeboren (sehr selten bei Kindern) oder erworben sein. Bei Kindern sind die kongenitale Fanconi-Anämie und das Diamond-Blackfan-Syndrom bekannt neben wenigen extrem seltenen Zuständen mit weiteren angeborenen Missbildungen oder Stoffwechselerkrankungen. Die aplastische Anämie kann nach dem Blutbild in 3 Schweregrade eingeteilt werden (◘ Tab. 5.1, ◘ Abb. 5.1).

Für die Diagnose werden jeweils mindestens 2 der aufgeführten Kriterien des peripheren Blutes sowie ein hypoplastisch-aplastisches Knochenmark gefordert. Die oben unter 2) und 3) angeführten Krankheitsgruppen müssen vor der Diagnose einer aplastischen Anämie ausgeschlossen werden. Grundsätzlich müssen bei jeder Knochenmarkaspiration, bei der nicht genügend Material für eine sichere Diagnose gewonnen wird, oder bei einer Punctio sicca eine Biopsie und eine histologische Untersuchung verlangt werden.

Neben der idiopathischen Form der aplastischen Anämie sind die erworbenen, sekundären Formen am häufigsten durch Medikamente, insbesondere Analgetika und Antirheumatika, verursacht, selten sind Virushepatitiden (weniger als 1 % der Patienten) oder die Exposition gegenüber chemischen Substanzen auslösend. Schließlich muss erwähnt werden, dass bei der paroxysmalen nächtlichen Hämoglobinurie (PNH) im Verlauf oder auch bei Beginn aplastische Phasen auftreten können. Die Diagnose wird heute durch flowzytometrischen Nachweis fehlender oder verminderter glycophosphatidylinositol(GPI-)gebundener Antigene gesichert. Auch eine akute Leukämie (vor allem akute lymphatische Leukämie/ALL) kann sich über ein aplastisches Vorstadium entwickeln.

Differenzialdiagnostisch müssen Panzytopenien anderer Ursache durch Knochenmarkuntersuchung (Aspiration und Stanze) ausgeschlossen werden. Bei Panzytopenie muss bei Patienten, die aus Risikogebieten kommen (Nord-China, Nordost-Indien, Ostafrika, Mittelmeerregion, Südamerika), an eine Infektion mit Leishmanien gedacht werden. Bei viszeraler Leishmaniose (Kala-Azar) kann man die Diagnose meistens durch Nachweis der Protozoen in Makrophagen des Knochenmarks stellen. Die Protozoen sind gut charakterisiert durch eine transparente Hülle mit einem ovalen Kern und einem quer dazu angeordneten stäbchenförmigen Kinetoplasten. Die Knochenmarkuntersuchung zum Parasitennachweis ist obligat (◘ Abb. 5.2).

> ■ **Zugrundeliegende Pathophysiologie der aplastischen Anämie (mod. und ergänzt nach Young 2018)**
> — Konstitutionelle genetische Defekte (Telomer-Erkrankungen, Fanconi-Anämie u. a.)
> — Chemische und physikalische Schäden, verursacht durch:
>   – zytotoxische Therapeutika
>   – ionisierende Strahlung/Radiotherapie
>   – toxische Chemikalien (Benzol, Lösungsmittel, Kleberdämpfe, u. a.)
>   – Reaktion auf Therapeutika:
>   – Antikonvulsiva (Carbamazepin, Phenytoin u. a.)
>   – Antibiotika (Sulfonamide, Chloramphenicol u. a.)
>   – nichtsteroidale Antirheumatika (Phenylbutazon, Indometacin u. a.)
>   – Thyreostatika (Propylthiouracil, Thiamazol, Methylthiouracil)
>   – Gold
>   – Arsenverbindungen
>   – u. a.
> — Schädigung des Immunsystems, verursacht durch:
>   – idiopathische Formen
>   – virale Infektionen (Herpes-Viren (EBV u. a.), seronegative Hepatitis, HIV, u. a.)
>   – Erkrankungen des Immunsystems (eosinophile Fasziitis, systemischer Lupus erythematodes, Graft-versus-Host-Erkrankung, Thymom u. a.)

◘ Tab. 5.1 Schweregrade der aplastischen Anämie nach den modifizierten Camitta-Kriterien (Camitta et al. 1975; Bacigalupo et al. 1988).

Schweregrad	Granulozyten	Thrombozyten	Retikulozyten
1. Moderate aplastische Anämie	Zytopenien im peripheren Blut erfüllen nicht die Kriterien für die schwere oder sehr schwere aplastische Anämie		
2. Schwere aplastische Anämie	$<0{,}5 \times 10^9/l$	$<20 \times 10^9/l$	$<20 \times 10^9/l$
3. Sehr schwere aplastische Anämie	$<0{,}2 \times 10^9/l$	$<20 \times 10^9/l$	$<20 \times 10^9/l$

Aplastische Anämien (Panmyelopathien)

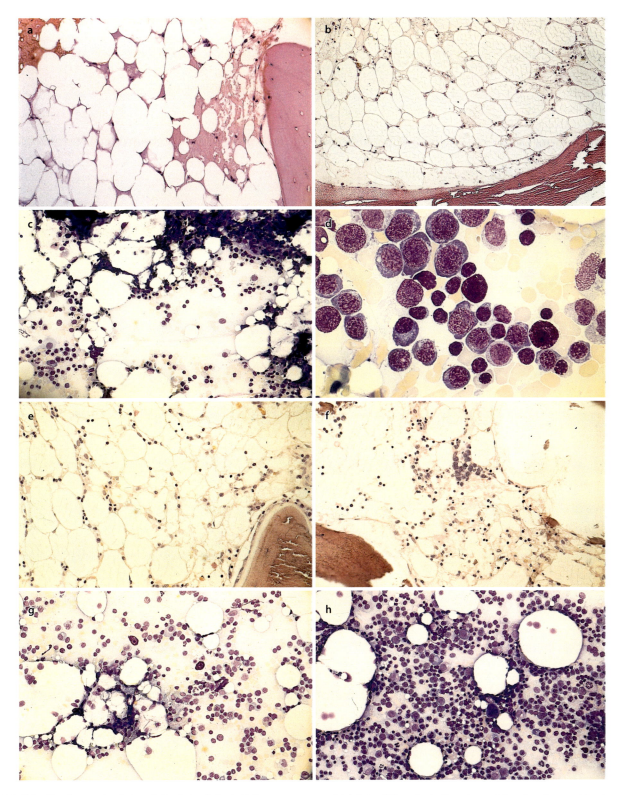

◘ **Abb. 5.1** Knochenmarkaplasie. **a** Aplastische Anämie (AA). Vollständiger Schwund der Blutbildung: Man findet nur Fettzellen und am Rande rechts eiweißhaltige Flüssigkeit zwischen den Fettzellen. **b** Anderer Fall von AA, ebenfalls mit Panmyelophthise. Zwischen den Fettzellen findet man noch einzelne Plasmazellen und Lymphozyten. **c–f** Ausstriche und histologische Schnittpräparate eines Patienten mit AA. Alle Abbildungen stammen vom Zeitpunkt der Diagnosestellung. **c** Knochenmarkausstrich. Überwiegend Fettzellen, links unten ein Erythropoesenest. **d** Stärkere Vergrößerung eines Erythropoesenestes mit eingestreuten Lymphozyten und 2 Gewebsmastzellen (Mitte und unten rechts). Bei zufälliger Aspiration eines solchen Knochenmarkherdes kann der Befund fehlinterpretiert werden. **e** Histologischer Schnitt mit dem Bild der Panmyelophthise. **f** Histologischer Schnitt. Oberhalb der Mitte Nest mit Proerythroblasten. **g, h** Knochenmark im Verlauf bei paroxysmaler nächtlicher Hämoglobinurie (PNH). **g** Initialbefund mit dem Bild der AA. Praktisch nur Lymphozyten, Plasmazellen, 2 Gewebsmastzellen und vermehrt Fettzellen. **h** Knochenmarkausstrich 3 Jahre später: sehr zellreiches Mark mit gesteigerter Erythropoese, im Blickfeld ein Megakaryozyt. Bei diesem Befund besteht Verdacht auf eine hämolytische Anämie

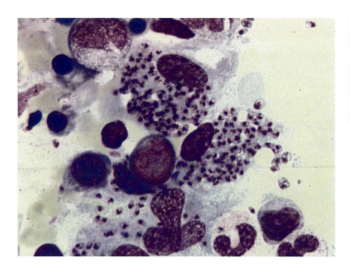

- Abb. 5.2 Das weite Zytoplasma eines Makrophagen ist angefüllt mit massenhaften Leishmanien mit dunklem Kern und stäbchenförmigen Kinetoplasten. Beim Ausstreichen können Makrophagen zerdrückt werden, so dass man „freie" Leishmanien zwischen den Zellen findet

- Aplastische Anämien/aplastische Phasen können darüber hinaus auftreten in Assoziation mit
  - paroxysmaler nächtlicher Hämoglobinurie
  - Schwangerschaft
  - Anorexia nervosa

Speicherkrankheiten

6.1 Morbus Gaucher – 42

6.2 Morbus Niemann-Pick – 42

6.3 Glykogenose Typ II (Saure-Maltase-Mangel, Morbus Pompe) – 42

© Springer-Verlag Berlin Heidelberg 2020
T. Haferlach, *Hämatologische Erkrankungen*, https://doi.org/10.1007/978-3-662-59547-3_6

6.1 Morbus Gaucher

Bei Morbus Gaucher handelt es sich um eine Zerebrosid speicherkrankheit. Ursache ist ein Defekt der β-Glukozerebrosidase. Sie tritt familiär meist in der Jugend jenseits des 1. Lebensjahres auf (juvenile Form), daneben gibt es die infantile und die adulte Form. Klinisch ist sie gekennzeichnet durch einen großen Milztumor, die Leber kann ebenfalls vergrößert sein. Beim Erwachsenen ist daneben die gelblich-bräunliche Hautverfärbung typisch. Im *Blutbild* findet sich oft eine Leukozytopenie, in späteren Stadien auch eine mäßige normochrome Anämie. Der M. Gaucher wird autosomal rezessiv vererbt, es finden sich Mutationen im Glucocerebrosidase 1 Gen (*GBA1*), das auf Chromosom 1q21 liegt. Die Diagnose kann heute auch durch Nachweis des Enzymdefektes aus dem Blut mit Hilfe eines Trockenbluttests gesichert werden; wenn die familiäre Erkrankung nicht bekannt ist, wird die Verdachtsdiagnose meistens durch das Knochenmarkpunktat gestellt. Auch in Milz- oder Leberpunktaten oder Biopsien sind die typischen Gaucher-Zellen nachweisbar. Dabei handelt es sich um sehr große Speicherzellen (Ø bis zu 60 µm) mit einem kleinen zentral oder etwas exzentrisch gelegenen, wenig strukturierten, runden, unregelmäßig konturierten Kern und großem, bei der panoptischen Färbung hellem, graublauem Zytoplasma, das eine typische feine, wolkige bis streifige Strukturierung (wie zerknittertes Seidenpapier) zeigt. Selten sind diese Zellen auch zwei- oder mehrkernig. Die Gaucher-Zellen weisen eine extrem starke Aktivität von tartratresistenter saurer Phosphatase auf, die PAS-Färbung ist diffus positiv, ein Teil zeigt eine diffuse Eisenreaktion.

Pseudo-Gaucher-Zellen werden vereinzelt im Knochenmark bei der chronischen myeloischen Leukämie (CML) gesehen, ohne dass ihnen eine spezielle diagnostische oder klinische Bedeutung zukommt. Sie lassen sich durch Doppelbrechung in polarisiertem Licht von den echten Gaucher-Zellen unterscheiden. Auch bei Thalassämien treten (stark PAS-positive) Pseudo-Gaucher-Zellen auf.

Abb. 6.1 zeigt Gaucher-Zellen im Knochenmark.

6.2 Morbus Niemann-Pick

Beim Morbus Niemann-Pick (Abb. 6.2) handelt es sich um eine Sphingomyelinspeicherkrankheit (Sphingolipoidose), der ein Sphingomyelinasedefekt zugrunde liegt. Sie wird autosomal rezessiv vererbt und manifestiert sich im Kindesalter. Es sind 5 biochemisch unterscheidbare Subtypen bekannt. Die charakteristischen Schaumzellen sind im Knochenmark, in Leber, Milz und Lymphknoten zu finden.

Dazu gehört auch der Typ C (in 95 % der Fälle mit Mutationen im Gen *SMPD1*), bei dem eine Cholesterin-Transportstörung vorliegt. Hier sieht man Speicherzellen mit häufig unterschiedlich großen Vakuolen. Gelegentlich sind blaue Körnchen im Zytoplasma erkennbar. Man unterscheidet einen infantilen und einen juvenilen bis adulten Verlauf.

6.3 Glykogenose Typ II (Saure-Maltase-Mangel, Morbus Pompe)

Bei einem Erwachsenen mit schwerer Muskeldystrophie fanden wir in den Plasmazellen des Knochenmarks eine hochgradige Vakuolisierung (Abb. 6.3). Die PAS-Reaktion zeigte grobe positive Einschlüsse. Elektronenmikroskopisch, in Semidünnschnitten und zytochemisch wurde in den „Vakuolen" ein polysaccharid- und proteinhaltiges Material gefunden. Es finden sich Mutationen im Gen, das für die lysosomale saure alpha-1,4-Glucosidase (*GAA*) kodiert, lokalisiert auf 17q25.2-q25.3.

Abb. 6.1 Morbus Gaucher. **a** Knochenmarkausstrich bei M. Gaucher. Zahlreiche typische Speicherzellen mit eigenartig streifig-krümeligem, zart graublauem Zytoplasma. Die Kerne sind aufgelockert, manchmal wie angefressen. **b** Starke Vergrößerung der Gaucher-Zellen. **c** Gaucher-Zellen oberhalb und unterhalb der Mitte, die noch Erythrozytenreste enthalten. **d** Gaucher-Zelle mit gut erkennbarer fibrillärer Zytoplasmastruktur. **e** Extrem starke saure Phosphatase in Gaucher-Zellen. **f** Saure Phosphatase. Bei leicht zerdrückten Zellen sind die tubulär-fibrillären Zytoplasmastrukturen besonders gut zu erkennen und klar abgegrenzt. **g** Starke diffuse PAS-Reaktion. **h** Deutlich diffuse Anfärbung des Zytoplasmas beim Eisennachweis

6.3 · Glykogenose Typ II (Saure-Maltase-Mangel, Morbus Pompe)

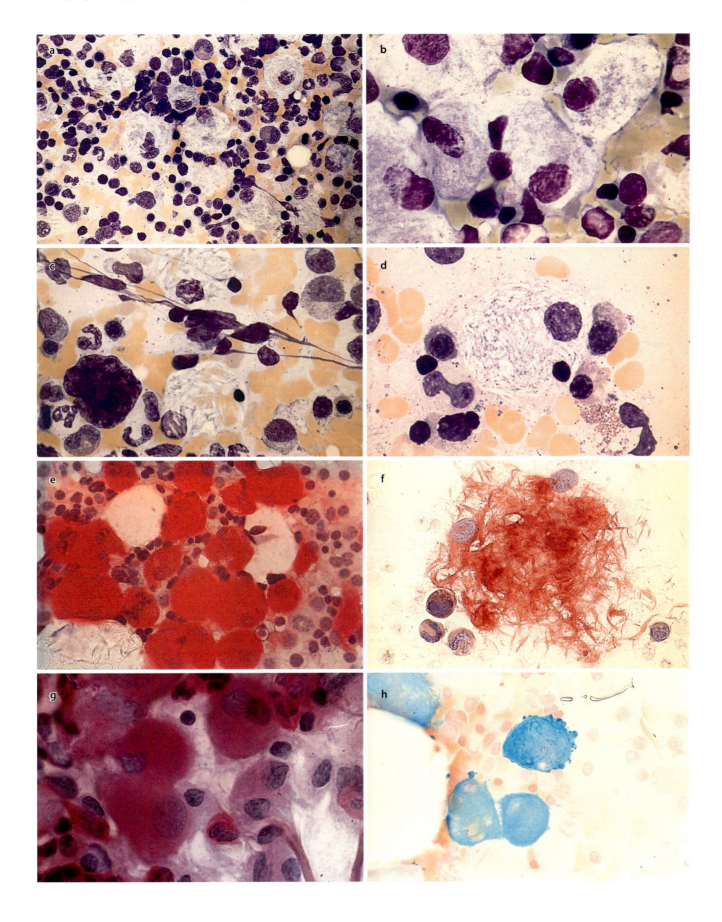

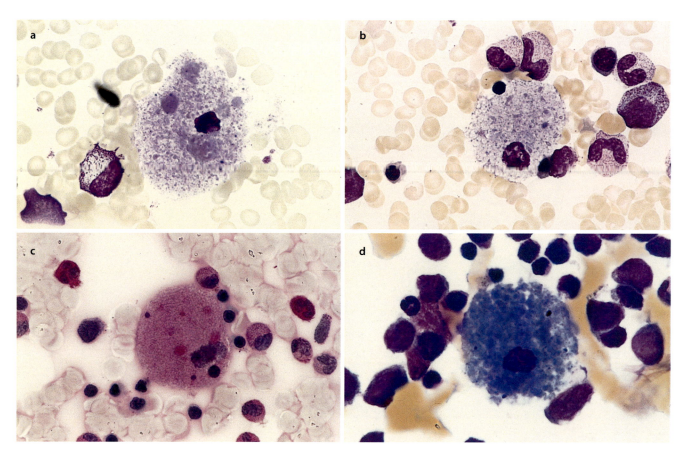

Abb. 6.2 Morbus Niemann-Pick. **a, b** Speicherzellen mit sehr kleinem Kern und dicht beieinanderliegenden feinen, z. T. zusammenfließenden, blass graublauen Einschlüssen, die sich z. T. bei der Färbung herauslösen und dann als Vakuolen erscheinen (schaumiges Zytoplasma). **c** Bei der PAS-Reaktion relativ schwache Anfärbung. **d** Die Einschlüsse können stärker basophil gefärbt sein und entsprechen dann den Speicherzellen der „sea-blue histiocyte disease", die als Variante des Morbus Niemann-Pick anzusehen ist. Solche „sea-blue histiocytes" können aber auch als Speicherzellen bei gesteigertem Zellabbau – wie in diesem Fall – auftreten

6.3 · Glykogenose Typ II (Saure-Maltase-Mangel, Morbus Pompe)

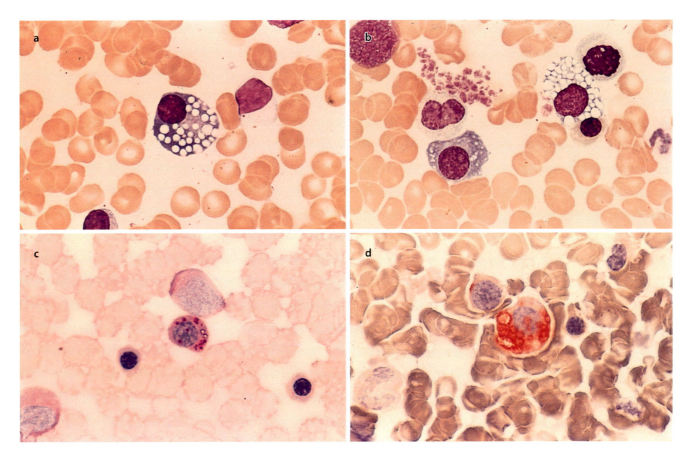

◨ **Abb. 6.3** Glykogenose II (Saure-Maltase-Mangel, Morbus Pompe). **a, b** Unterschiedlich große, dicht beieinanderliegende Vakuolen in Plasmazellen, die zytochemisch und elektronenmikroskopisch Glykopeptid enthalten. **c** PAS-Reaktion. Grobe Einschlüsse in Plasmazellen. **d** Saure Phosphatase. Starke Reaktion im Bereich der „Vakuolen"

Hämophagozytische Syndrome

Eine Phagozytose von Blutzellen durch Makrophagen kann bei reaktiven Zuständen im Rahmen von Entzündungen, Immunreaktionen oder bei malignen Erkrankungen auftreten. Vielfach findet sich eine periphere Zytopenie, auch das Knochenmark ist vielfach hypozellulär. Eine familiäre Verlaufsform, die familiäre hämophagozytische Lymphohistiozytose, tritt überwiegend bei Säuglingen und in 80 % der Fälle vor dem 2. Lebensjahr auf. Ausgeprägte Phagozytoseerscheinungen mit stark vermehrten Makrophagen wurden früher häufig als maligne Histiozytosen oder histiozytäre medulläre Retikulosen bezeichnet. Viele dieser Zustände können durch Viren (z. B. Zytomegalievirus), aber auch durch andere Erreger verursacht sein. Sie treten v. a. bei immunsupprimierten Patienten, aber auch im Verlaufe maligner Erkrankungen auf. Das Ferritin ist dabei massiv erhöht. Der Verlauf ist vielfach sehr ungünstig (Abb. 7.1a–h). Bei den „malignen Histiozytosen" handelt es sich wohl überwiegend um besondere Differenzierungsformen der Monozytenleukämie und z. T. um verkannte großzellige maligne Lymphome. Echte Neoplasien mit dem Phanotyp von Makrophagen sind wohl extrem selten.

Abb. 7.1 Hämophagozytisches Syndrom. **a** Knochenmarkübersicht mit mehreren Makrophagen, die Erythrozyten und Thrombozyten phagozytiert haben. Die Ursache ist in diesem Fall unbekannt. **b** Makrophagen mit Erythrozyten, Thrombozyten und oben rechts kleinen Zellkernen im Zytoplasma. **c** Knochenmark von demselben Patienten. Oben rechts phagozytierter Neutrophiler. **d** Zellkern des Makrophagen, durch die aufgenommenen Erythrozyten und Thrombozyten an den Rand gedrängt. **e** Makrophagen mit phagozytierten Normoblasten. **f** Phagozytose von 2 stabkernigen Neutrophilen und 1 Kernrest. Kern des Makrophagen rechts unten. **g** Starke Saure-Phosphatase-Aktivität in Makrophagen, die noch nach 15 Monaten in lufttgetrockneten Ausstrichen erhalten war. **h** Präparat desselben Patienten mit starker Esteraseaktivität der Makrophagen (frischer Ausstrich)

Hämophagozytische Syndrome

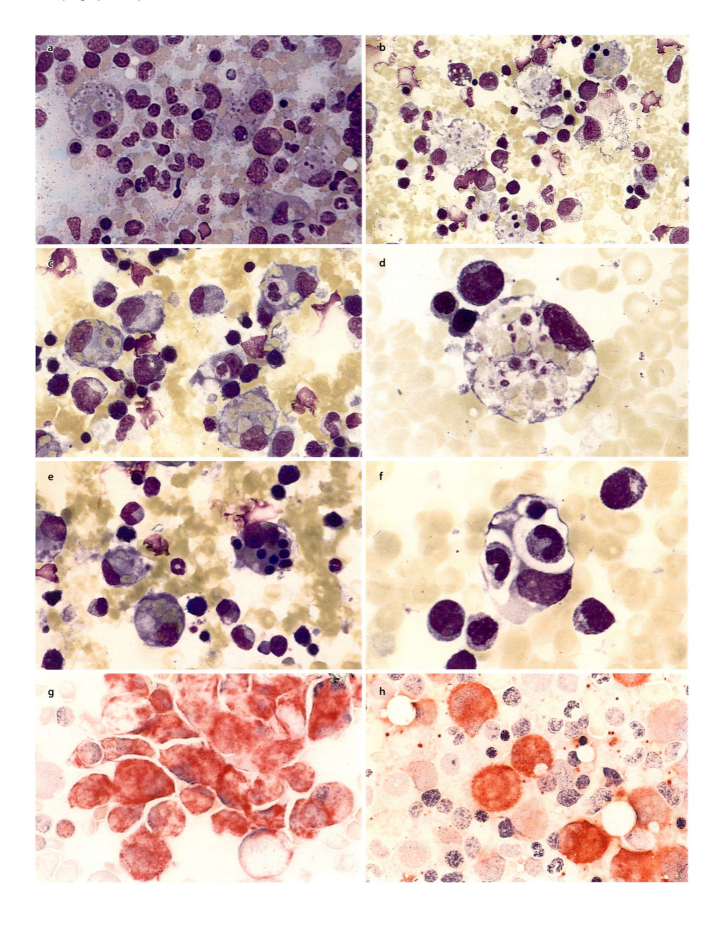

Myeloproliferative Neoplasien (MPN) und Mastzellerkrankungen

8.1 Chronische myeloische Leukämie (CML) – 52

8.2 Myeloproliferative Neoplasien (MPN) außer CML – 58
8.2.1 Polycythaemia vera (PV) – 59
8.2.2 Essenzielle Thrombozythämie (ET) – 59
8.2.3 Primäre Myelofibrose (PMF) – 62
8.2.4 Chronische Neutrophilenleukämie (CNL) – 64
8.2.5 Chronische Eosinophilen Leukämie, nicht weiter spezifiziert (CEL-NOS) – 64

8.3 Mastzellerkrankungen – 65

© Springer-Verlag Berlin Heidelberg 2020
T. Haferlach, *Hämatologische Erkrankungen*, https://doi.org/10.1007/978-3-662-59547-3_8

8.1 Chronische myeloische Leukämie (CML)

Unter den myeloproliferativen Neoplasien nimmt die chronische myeloische Leukämie (CML) eine besondere Stellung ein, da bei ihr erstmalig bei einem Tumor eine spezifische Chromosomenaberration, die Philadelphia-Translokation t(9;22) mit dem Fusionsgen *BCR-ABL1* beschrieben wurde. Hierdurch ist diese Krankheit definiert und von ähnlichen Erkrankungen scharf abgegrenzt. Die Verdachtsdiagnose wird meistens zufällig, bei gering oder gar nicht beeinträchtigtem Allgemeinbefinden, gestellt.

Zu diesem Zeitpunkt findet man meist eine Leukozytose von >20 G/l, im peripheren Blut besteht eine pathologische Linksverschiebung bis zu den Promyelozyten und einzelnen Myeloblasten; insbesondere Basophile und auch Eosinophile sind vermehrt (◘ Abb. 8.1a–e). Das Knochenmark ist hyperzellulär, die Megakaryozyten sind quantitativ normal bis erheblich vermehrt, es fallen auffällig kleine, rundkernige Formen auf (◘ Abb. 8.1f–h, 8.2a–d und 8.3a–d). Man kann eingestreut Speicherzellen (Pseudo-Gaucher-Zellen) finden, die ein weites, zart grau- bis hellblaues, häufig streifig fibriläres, zum Teil noch mit Zelltrümmern gefülltes Zytoplasma

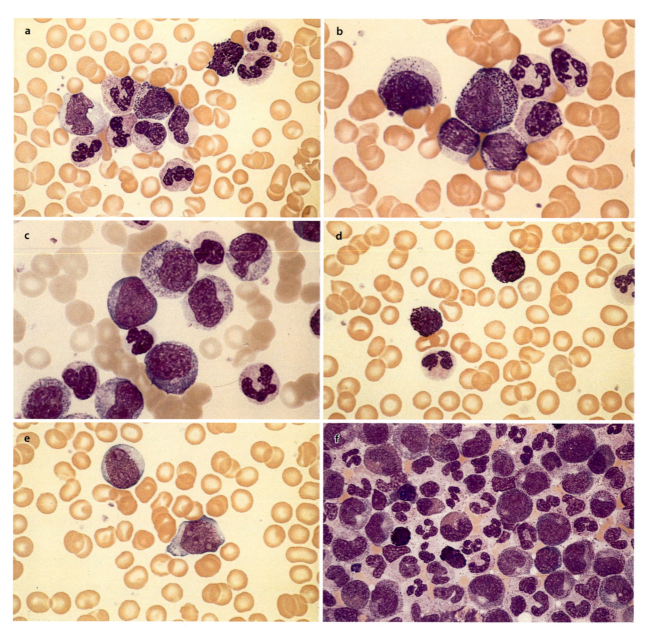

◘ **Abb. 8.1** Chronische myeloische Leukämie (CML). **a** Blutausstrich mit vorwiegend reifen neutrophilen Granulozyten. In der Mitte 1 Myelozyt, rechts oben 1 Basophiler. **b** Blutausstrich. In der Mitte 1 Promyelozyt. **c** Blutausstrich mit stärkerer Linksverschiebung: In der Mitte 1 Myeloblast. **d** Blutausstrich mit 2 Basophilen. **e** Blutausstrich mit 2 Blasten. In der chronischen Phase ist dies ein ungewöhnlicher Befund. **f** Knochenmarkausstrich mit gesteigerter Granulozytopoese. Man sieht neben neutrophilen Granulozyten 2 Basophile und 4 Eosinophile. **g** Knochenmarkausstrich bei CML mit stark vermehrten Megakaryozyten, darunter viele rundkernige Formen mit reifem Zytoplasma. **h** Knochenmarkausstrich. Areal mit großem Megakaryozytenverband. Trotzdem typische CML mit *BCR-ABL1*-Translokation

8.1 · Chronische myeloische Leukämie (CML)

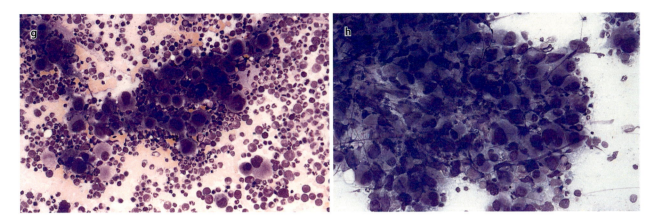

◘ **Abb. 8.1** (Fortsetzung)

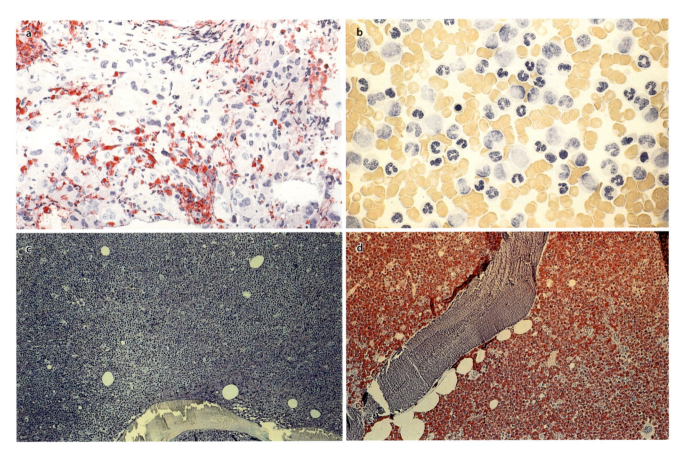

◘ **Abb. 8.2** Chronische myeloische Leukämie (CML). **a** Sehr starke Megakaryozytenvermehrung, dazwischen (rot) neutrophile Granulozytopoese. Histologischer Schnitt, Naphthol-AS-D-Chloracetatesterase-Reaktion. **b** Unbehandelte CML, Blutausstrich. Nachweis der alkalischen Leukozytenphosphatase: keine positiven Zellen, Index 0 **c** Histologischer Schnitt einer Beckenkammstanzbiopsie. Hier soll die extrem hohe Zelldichte bei stark verminderten Fettzellen demonstriert werden. Giemsa-Färbung. **d** Histologischer Schnitt einer CML in der chronischen Phase. Extrem starke Vermehrung der neutrophilen Granulozytopoese. Naphthol-AS-D-Chloracetatesterase-Reaktion.

54 Kapitel 8 · Myeloproliferative Neoplasien (MPN) und Mastzellerkrankungen

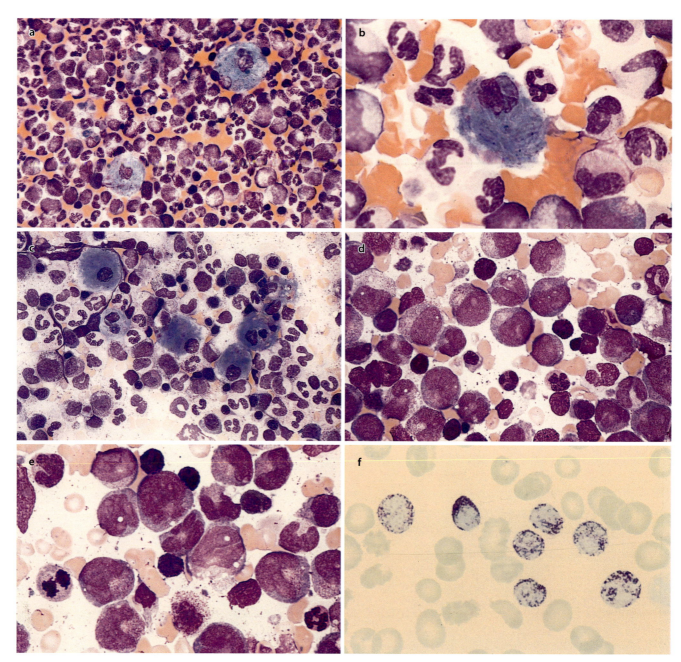

Abb. 8.3 Chronische myeloische Leukämie (CML). **a** Knochenmarkausstrich. Man sieht 2 weitplasmatische Speicherzellen (Pseudo-Gaucher-Zellen) zwischen der gesteigerten Granulozytopoese. **b** Pseudo-Gaucher-Zelle, die zytologisch von einer echten Gaucher-Zelle kaum zu unterscheiden ist. **c** Mehrere Pseudo-Gaucher-Zellen mit etwas stärker blauem Zytoplasma. Im polarisierten Licht wäre die Unterscheidung von echten Gaucher-Zellen durch Doppelbrechung im Zytoplasma der Pseudo-Gaucher-Zellen möglich. **d** Blasten, Promyelozyten und atypisch ausreifende Formen mit Kernatypien und mehrere kleine Basophile. Akzelerationsstadium einer CML. **e** Stärkere Vergrößerung bei Akzeleration einer CML mit atypischen Formen und Basophilen. **f** Blutausstrich mit stark vermehrten basophilen Granulozyten bei akzelerierter CML. Toluidinblaufärbung

aufweisen. Sie sind von echten Gaucher-Zellen durch Doppelbrechung in polarisiertem Licht zu unterscheiden und haben keine wesentliche klinische Bedeutung (Abb. 8.3a–c). Bei der klinischen Untersuchung ist meistens eine Splenomegalie nachweisbar. Die Diagnose wird gesichert durch den Nachweis des Philadelphia-Chromosoms (Ph) oder des *BCR-ABL1*-Rearrangements (Abb. 8.4 und 8.5). Die Krankheit lässt sich in 3 Phasen untergliedern, die aber nicht immer durchlaufen werden:
1. chronische Phase (Abb. 8.1, 8.2 und 8.3a–c)
2. akzelerierte Phase (Abb. 8.3d–f)
3. Blastenphase (Abb. 8.6, 8.7 und 8.8)

8.1 · Chronische myeloische Leukämie (CML)

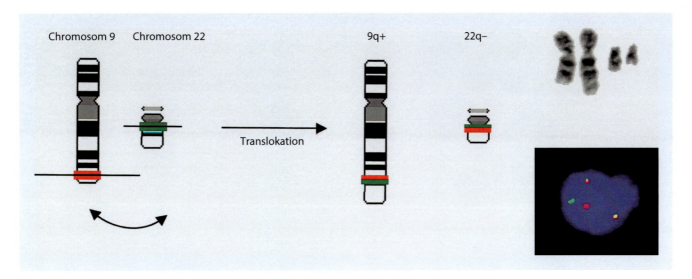

Abb. 8.4 Schematische Darstellung und partieller Karyotyp einer Translokation t(9;22)(q34;q11) und Interphase-FISH mit einer *BCR-ABL1*-Sonde. Durch die reziproke Translokation kommt es zu einer Splittung der Signale beider Sonden (rotes und grünes Fluoreszenz-Signal), so dass folgende Signalkonstellation in einer Philadelphia-positiven Zelle entsteht: je ein rotes und ein grünes Signal auf dem jeweils unveränderten Chromosomen 9 und 22 sowie je ein rot-grünes „Kolokalisationssignal" auf den derivativen Chromosomen 9 und 22

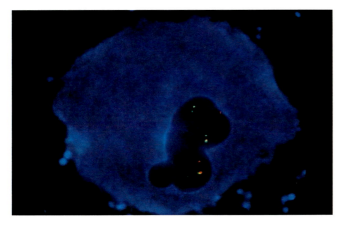

Abb. 8.5 Fluoreszenz-in-situ-Hybridisierung (FISH), kombiniert mit Fluoreszenz-Immunphänotypisierung (FICTION). Nachweis der *BCR-ABL1*-(Philadelphia-)Translokation in einem Megakaryozyten. Die 2 Philadelphia-Translokationen in der Zelle sind an der Kolokalisation eines grünen (BCR) und eines roten (ABL) Signals zu erkennen. Die blaue Zytoplasmafärbung zeigt die CD41-Positivität (Aufnahme: T. u. C. Haferlach, München, H. Löffler, Freiburg)

Neben klinischen Veränderungen ist die *akzelerierte* Phase nach WHO-Klassifikation durch folgende Befunde charakterisiert: wenn es unter Therapie kommt zu einer persistierenden Leukozytenzahlen von >10 G/l, Zunahme der Milzgröße, Anteil der Blasten im Blut oder Knochenmark 10–19 %, Anstieg der Basophilen im Blut auf ≥20 %, Thrombozytenabfall <100 G/l (unabhängig von Therapie) oder <1000 G/l, Anämie. Es treten zusätzliche zytogenetische Aberrationen auf (z. B. Isochromosom 17q, 2. Philadelphia-Chromosom, Trisomie 8 oder 19).

Neben klinischen Kriterien (Knochenschmerzen!) liegt der Anteil der Blasten bei der *Blastenphase* bei ≥20 % der Leukozyten im Blut oder der kernhaltigen Zellen im Knochenmark (in einigen Studien gilt wegen der Vergleichbarkeit weiter ein Wert von ≥30 % Blasten), oder es bestehen zytologisch oder histologisch gesicherte extramedulläre blastäre Infiltrate. Etwa ein Drittel der Blastenkrisen hat einen lymphatischen Phänotyp, zwei Drittel sind myeloisch, undifferenziert oder gemischt (z. B. myeloblastär-megakaryoblastär).

Diagnostik

Nach Registrierung eines verdächtigen Blutbildes mit Leukozytose, auffälligem Blutausstrich und/oder Knochenmark sollte zunächst eine *BCR-ABL1*-spezifische PCR und/oder FISH-Diagnostik durchgeführt werde. Bei positivem *BCR-ABL1* Befund sollte zusätzlich bzw. parallel eine zytogenetische Untersuchung erfolgen, denn nur auf diesem Wege können zytogenetische Zusatzaberrationen neben dem Philadelphia-Chromosom entdeckt werden, die bei bestimmten Veränderungen eher auf eine fortgeschrittene Erkrankung hinweisen können. Da bei etwa 5 % aller CML zytogenetisch nicht erkennbare kryptische *BCR-ABL1*-Rearrangements bestehen, wird empfohlen, neben der zytogenetischen Untersuchung immer eine PCR- und/oder FISH-Diagnostik – falls eine solche vorher nicht erfolgt ist- durchzuführen, falls bei klinischem Verdacht der zytogenetische Befund negativ ist. Eine PCR-basierte Quantifizierung der *BCR-ABL1*-Expression dient darüber hinaus als Basis für nachfolgende Verlaufsuntersuchungen. Aufgrund der hochwirksamen Therapien mit spezifischen Tyrosinkinaseinhibitoren, sind sehr sensitive und quantitative PCR-basierte Verlaufskontrollen heute Standard. Diese Techniken bieten die Möglichkeit, Restleukämie mit Sensitivitäten von 1:100.000 nachzuweisen und sollten im ersten Jahr der Therapie alle 3 Monate am peripheren Blut durchgeführt werden. Die gesamte Diagnostik sollte sich an den international anerkannten ELN Richtlinien orientieren, die dezidiert verschiedene hämatologische, zytogenetische und molekulargenetische Ansprechkriterien definieren.

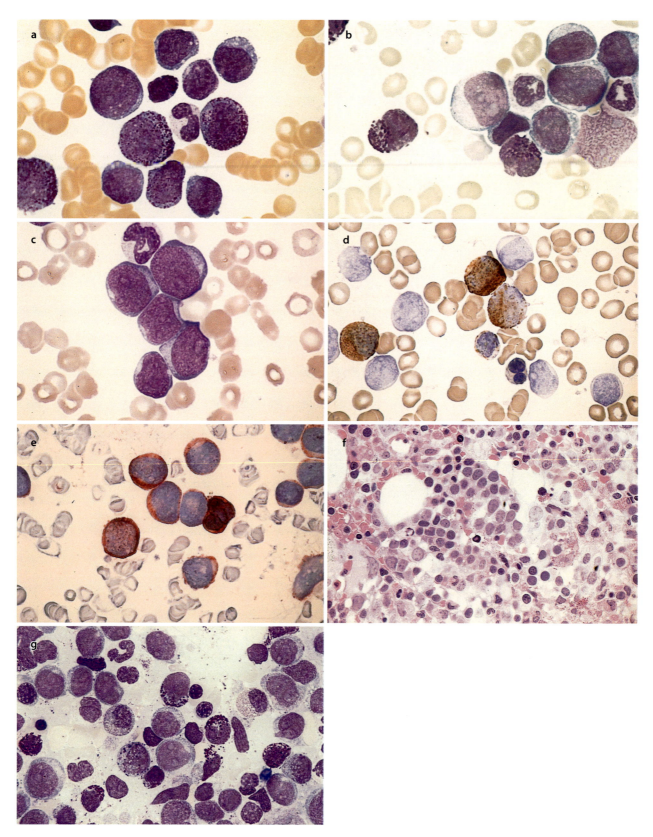

● **Abb. 8.6** Blastenschübe bei CML. **a** Blutausstrich bei myeloischem Blastenschub mit Myeloblasten und Promyelozyten, in der Mitte 1 Stabkerniger und 1 Basophiler. **b** Myeloischer Blastenschub. Blasten und Basophile. **c** Myeloischer Blastenschub. Blasten ohne Differenzierungszeichen. **d** Blutausstrich desselben Patienten. Peroxidasereaktion. Oberhalb der Mitte 2 positive Vorstufen. **e** Dieselbe Ausstrichserie wie in **c** und **d**. Immunperoxidasereaktion. Alle Blasten sind positiv. Bei unsicherem Befund kann man zusätzlich andere myeloische Marker wie CD13 und CD33 verwenden. **f** Histologischer Schnitt bei Blastenschub. In der Mitte Blastennest (hellere Kerne). HE-Färbung. **g** Knochenmarkausstrich bei Myeloblastenschub mit hohem Anteil basophiler und einzelnen eosinophilen Granulozyten

8.1 · Chronische myeloische Leukämie (CML)

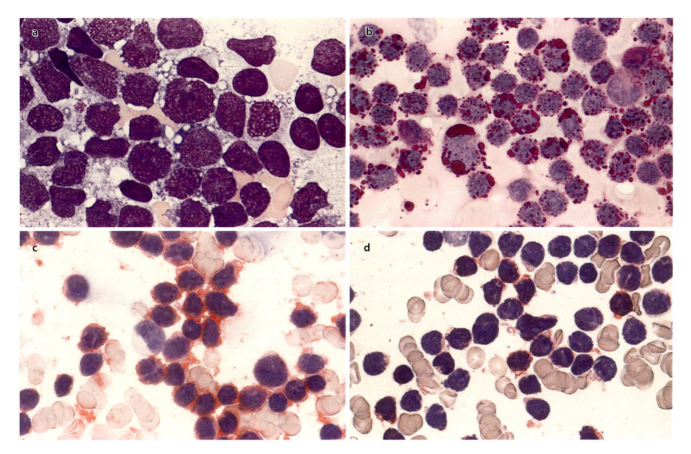

◘ **Abb. 8.7** Lymphoblastenschub bei CML. Immunphänotyp einer c-ALL. **a** Blasten mit zahlreichen großen Vakuolen im Zytoplasma. **b** Grobschollige und grobgranuläre PAS-Reaktion in den Vakuolen. **c** Immunzytochemischer Nachweis von CD19. Alle Blasten sind positiv. **d** Immunzytochemischer Nachweis von CD10. Alle Blasten sind positiv (rot)

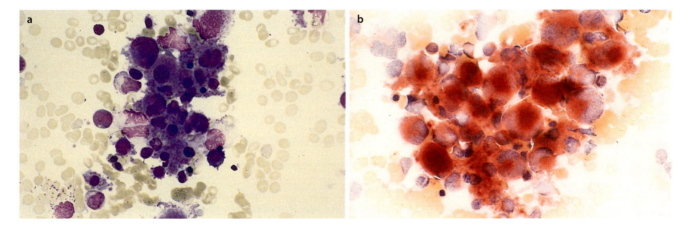

◘ **Abb. 8.8** Megakaryozytäre/megakaryoblastische und erythroblastische Schübe bei CML. **a** Megakaryoblastische/megakaryozytäre Transformation. **b** Knochenmark desselben Patienten bei Esterasereaktion. Starke Aktivität der vorwiegend reiferen Megakaryozyten. **c** Megakaryoblastische Transformation eines anderen Patienten. **d** Blutausstrich bei Megakaryoblastenschub mit 3 Blasten. **e** Megakaryoblastenschub mit 3 Blasten. **f** Knochenmarkausstrich desselben Patienten wie in **e**. Immunzytochemischer Nachweis von CD61. Die Blasten sind positiv. Beachte die positiven Thrombozyten. **g** Knochenmark eines Patienten mit Erythroblastenschub bei CML. Sehr unreife, z. T. megaloblastoide Erythroblasten. **h** Ausstrich desselben Patienten wie in **g**. Sehr starke grobgranuläre und schollige PAS-Reaktion

58   Kapitel 8 · Myeloproliferative Neoplasien (MPN) und Mastzellerkrankungen

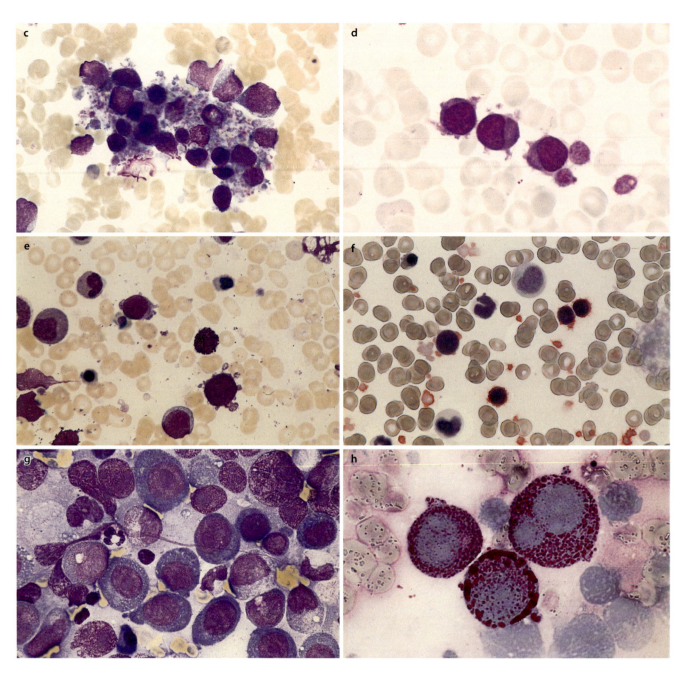

◼ Abb. 8.8   (Fortsetzung)

8.2 Myeloproliferative Neoplasien (MPN) außer CML

Als Dameshek 1951 CML, Polycythaemia vera (PV), essenzielle Thrombozythämie (ET), primäre Myelofibrose (PMF) und Erythroleukämie als myeloproliferative Erkrankungen (MPD) zusammenfasste, geschah dies aufgrund klinischer und histologischer Ähnlichkeiten, insbesondere beim Verlauf (unter anderem Übergang in Myelofibrose, Blastenschub). Die Erythroleukämie wurde bald den akuten Leukämien zugeordnet, die CML nahm nach Entdeckung des Philadelphia-Chromosoms und des *BCR-ABL1*-Fusionsgens eine Sonderstellung ein. Durch die Entdeckung der mutierten Tyrosinkinase *JAK2* und später dann *MPL* und *CALR* hat sich die Situation sowohl bei der Diagnostik als auch bei der Frage, ob es sich um verschiedene Erkrankungen oder um verschiedene Manifestationen der gleichen Erkrankung handelt, deutlich verändert.

Die aktuelle WHO-Klassifikation aus dem Jahr 2017 führt unter den myeloproliferativen Neoplasien (MPN) die 4 klassischen MPN (PV, ET, PMF und CML) sowie die chronische Neutrophilenleukämie (CNL), die chronische Eosinophilenleukämie (CEL-NOS) und die unklassifizierbaren myeloproliferativen Neoplasien.

Neben dem *BCR-ABL1* sind weitere molekulargenetische Veränderungen in die Klassifikation der MPN einbezogen. So ist der Nachweis der *JAK2* V617F Mutation oder alternativ der selteneren *JAK2* exon12 Variante eines der beiden Hauptkriterien zur Diagnose einer PV. Bei der ET oder PMF gilt der Nachweis der *JAK2* V617F oder *MPL* W515 oder *CALR* Mutation als klonaler Marker als eines der Hauptkriterien zur Diagnose.

Die diagnostischen Kriterien der klassischen *BCR-ABL1*-negativen MPN (PV, ET und PMF) haben entscheidende Impulse erhalten durch die Entdeckung der für myeloische Neoplasien spezifischen *JAK2*-Mutationen. Die *JAK2* V617F Mutation ist spezifisch für myeloische Neoplasien und wird bei anderen Formen von Polyglobulie nicht gefunden, dagegen ist sie bei 95 % aller Patienten mit PV nachweisbar. Sie ist jedoch nicht spezifisch für PV, da sie ebenso bei ca. 50 % der Patienten mit ET, PMF oder bei MDS/MPN mit Ringsideroblasten und Thrombozytose (MDS/MPN-RS-T) auftritt.

8.2.1 Polycythaemia vera (PV)

Man kann eine polyzythämische Phase und eine postpolyzythämische Myelofibrose abgrenzen. In der polyzythämischen Phase mit den klassischen Diagnoseparametern und eine postpolyzythämische Phase mit Myelofibrose, wobei dann die Erythropoese progressiv abnimmt, die Milzgröße kann zunehmen, im Knochenmark findet man histologisch eine zunehmende Myelofibrose.

■ **WHO-Kriterien**

Für die Diagnose einer Polycythaemia vera sind entweder alle drei Majorkriterien oder die beiden ersten Majorkriterien sowie das Minorkriterium notwendig.
— Majorkriterien
    — erhöhtes Hämoglobin >16,5 g/dl bei Männern, >16,0 g/dl bei Frauen *oder*
      erhöhter Hämatokrit >49 % bei Männern, >48 % bei Frauen *oder*
      erhöhte Erythrozytenmasse (>25 % über dem mittleren normalen Vorhersagewert)
    — in der Knochenmarkbiopsie[a] zeigt sich eine altersangepasste trilineare Hyperzellularität (Panmyelose) mit gesteigerter Erythropoese, Granulopoese und Megakaryopoese mit pleomorphen reifen Megakaryozyten (die sich in ihrer Größe unterscheiden) (◘ Abb. 8.9)
    — Nachweis einer *JAK2* V617F-Mutation oder *JAK2* exon12-Mutation
— Minorkriterium
    — Erythropoetin-Spiegel im Serum erniedrigt

[a]Eine Knochenmarkbiopsie ist unter Umständen nicht notwendig, wenn Patienten eine langanhaltende absolute Erythrozytose aufweisen (Hämoglobin >18,5 g/dl bei Männern, >16,5 g/dl bei Frauen und Hämatokrit >55,5 % bei Männern, >49,5 % bei Frauen) *und* das dritte Major- und das Minorkriterium erfüllt sind. Allerdings kann eine initiale Myelofibrose (bis zu 20 % der Patienten) nur mittels Knochenmarkbiopsie detektiert werden, diese kann prädiktiv für eine raschere Progression in eine post-PV Myelofibrose sein.

Für die Diagnose einer **Myelofibrose nach Polycythaemia vera (PV)** sind folgende Kriterien notwendig:
— Dokumentation einer vorherigen PV nach WHO-Kriterien
— Knochenmarkfibrose Grad 2 bis 3 (auf einer Skala von 0 bis 3) oder Grad 3 bis 4 (auf einer Skala von 0 bis 4)

Darüber hinaus gibt es noch zusätzliche Kriterien, von denen zwei erforderlich sind:
— Anämie (unter Berücksichtigung von Alter, Geschlecht und der Höhenlage) *oder*
  anhaltender Verlust der Notwendigkeit entweder des Aderlasses (in Abwesenheit einer zytoreduktiven Therapie) oder der zytoreduktiven Therapie einer Erythrozytose
— ein leukoerythroblastisches Differenzialblutbild
— zunehmende Splenomegalie, definiert als Zunahme der tastbaren Splenomegalie um >5 cm Abstand vom linken Rippenbogen oder das Auftreten einer neu tastbaren Splenomegalie
— Entwickeln von mindestens 2 (oder allen 3) der folgenden, allgemeinen Symptome: >10 % Gewichtsverlust in 6 Monaten, Nachtschweiß, unerklärtes Fieber (>37,5 °C).

8.2.2 Essenzielle Thrombozythämie (ET)

Zunächst muss eine reaktive Thrombozytose ausgeschlossen werden. Mögliche Ursachen hierfür sind: Eisenmangel, Splenektomie, chirurgische Eingriffe, Infektionen, Entzündungen, Bindegewebserkrankungen, Tumormetastasierung und lymphoproliferative Erkrankungen. Jedoch schließt ein Zustand mit reaktiver Thrombozytose die Möglichkeit für ET nicht aus, wenn die ersten 3 Kriterien der Tabelle vorliegen. Die Diagnose erfolgt nach den Kriterien, wie sie im Folgenden angegeben sind.

■ **WHO-Kriterien**

Für die Diagnose **der essenziellen Thrombozythämie** müssen entweder alle vier Majorkriterien erfüllt sein oder die ersten drei Majorkriterien sowie das Minorkriterium:
— Majorkriterien
    — Thrombozytenzahl ≥450 × 10^9/l
    — in der Knochenmarksbiopsie zeigt sich die Proliferation hauptsächlich der megakaryozytären Reihe mit Vermehrung vergrößerter reifer Megakaryozyten mit stark gelappten Zellkernen. Keine signifikante Steigerung oder Linksverschiebung der neutrophilen Granulopoese oder der Erythropoese. Sehr selten geringe Retikulin-Fibrose (Grad 1) (◘ Abb. 8.10)

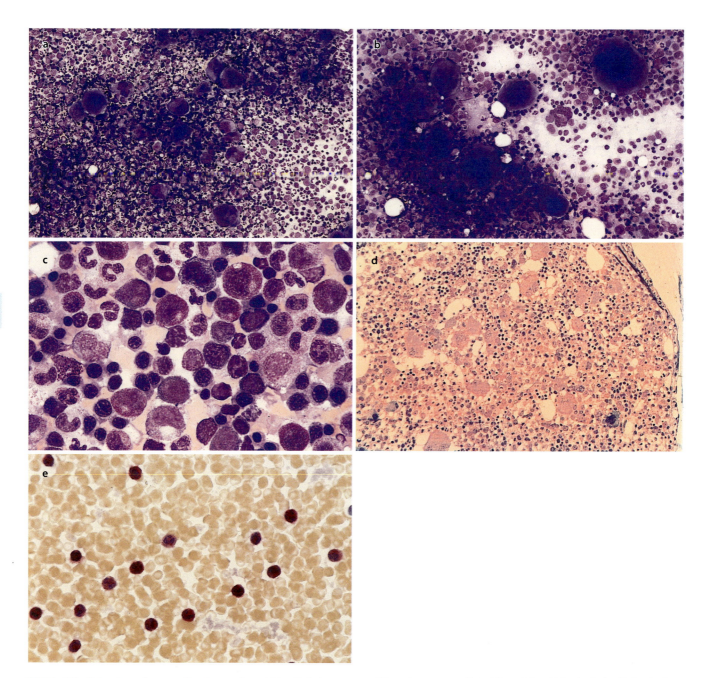

Abb. 8.9 Polycythaemia vera. **a** Knochenmarkausstrich mit stark vermehrtem Zellgehalt und deutlicher Vermehrung von Megakaryozyten unterschiedlichen Reifegrades mit erheblicher Größendifferenz. **b** Stärkere Vergrößerung, deutlich erkennbare Größendifferenz der Megakaryozyten. **c** Knochenmarkareal mit gesteigerter Erythropoese und Granulozytopoese, links 1 Basophiler. **d** Histologischer Befund mit noch restlichen Fettzellen. Typische Vermehrung größendifferenter Megakaryozyten und der Erythropoese. Giemsa-Färbung. **e** Stark erhöhte Aktivität der alkalischen Leukozytenphosphatase (rot) im Blutausstrich (Wird als Analyt durch die molekularen Marker heute abgelöst.)

8.2 · Myeloproliferative Neoplasien (MPN) außer CML

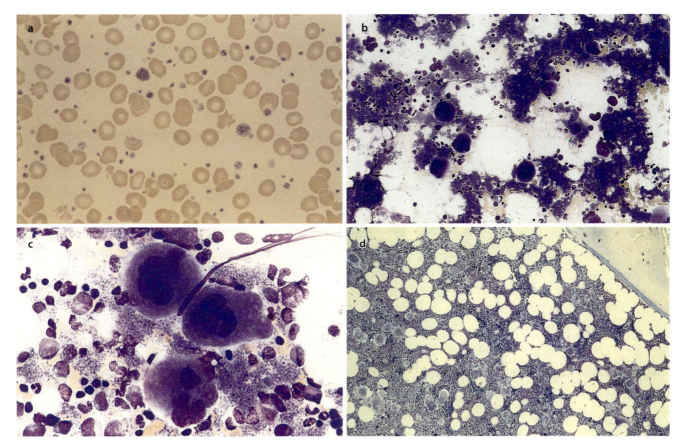

Abb. 8.10 Essenzielle Thrombozythämie (ET). **a** Stark vermehrte Thrombozyten mit Anisozytose im Blutausstrich. **b** Knochenmarkausstrich bei ET mit großen Thrombozytenhaufen und einzelnen Megakaryozyten. **c** 3 reife Megakaryozyten und große Thrombozyten- aggregate. **d** Histologischer Befund bei ET. Man sieht eine erhebliche Vermehrung mäßig polymorpher Megakaryozyten, die z. T. in Gruppen zusammenliegen. Normaler Fettzellanteil. Giemsa-Färbung

- WHO-Kriterien für *BCR-ABL1* positive CML, Polycythaemia vera, primäre Myelofibrose oder andere myeloische Neoplasien sind nicht erfüllt
- Nachweis einer *JAK2*-, *CALR*- oder *MPL*-Mutation
- **Minorkriterium**
  - Nachweis eines klonalen Markers *oder* kein Hinweis auf reaktive Thrombozytose

Für die Diagnose einer **Myelofibrose nach essenzieller Thrombozythämie (Post-ET-MF)** sind folgende Kriterien notwendig:
- Dokumentation einer vorherigen ET nach WHO-Kriterien
- Knochenmarkfibrose Grad 2 bis 3 (auf einer Skala von 0 bis 3) oder Grad 3 bis 4 (auf einer Skala von 0 bis 4)

Darüber hinaus gibt es noch zusätzliche Kriterien, von denen zwei erforderlich sind:
- Anämie (unter Berücksichtigung von Alter, Geschlecht und der Höhenlage) *und* >2 g/dl unter dem Basishämoglobinspiegel
- ein leukoerythroblastisches Differenzialblutbild
- zunehmende Splenomegalie, definiert als Zunahme der tastbaren Splenomegalie um >5 cm Abstand vom linken Rippenbogen oder das Auftreten einer neu tastbaren Splenomegalie
- erhöhte Laktatdehydrogenase-(LDH-)Werte
- Auftreten von mindestens 2 (oder allen 3) der folgenden, allgemeinen Symptome: >10 % Gewichtsverlust in 6 Monaten, Nachtschweiß, unerklärtes Fieber (>37,5 °C)

8.2.3 Primäre Myelofibrose (PMF)

Die Diagnose kann nur histologisch an einer Knochenmarkbiopsie erfolgen. Die Kriterien für eine semiquantitative Auswertung der Knochenmarkfibrose sind in ◘ Tab. 8.1 zusammengestellt.

WHO-Kriterien

Für die Diagnose einer **präfibrotischen/frühen primären Myelofibrose** (praPMF) müssen alle drei Hauptkriterien und mindestens ein Nebenkriterium erfüllt sein.
- Hauptkriterien
    - megakaryozytäre Proliferation und -Atypie, ohne Retikulin-Fibrose > Grad 1, begleitet von altersangepasster Hyperzellularität des Knochenmarks, granulozytärer Proliferation und (häufig) verminderter Erythropoese
    - WHO-Kriterien für *BCR-ABL1* positive CML, Polycythaemia vera, essenzielle Thrombozythämie, myelodysplastische Syndrome oder andere myeloische Neoplasien sind nicht erfüllt
    - Nachweis einer *JAK2-*, *CALR-* oder *MPL*-Mutation *oder*
    Nachweis eines anderen klonalen Markers (z. B. Mutationen in *ASXL1*, *EZH2*, *TET2*, *IDH1*, *IDH2*, *SRSF2* oder *SF3B1*) *oder*
    Abwesenheit einer geringen *reaktiven* Retikulin-Fibrose im Knochenmark
- **Nebenkriterien** (bestätigt in zwei konsekutiven Bestimmungen)
    - Anämie, die nicht aufgrund von Komorbidität vorliegt
    - Leukozytose ≥11 × 10⁹/l
    - tastbare Splenomegalie
    - erhöhte LDH-Werte

Für die Diagnose einer **fibrotischen primären Myelofibrose** (overt fibrotic PMF) sind alle drei Hauptkriterien und mindestens ein Nebenkriterium notwendig.
- Hauptkriterien
    - megakaryozytäre Proliferation und -Atypie, begleitet von Retikulin- und/oder Kollagen-Fibrose vom Grad 2 oder 3 (◘ Abb. 8.11 und 8.12)
    - WHO-Kriterien für essenzielle Thrombozythämie, Polycythaemia vera, *BCR-ABL1* positive CML,

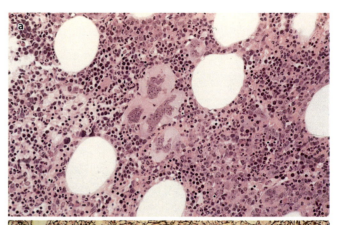
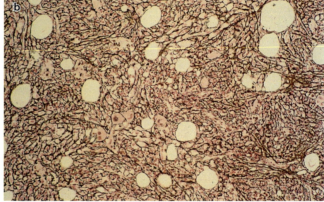
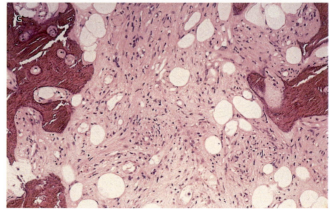

◘ **Abb. 8.11 Primäre Myelofibrose. a** Knochenmark bei Myelofibrose. Herdförmige Anordnung (Clustering) von polymorphen Megakaryozyten (HE-Färbung). **b** Knochenmarkschnitt bei Myelofibrose. Versilberung. Starke Faservermehrung, links unterhalb der Mitte Megakaryozytencluster. **c** Knochenmark bei Primärer Myelosklerose (PMF). Nahezu vollständige Verödung des Markraumes durch Kollagen, Vermehrung der Spongiosabälkchen. HE-Färbung

◘ **Tab. 8.1** WHO-Kriterien für die Knochenmarkfibrose

Grading	Beschreibung
MF-0	Verstreutes, lineares Retikulin ohne Überkreuzungen, entsprechend normalem Knochenmark
MF-1	Loses Retikulinnetzwerk mit vielen Überkreuzungen, speziell in perivaskulären Regionen
MF-2	Diffuse und dichte Retikulinvermehrung mit extensiven Überkreuzungen, gelegentlich mit fokalen Bündeln aus dicken Fasern (meist vereinbar mit Kollagen) und/oder assoziiert mit fokaler Osteosklerose
MF-3	Diffuse und dichte Retikulinvermehrung mit extensiven Überkreuzungen und groben Bündeln aus dicken Fasern (vereinbar mit Kollagen), meist assoziiert mit Osteosklerose

MF Myelofibrose

8.2 · Myeloproliferative Neoplasien (MPN) außer CML

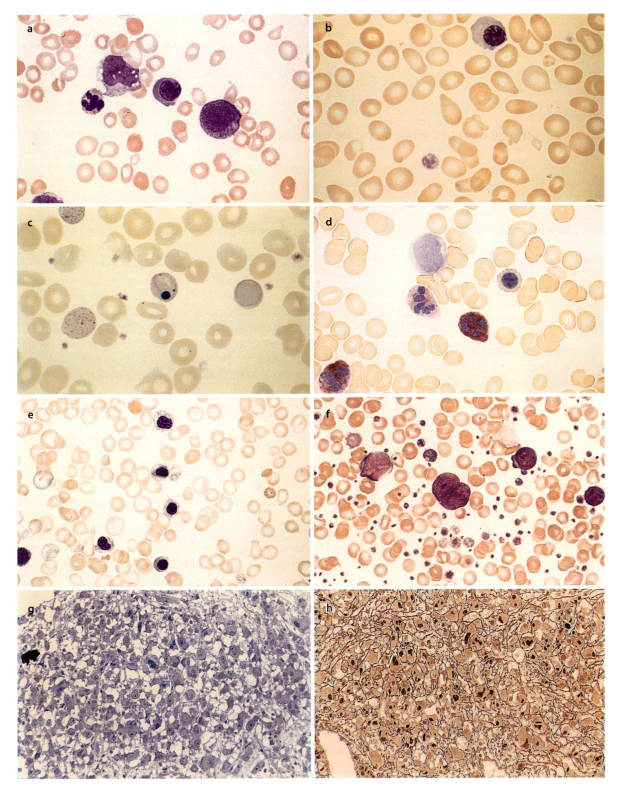

Abb. 8.12 **a** Blutausstrich bei primärer Myelofibrose (PMF). Links 1 Monozyt und 1 Segmentkerniger, in der Mitte 1 Erythroblast, rechts 1 Promyelozyt. **b** Blutausstrich bei PMF. Erhebliche Poikilozytose mit Tränentropfenerythrozyten, oben 1 Normoblast. **c** Blutausstrich bei PMF. Starke basophile Tüpfelung, 2 Erythrozyten mit Cabot-Ringen, in der Mitte 1 Erythrozyt mit Jolly-Körper und Kernrest. **d** Gesteigerte alkalische Leukozytenphosphatase (ALP) bei PMF. 1 Neutrophiler mit Stärkegrad 1 und 2 Neutrophile mit Grad 4, 1 Normoblast, oben links 1 negativer Blast. **e** Blutausstrich bei myeloproliferativer Erkrankung (MPN). 5 Erythroblasten, in der Mitte basophile Tüpfelung. Solche Fälle wurden früher wohl als „chronische Erythrämie" bezeichnet. Ausschwemmung von Erythroblasten kann bei verschiedenen Formen der MPN auftreten. **f** Blutausstrich bei chronischer myeloischer Leukämie (CML) in akzelerierter Phase nach Splenektomie. In der Mitte 1 Megakaryozytenkern, rechts 2 Megakaryoblasten, links 1 Myeloblast. **g** Histologisches Schnittpräparat einer Beckenkammstanzbiopsie eines Patienten mit „reiner" megakaryozytärer Myelose. Man sieht praktisch 100 % Megakaryozyten unterschiedlichen Reifegrades. Giemsa-Färbung. **h** Präparat desselben Patienten nach Versilberung. Die häufig schwarzen Kerne der Megakaryozyten und die Faservermehrung sind deutlich zu erkennen

myelodysplastische Syndrome oder andere myeloische Neoplasien sind nicht erfüllt
- Nachweis einer *JAK2*-, *CALR*- oder *MPL*-Mutation *oder*
Nachweis eines anderen klonalen Markers (z. B. Mutationen in *ASXL1, EZH2, TET2, IDH1, IDH2, SRSF2* oder *SF3B1*) *oder*
Abwesenheit einer reaktiven Myelofibrose
- **Nebenkriterien** (bestätigt in zwei konsekutiven Bestimmungen)
  - Anämie, die nicht aufgrund von Komorbidität vorliegt
  - Leukozytose $\geq 11 \times 10^9$/l
  - tastbare Splenomegalie
  - erhöhte LDH-Werte
  - Leukoerythroblastose

8.2.4 Chronische Neutrophilenleukämie (CNL)

- Diagnostik (Tab. 8.2)

Tab. 8.2 Diagnostische Kriterien bei chronischer Neutrophilenleukämie (CNL)

1.	Leukozytose im peripheren Blut $\geq 25 \times 10^9$/l
	segmentkernige und stabkernige Neutrophile machen ≥ 80 % der Leukozyten aus
	unreife Granulozyten (Promyelozyten, Myelozyten, Metamyelozyten) <10 % der Leukozyten
	Myeloblasten werden selten beobachtet
	Monozytenzahl <1 × 10^9/l
	keine Dysgranulopoese
2.	Hyperzellularität des Knochenmarks
	Neutrophile Granulozyten vermehrt, sowohl der Prozentsatz wie auch die Gesamtzahl
	Neutrophile Ausreifung normal
	Myeloblasten <5 % der kernhaltigen Knochenmarkzellen
3.	WHO-Kriterien für eine *BCR-ABL1* positive chronische myeloische Leukämie, Polycythaemia vera, essentielle Thrombozythämie, oder eine primäre Myelofibrose sind nicht erfüllt
4.	kein Rearrangement von *PDGFRA*, *PDGFRB* oder *FGFR1* und keine *PCM1-JAK2* Fusion
5.	Nachweis einer *CSF3R* T618I oder eine anderen aktivierenden *CSF3R*-Mutation *oder* persistierende Neutrophilie (≥ 3 Monate), Splenomegalie, und keine erkennbare Ursache für eine reaktive Neutrophilie inklusive Abwesenheit einer Plasmazellneoplasie, bzw. wenn eine solche vorhanden ist, Nachweis der Klonalität der myeloischen Zellen durch zytogenetische oder molekulargenetische Untersuchungen

8.2.5 Chronische Eosinophilen Leukämie, nicht weiter spezifiziert (CEL-NOS)

Patienten mit Philadelphia-Chromosom, *BCR-ABL1*-Fusionsgen oder Rearrangement von *PDGFRA, PDGFRB, FGFR1, ETV6-JAK2, BCR-JAK2* oder *PCM1-JAK2* sind ausgeschlossen. Die Eosinophilenzahl im peripheren Blut beträgt $\geq 1,5$ G/l, im peripheren Blut oder im Knochenmark liegt der Blastenanteil <20 %. Um die Diagnose zu sichern, muss eine zytogenetische oder molekulargenetische Klonalität der Eosinophilen *oder* Vermehrung von Blasten im peripheren Blut (≥ 2 %) oder Knochenmark (≥ 5 %) nachgewiesen werden. Wenn diese Veränderungen nicht bestehen, stellt man die Diagnose „idiopathisches hypereosinophiles Syndrom". Dieses Syndrom wird definiert als Eosinophilie ($\geq 1,5$ G/l), die mindestens 6 Monate anhält und bei der keine auslösende Ursache gefunden wird. Hier besteht keine Klonalität der Eosinophilen. Sowohl bei CEL als auch bei HES können Organschäden durch Eosinophileninfiltrate und die produzierten Zytokine, Enzyme oder andere Proteine entstehen. Die CEL ist eine Multisystemerkrankung, peripheres Blut und Knochenmark sind immer befallen; am häufigsten geschädigte Organe sind Herz, Lungen, ZNS, Haut und Gastrointestinaltrakt; Milz und Leber sind in 30–50 % befallen.

- Morphologie

Im peripheren Blut überwiegen reife Eosinophile, es findet sich nur ein geringer Anteil von eosinophilen Myelozyten oder Promyelozyten. Anomalien wie spärliche Granulation, Vakuolisierung des Zytoplasmas, Kernübersegmentierung und Zellvergrößerung gibt es auch reaktiv, sodass sie nicht verwertet werden können. Blasten müssen <20 % liegen. Im Knochenmark besteht eine hochgradige Eosinophilie mit weitgehend regelrechter Ausreifung, Charcot-Leyden-Kristalle (Abb. 8.13a–c) finden sich häufig. Erythropoese und Megakaryopoese sind üblicherweise normal. Wenn Myeloblasten vermehrt sind (5–19 %) stützt dies die Diagnose ebenso wie dysplastische Veränderungen in anderen Zellreihen. Bei einigen Fällen findet man eine Markfibrose (histologisch).

- Zytochemie, Immunzytologie

Es finden sich keine spezifischen Veränderungen.

- Genetik

Es bestehen keine spezifischen zytogenetischen oder molukulargenetischen Anomalien. Allerdings stützt der Nachweis einer spezifischen Karyotypanomalie, die gewöhnlich bei myeloischen Erkrankungen zu finden ist, wie Trisomie 8 oder i(17q), die Diagnose CEL. Gelegentlich findet man *JAK2*-Mutationen.

- Diagnostik

Diagnostische Kriterien der chronischen Eosinophilenleukämie, nicht anderweitig klassifiziert (CEL, NOS) sind:
- Eosinophilie im Blut ($\geq 1,5 \times 10^9$/l)
- WHO-Kriterien für *BCR-ABL1* positive CML, Polycythaemia vera, essentielle

8.3 · Mastzellerkrankungen

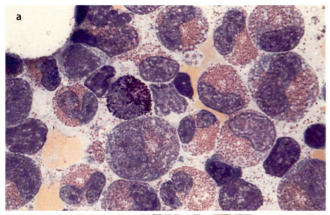
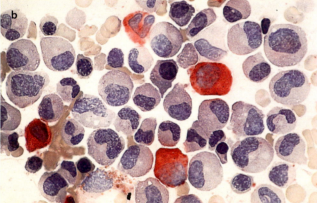
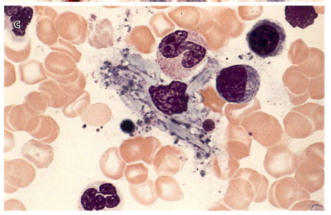

◘ **Abb. 8.13** a Reaktive Eosinophilie mit verschiedenen Reifungsstufen. Links von der Mitte 1 basophiler Granulozyt. **b** Idiopathisches Hypereosinophiles Syndrom mit extrem starker Eosinophilie im Knochenmark. Bei der Naphthol-AS-D-Chloracetatesterase-Reaktion sind die Eosinophilen negativ, 4 Neutrophile im Blickfeld positiv.
c Charcot-Leyden-Kristalle in einem Makrophagen bei Eosinophilie. Die Kristalle entstehen aus den eosinophilen Granula

— klonale zytogenetische oder molekulargenetische* Anomalie *oder*
  Blasten ≥2 % im peripheren Blut oder ≥5 % im Knochenmark

*Einige klonale molekulargenetische Aberrationen sind mit altersbedingter klonaler Hämatopoese assoziiert (insbesondere *DNMT3A, TET2, ASXL1*). Dieser prä-maligne Zustand kann in einer Minderheit älterer Personen auch in Abwesenheit hämatologischer Anomalien auftreten.

Vor der Diagnosestellung einer CEL, NOS nur auf Basis eines Mutationsnachweises sollte daher bei älteren Personen eine reaktive Eosinophilie ausgeschlossen werden.

8.3 Mastzellerkrankungen

Die (Gewebs-)Mastzellerkrankungen werden seit der WHO-Klassifikation von 2017 als eigenständiges Kapitel aufgeführt und umfassen neben den das Knochenmark und das periphere Blut infiltrierenden Subtypen einige Formen, die nur histologisch im Gewebsschnitt diagnostiziert werden können. Sie sind in der folgenden Übersicht mit „histol." markiert.

Es ist natürlich sinnvoll, auch die „hämatologischen" Mastzellerkrankungen zusätzlich histologisch zu untersuchen, weil die exakte Ausdehnung des Gewebsbefalls zytologisch nicht erfasst wird. Prinzipiell unterscheiden sich normale und reaktiv veränderte Gewebsmastzellen (GMZ) von neoplastischen durch ihre Form: Während neoplastische Mastzellen häufig spindelförmig sind oder größere Kerne mit aufgelockerter Struktur besitzen, sind normale und reaktiv veränderte Mastzellen rundkernig und gleichförmig. Außerdem sind neoplastische GMZ CD25 und CD117 positiv normale und reaktive für beide Marker negativ (◘ Abb. 8.14, 8.15, 8.16 und 8.17). Auch bei den Mastozytosen wurde eine genetische Aberration – die *KIT* D816V-Mutation – als Diagnosekriterium mit eingeführt, hierbei allerdings nur als eines von 4 Minimalkriterien.

— Thrombozythämie, primäre Myelofibrose, chronische Neutrophilenleukämie, chronische myelomonozytäre Leukämie oder *BCR-ABL1* negative atypische CML sind nicht erfüllt
— kein Rearrangement von *PDGFRA, PDGFRB* oder *FGFR1*, und keine *PCM1-JAK2, ETV6-JAK2* oder *BCR-JAK2* Fusion
— Blasten im peripheren Blut und Knochenmark <20 %, keine inv(16), t(16;16), t(8;21), keine anderen Hinweise auf akute myeloische Leukämie (AML)

Klassifikation der Mastozytosen (WHO)
— **kutane Mastozytose (KM),** histol.
  – Urticaria pigmentosa
  – diffus kutane Mastozytose
  – Mastozytom der Haut
— **systemische Mastozytose**
  – indolente systemische Mastozytose (ISM) (inkl. des Subtyps der Knochenmark-Mastozytose)
  – schwelende systemische Mastozytose (SSM)
  – systemische Mastozytose mit assoziierter hämatologischer Neoplasie (SM-AHN)
  – aggressive systemische Mastozytose (ASM)
  – Mastzellleukämie
— **Mastzellsarkom (MCS),** histol.

Kapitel 8 · Myeloproliferative Neoplasien (MPN) und Mastzellerkrankungen

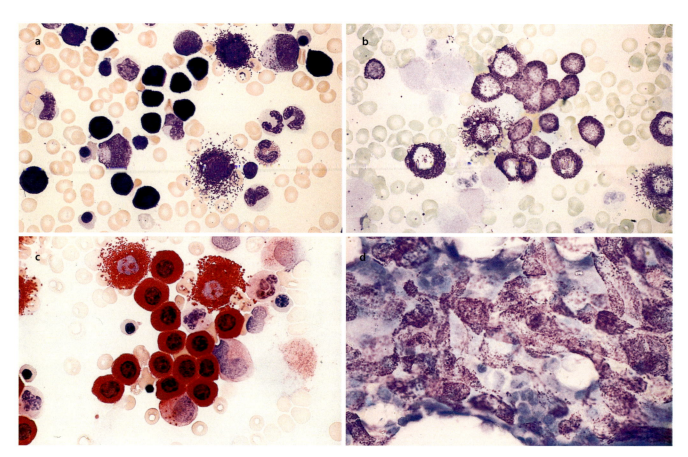

Abb. 8.14 Neoplasien der Gewebsmastzellen (systemische Mastozytosen). Die sichere Identifizierung der Gewebsmastzellen gelingt durch den Nachweis der metachromatischen Reaktion in den Granula. Man sieht auch bei hochgradig atypischen Zellen meistens zumindest einzelne metachromatische Granula. CE ist in normalen und reaktiven Mastzellen sowie in den Mastzellen reifzelliger (systemischer) Mastozytosen vorhanden, mit Zunahme der Atypien schwindet das Enzym und ist bei schweren Atypien häufig nicht mehr nachweisbar. Dagegen lässt sich Tryptase immunologisch auch in unreifen malignen Mastozytosen nachweisen. Man kann reifzellige systemische Mastozytosen, die mit oder ohne Hautbeteiligung (Urticaria pigmentosa) auftreten, von aggressiven systemischen Mastozytosen und leukämischen Verlaufsformen (Gewebsmastzellenleukämie) unterscheiden. **a** Reifzellige systemische Mastozytose im Knochenmarkausstrich eines Kindes. Pappenheim-Färbung. **b** Derselbe Fall wie in **a**. Man sieht die ausgeprägte Metachromasie der Granula. Toluidinblau-Färbung. **c** CE-Reaktion. Sehr starke Aktivität in den Gewebsmastzellen. **d** Dichte Infiltration eines Knochenmarkbröckels im Knochenmarkausstrich eines Erwachsenen mit reifzelliger systemischer Mastozytose. Toluidinblau-Färbung

Mastzellleukämie

Im Knochenmarkaspirat findet man mindestens 20 % Gewebsmastzellen, häufig atypische Formen mit hypogranulärem Zytoplasma und irregulären Kernen, zum Teil blastenähnlich. Im peripheren Blut sind bei typischen Fällen 10 % oder mehr Mastzellen nachweisbar, bei <10 % kann man von einer aleukämischen Variante der Gewebsmastzellleukämie sprechen. Zum Nachweis von Mastzellen benutzt man von alters her die metachromatische Reaktion zum Beispiel nach Toluidinblau-Färbung. Die Pathologen benutzen vor allem die Chloracetatesterase-Reaktion zum Nachweis. Sicherer ist der Nachweis von Gewebsmastzellen durch Nachweis von Tryptase mit immunhistochemischen Verfahren. Die Unterscheidung zwischen normalen und reaktiven Mastzellen wird durch CD25-Nachweis erleichtert.

Myeloische Neoplasien mit Knochenmarkmastozytose und *PDGF*-Mutationen sind oft assoziiert mit einer Eosinophilie und zeigen im Knochenmark vermehrt Mastzellen. Auf diese Entitäten wurde bereits hingewiesen.

Die Diagnose einer systemischen Mastozytose durch den Pathologen wird in der Regel allein durch den Gewebsschnitt gestellt. Meistens handelt es sich um Knochenmark, seltener um Schleimhaut des Gastrointestinums. Für beide Gewebe gilt, dass der Nachweis kompakter Infiltrate, die >25 % spindelförmige und/oder CD25-positive Mastzellen enthalten, nötig ist.

8.3 · Mastzellerkrankungen

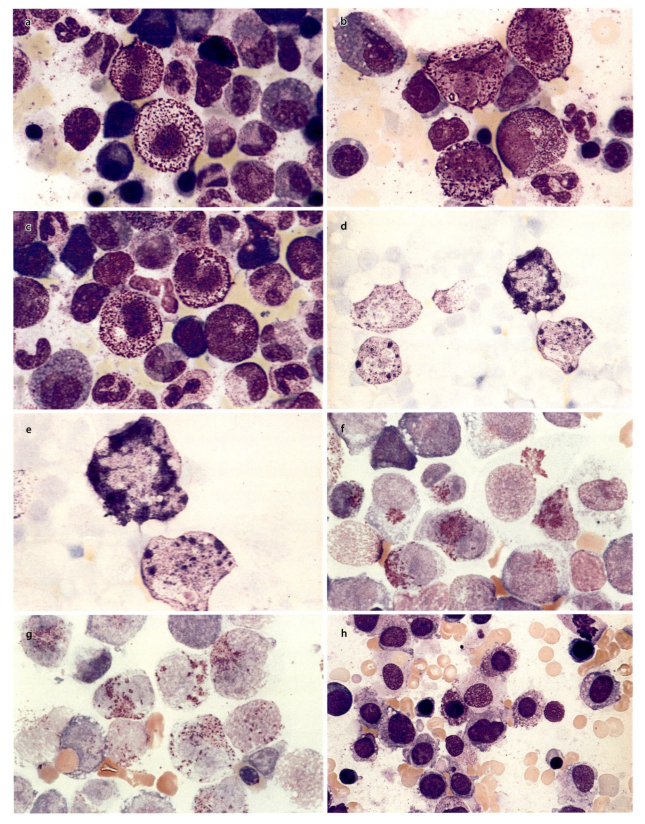

◘ **Abb. 8.15** Aggressive systemische Mastozytose. **a** Aleukämische Mastzellleukämie. Stark vergröberte Granula. **b** Derselbe Fall wie in a. Aufgelockertes Chromatin der vergrößerten und unregelmäßig geformten Kerne. Granula locker verteilt und deutlich größer, z. T. in Vakuolen. **c** Andere Stelle desselben Präparates wie in b. **d** Toluidinblau-Färbung. Komplexe von zusammengeflossenen Granula. **e** Toluidinblau-Färbung, stärkere Vergrößerung. **f** Anderer Fall von aggressiver systemischer Mastozytose (aleukämischer Mastzellleukämie) mit sehr spärlichen Granula, die z. T. perinukleär konzentriert sind. **g** Derselbe Fall wie in f, locker verstreute Granula. **h** Nur in einigen Zellen sind Granula erkennbar, die verwaschen erscheinen

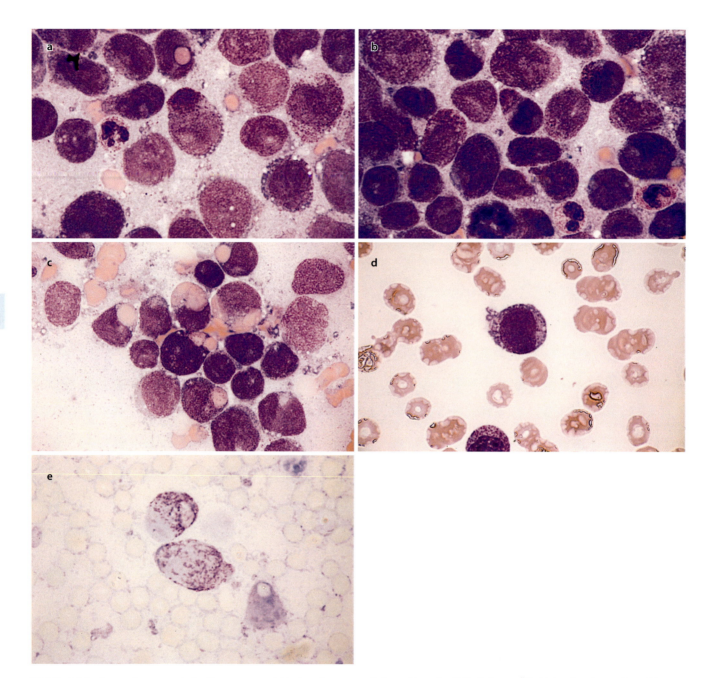

• **Abb. 8.16** Aggressive systemische Mastozytose mit Erythrophagozytose. **a** Knochenmarkausstrich mit sehr unreifen Blasten, die nur wenige, speziell perinukleär konzentrierte (Mitte) metachromatische Granula enthalten. **b** Andere Stelle desselben Knochenmarkausstriches wie in **a**. **c** Derselbe Fall wie in **a** und **b**. Hoher Anteil von „Mastoblasten" mit Erythrophagozytose. **d** 1 Mastoblast im peripheren Blut. **e** Toluidinblau-Färbung vom Knochenmarkausstrich desselben Patienten wie in **a–d**

8.3 · Mastzellerkrankungen

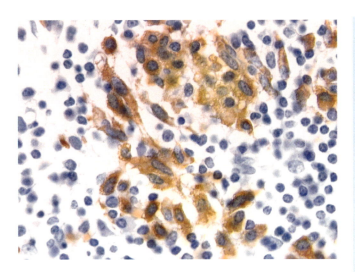

Abb. 8.17 Tryptasenachweis in Gewebsmastzellen

Anlass für und Vorgehen bei Verdacht auf eine systemische Mastozytose (SM) (nach NCCN-Richtlinien 2.2019)
Folgende Anzeichen geben Anlass für den Verdacht auf eine systemische Mastozytose:
- Symptome einer Mastzellaktivierung oder Anaphylaxie und/oder erhöhte Serumtryptase-Level
- kutane Mastozytose, die im Erwachsenenalter auftritt

Es werden folgende Untersuchungen zur Abklärung einer systemischen Mastozytose empfohlen:
- Knochenmark-Biospie bzw. Biopsie eines anderen Gewebes mit (Verdacht auf) extrakutane(r) Beteiligung
- molekulargenetische Untersuchung zum Nachweis oder Ausschluss einer aktivierenden *KIT*-Mutation im Exon 17 (*KIT* D816V), ggf. zusätzliche *KIT* Sequenzierung
- Mastzell-Immunphänotypisierung mittels Durchflusszytometrie und/oder Immunhistochemie
- bei vorhandener Eosinophilie, Screening nach *FIP1L1-PDGFRA* Rearrangement

Weitere Untersuchungen ermöglichen die genaue Bestimmung des SM-Subtyps, für den die Mastzell-Last, die Organbeteiligung und die mit der systemischen Mastozytose assoziierten Organschäden eine Rolle spielen. Diese werden erfasst in den von der WHO-definierten „B-Findings" (B: burden of disease) und „C-Findings" (C: cytoreduction-requiring). Hinzu kommt die Abklärung einer evtl. assoziierten hämatologischen Neoplasie.

Myeloische und lymphatische Neoplasien mit Eosinophilie und Anomalien von *PDGFRA*, *PDGFRB*, *FGFR1* oder mit *PCM1-JAK2*

9.1 Myeloische/lymphatische Neoplasie mit *PDGFRA*-Rearrangement – 72

9.2 Myeloische/lymphatische Neoplasie mit *PDGFRB*-Rearrangement – 72

9.3 Myeloische/lymphatische Neoplasie mit *FGFR1*-Rearrangement – 73

Bei diesen seltenen spezifischen Krankheitsgruppen liegt jeweils ein Rearrangement mit Bildung eines Fusionsgens vor, in dem je eine von den Tyrosinkinasen (*PDGFRA*, *PDGFRB*, *FGFR1* oder *JAK2*) involviert und dadurch aktiviert wird. Eosinophilie ist charakteristisch, aber nicht zwingend. Alle 4 Entitäten können als chronische myeloproliferative Neoplasien (MPN) auftreten, seltener als lymphatische Neoplasien. Klinische und hämatologische Manifestationen werden durch das beteiligte Partnergen beeinflusst. Bei Erkrankungen mit *PDGFRA*-Beteiligung liegt meistens eine Hypereosinophilie mit deutlicher Beteiligung der Gewebsmastzellen und manchmal der neutrophilen Reihe vor. Seltener kommt es zu einer akuten myeloischen Leukämie (AML) oder zu einem Vorläufer-T-lymphoblastischen Lymphom (T-LBL), in beiden Fällen mit Eosinophilie.

Bei *PDGFRB*-abhängiger Krankheit sind die Charakteristika der MPN variabler, aber häufig entsprechen sie jenen einer chronischen myelomonozytären Leukämie (CMML) mit Eosinophilie. Gewebsmastzellen können vorkommen. Bei *FGFR1*-bedingter Krankheit ist eine lymphatische Manifestation häufig, speziell eine T-LBL mit begleitender Eosinophilie. Andere Patienten hatten eine chronische Eosinophilenleukämie (CEL), ein Vorläufer-B-lymphoblastisches Lymphom (B-LBL) oder eine AML. Die klinische Bedeutung der Abgrenzung oder Erkennung dieser Krankheiten liegt darin, dass die aberranten Tyrosinkinasen sie empfindlich für die Behandlung mit Tyrosinkinaseinhibitoren machen. Dagegen existiert noch keine ähnlich spezifische Therapie für *FGFR1*-bedingte Krankheiten.

Die in der WHO 2017 neue Entität mit *PCM1-JAK2* zeigt eine t(8;9)(p22;p24). Zytomorphologisch sieht man neben der Eosinophilie häufig Dyserythropoese und Dysgranulopoese. Manche Fälle imponieren mehr wie eine primäre Myelofibrose (PMF). Die Prognose ist sehr unterschiedlich; es fehlen größere Auswertungen.

9.1 Myeloische/lymphatische Neoplasie mit *PDGFRA*-Rearrangement

Das häufigste *PDGFRA*-Rearrangement bei MPN ist das *FIP1L1-PDGFRA*-Fusionsgen, das als Folge einer kryptischen Deletion auf Chromosom 4q12 entsteht. Meistens handelt es sich um eine CEL, aber auch AML, T-LBL oder beide simultan kommen vor (siehe auch ▶ Abschn. 8.2.5). Nach Beginn als CEL kann eine akute Transformation erfolgen. Im peripheren Blut sind die Eosinophilen deutlich erhöht, fast immer >1,5 G/l. Philadelphia-Chromosom oder *BCR-ABL1* sind nicht nachweisbar. Der Blastenanteil liegt <20 % im peripheren Blut oder Knochenmark, außer bei akuter Transformation.

Das periphere Blut zeigt eine Eosinophilie, überwiegend reifzellig, und enthält wenige Myelozyten oder Promyelozyten. Als Anomalien treten auf: spärliche Granulation mit freien Zytoplasmaarealen, Vakuolen, kleinere Granula, unreife Granula (purpurfarben), Kernübersegmentierung oder -hyposegmentierung und Vergrößerung der Zellen. Diese Veränderungen sind nicht spezifisch und können auch bei reaktiven Zuständen vorkommen, manchmal sind die Eosinophilen auch weitgehend unauffällig. Nur eine Minderheit der Patienten hat etwas vermehrte Blasten. Die neutrophilen Granulozyten können vermehrt sein, Basophile und Monozyten sind meistens normal. Anämie und Thrombozytopenie sind manchmal vorhanden.

Jedes Gewebe kann infiltriert sein, Charcot-Leyden-Kristalle können vorkommen. Das Knochenmark ist in der Regel hyperzellulär, die Eosinophilen sind deutlich vermehrt mit Vermehrung der eosinophilen Vorstufen. Die Ausreifung erscheint regelrecht, eine Blastenvermehrung besteht nur extrem selten. Die Gewebsmastzellen sind häufig, aber nicht immer vermehrt und bisweilen nur im histologischen Schnitt nachweisbar, sie sind ein Merkmal von *FIP1L1-PDGFRA*-bedingten MPN. Häufig findet man eine Vermehrung CD25-positiver, spindelförmiger atypischer Gewebsmastzellen, zum Teil wie bei systemischer Mastozytose. Bei Patienten mit AML oder T-LBL besteht gleichzeitig Eosinophilie, auch eine vorbestehende Eosinophilie wurde dokumentiert. Einzelfälle mit anderen *PDGFRA*-Fusionsgenen wurden beschrieben. Aus diesem Grunde ist ein quantitatives PCR-Screening auf eine erhöhte *PDGFRA*-Expression als Indikator für ein seltenes oder kryptisches *PDGFRA*-Rearrangement ratsam.

9.2 Myeloische/lymphatische Neoplasie mit *PDGFRB*-Rearrangement

Das häufigste *PDGFRB*-Rearrangement ist eine t(5;12)(q33; p13) mit Bildung eines *ETV6-PDGFRB*-Fusionsgens. Bei den selteneren Varianten finden sich andere Translokationen mit 5q33-Bruchpunkt, die zur Bildung von anderen Fusionsgenen mit *PDGFRB* führen. Bei allen 5q33-Translokationen wird der 3' Anteil der *PDGFRB*-Tyrosinkinase hochreguliert, was als pathogenetische Ursache der Erkrankung angesehen wird. Hämatologisch handelt es sich am häufigsten um Erscheinungsbilder wie CMML, meistens mit Eosinophilie. Manche Erkrankungen wurden früher als atypische CML eingeordnet, lassen sich heute aber durch Molekulargenetik unterscheiden.

▪ Morphologie

Die Leukozyten sind erhöht, Anämie und Thrombopenie sind möglich. Eine verschiedengradige Vermehrung von Neutrophilen, Eosinophilen, Monozyten und Eosinophilen gemeinsam mit neutrophilen Vorstufen kann bestehen. Selten findet man eine deutliche Vermehrung von Basophilen. Das Knochenmark ist durch gesteigerte Granulozytopoese hyperzellulär (◘ Abb. 9.1 und 9.2). Histologisch können zusätzlich vermehrt Gewebsmastzellen mit spindelförmiger Struktur vorkommen, eine Faservermehrung kann bestehen. In der chronischen Phase liegen die Blasten <20 % im Blut und Knochenmark. Einzelfälle mit molekularen Varianten wurden beschrieben. Bei allen Patienten mit MPN, die einen

9.3 Myeloische/lymphatische Neoplasie mit *FGFR1*-Rearrangement

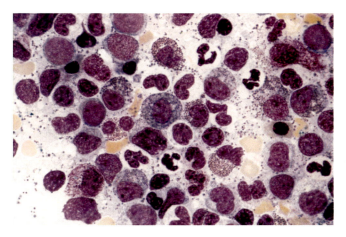

◘ Abb. 9.1 Knochenmarkausstrich eines Patienten mit t(5;12). Mehrere Eosinophile, 2 Gewebsmastzellen mit spärlichen Granula (oben rechts und unten links), einige Blasten oben links

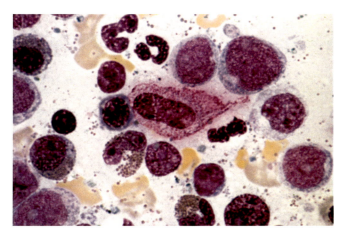

◘ Abb. 9.2 Patient wie in ◘ Abb. 9.1: 3 Eosinophile und 1 Gewebsmastzelle (Mitte) mit ovalem Kern und relativ feinen Granula neben monozytären Formen

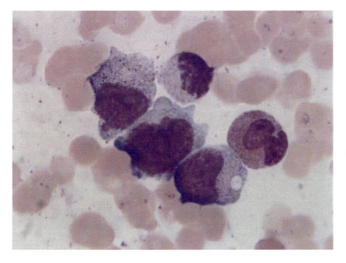

◘ Abb. 9.3 Knochenmarkausstrich bei t(5;12). 3 monozytäre Zellen in der Mitte, rechts 1 Eosinophiler, oberhalb der Mitte 1 atypischer Neutrophiler

5q33-Bruchpunkt haben, besonders mit Eosinophilie, sollte man nach *PDGFRB*-Rearrangements suchen. Um seltene oder zytogenetisch kryptische Fusionen auszuschließen, ist ein quantitatives PCR-Screening auf eine erhöhte *PDGFRB*-Expression möglich. (◘ Abb. 9.3).

9.3 Myeloische/lymphatische Neoplasie mit *FGFR1*-Rearrangement

Bei diesem Syndrom handelt es sich um eine Gruppe heterogener Erkrankungen: MPN oder in Transformation als AML, B- oder T-Linien-lymphoblastische Lymphome/Leukämien oder akute Leukämie mit gemischtem Phänotyp (MPAL). Einige Patienten verhalten sich wie bei einem Lymphom mit vorwiegendem Lymphknotenbefall, bei anderen imponieren myeloproliferative Erscheinungen, bei wieder anderen ähneln die Symptome einer AML oder einem Myelosarkom. Erkrankungen können auch als CEL, AML, T-LBL oder am seltensten als Vorläufer-B-lymphoblastisches Lymphom/Leukämie auftreten, eventuell gemischter Phänotyp. CEL kann in eine AML transformieren, oder es kann sich um ein T- oder B-Linien-lymphoblastisches Lymphom/Leukämie oder MPAL handeln. Ein lymphoblastisches Lymphom tritt eher bei Patienten mit t(8;13) auf als bei Patienten mit Varianttranslokationen. Patienten in chronischer Phase haben meistens eine Eosinophilie, Neutrophilie und gelegentlich Monozytose. Auch bei Transformation besteht häufig eine Eosinophilie. Insgesamt haben ca. 90 % der Patienten eine Blut- oder Knochenmarkeosinophilie. Die Eosinophilen ebenso wie die Lymphoblasten und Myeloblasten bei Transformation gehören zum neoplastischen Klon. Bei Patienten mit *BCR-FGFR1*-Fusion kann eine Basophilie bestehen. Auch ein Zusammenhang mit Polycythaemia vera wurde bei 3 Patienten mit t(6;8)/*FGFR10P1-FGFR1*-Fusion beobachtet.

Die Fälle sollten klassifiziert werden als Leukämie/Lymphom mit *FGFR1*-Rearrangement, gefolgt von weiteren Details der spezifischen Erscheinungsform, zum Beispiel „Leukämie/Lymphom mit *FGFR1*-Rearrangement/chronische Eosinophilenleukämie, T-Vorläufer-lymphoblastisches Lymphom" oder „Leukämie/Lymphom mit *FGFR1*-Rearrangement/Myelosarkom".

■ Genetik

Verschiedene Translokationen mit einem 8p11-Bruchpunkt können dem Syndrom zugrunde liegen. Sekundäre zytogenetische Anomalien kommen vor, am häufigsten eine Trisomie 21. Abhängig vom Partnerchromosom werden Fusionsgene gebildet, die Teile des *FGFR1* inkorporiert haben. Alle Fusionsgene kodieren für eine aberrante Tyrosinkinase. Bisher aber gibt es keinen Tyrosinkinase-Inhibitor für diese MPN mit *FGFR1*-Rearrangement.

Myelodysplastische/myeloproliferative Neoplasien (MDS/MPN)

10.1 Chronische myelomonozytäre Leukämie (CMML) – 76

10.2 Atypische chronische myeloische Leukämie (aCML), *BCR-ABL1*-negativ – 76

10.3 Juvenile myelomonozytäre Leukämie (JMML) – 76

10.4 Myelodysplastische/myeloproliferative Neoplasie mit Ringsideroblasten und Thrombozytose (MDS/MPN-RS-T) – 77

10.5 Myelodysplastische/myeloproliferative Neoplasien, unklassifizierbar (MDS/MPN-U) – 77

© Springer-Verlag Berlin Heidelberg 2020
T. Haferlach, *Hämatologische Erkrankungen*, https://doi.org/10.1007/978-3-662-59547-3_10

Zu den myelodysplastischen/myeloproliferativen Neoplasien gehören die chronische myelomonozytäre Leukämie, die atypische chronische myeloische Leukämie (*BCR-ABL1*-negativ), die juvenile myelomonozytäre Leukämie, die myelodysplastische/myeloproliferative Neoplasie mit Ringsideroblasten und Thrombozytose und die myelodysplastische/myeloproliferative Neoplasie, unklassifizierbar.

10.1 Chronische myelomonozytäre Leukämie (CMML)

- **WHO-Kriterien**

Die chronische myelomonozytäre Leukämie wird folgendermaßen definiert:
- Persistierende periphere Blutmonozytose, $\geq 1{,}0 \times 10^9$/l, wobei die Monozyten $\geq 10\,\%$ der Leukozyten ausmachen
- WHO-Kriterien für *BCR-ABL1*-positive CML, primäre Myelofibrose, Polycythaemia vera und essenzielle Thrombozythämie sind nicht erfüllt
- Kein Rearrangement von *PDGFRA*, *PDGFRB* oder *FGFR1* und keine *PCM1-JAK2*-Fusion (dies sollte speziell bei Eosinophilie ausgeschlossen werden)
- <20 % Blasten im Blut und Knochenmark
- Dysplasie einer oder mehrerer myeloischer Linien, *oder* wenn die Dysplasie fehlt oder sie gering ist, kann die Diagnose CMML trotzdem gestellt werden, wenn die ersten 4 diagnostischen Kriterien erfüllt sind und
    - eine erworbene klonale zytogenetische oder molekulargenetische Anomalie in den hämatopoetischen Zellen nachweisbar ist, *oder*
    - die Monozytose seit mindestens 3 Monaten besteht und alle anderen Ursachen einer Monozytose ausgeschlossen wurden

Wenn die Dysplasie fehlt oder gering ist, kann die Diagnose CMML trotzdem gestellt werden, wenn andere Voraussetzungen erfüllt sind: Eine erworbene klonale zytogenetische oder molekulargenetische Anomalie ist in den hämatopoetischen Zellen vorhanden oder die Monozytose hat mindestens 3 Monate angehalten und alle anderen Ursachen einer Monozytose sind ausgeschlossen.

- **Morphologie**

Als Blasten werden Myeloblasten, Monoblasten und Promonozyten eingestuft. Promonozyten werden als Monozytenvorstufen mit reichlich hellgrauem oder leicht basophilem Zytoplasma mit wenigen, verstreuten, fein lila gefärbten Granula, fein verteiltem getüpfelten Kernchromatin und unterschiedlich prominenten Kernnucleoli und geringer Kernfaltung charakterisiert. Die Promonozyten werden in diesem Zusammenhang hier als Blasten gezählt; eine sichere Abgrenzung ist aber schwierig (Abb. 10.1).

- **Genetik**

Zytogenetische Aberrationen finden sich nur bei 20 %–30 % aller CMML, und molekulargenetisch war diese Erkrankung lange Zeit völlig ungeklärt. In den letzten 10 Jahren wurde jedoch eine Vielzahl von Mutationen bei der CMML beschrieben. Dazu gehören außer der bereits bekannten *JAK2* V617F-Mutation (ca. 10 % aller Fälle) *NRAS*- (22 %), *KRAS*- (12,3 %), *CBL*- (22,2 %), *RUNX1*- (8,7 %), *TET2*- (44,4 %), *EZH2*- (11,1 %), *ASXL1- (44 %)* und *SRSF2*- (47 %) Mutationen. Dabei haben 93 % mindestens eine dieser Mutationen, die meisten der Patienten sogar zwei oder drei Mutationen in Kombination. Allerdings ist keine der bislang bekannten Mutationen spezifisch für die CMML, sondern alle können auch in anderen myeloischen Neoplasien vorkommen. Am ehesten typisch für die CMML mit der geringsten Überlappung mit anderen Erkrankungen sind *SRSF2*-, *TET2*-, *ASXL1*- und *CBL*-Mutationen.

10.2 Atypische chronische myeloische Leukämie (aCML), *BCR-ABL1*-negativ

- **WHO-Kriterien**

Die diagnostische Kriterien bei atypischer chronischer myeloischer Leukämie, *BCR-ABL1*-negativ (aCML), umfassen:
- Leukozytose im peripheren Blut, $\geq 13 \times 10^9$/l, bedingt durch eine vermehrte Zahl von Neutrophilen und ihrer Vorstufen, wobei die Neutrophilen-Vorläufer $\geq 10\,\%$ der Leukozyten ausmachen
- Dysgranulopoese, evtl. inklusive anomaler Chromatin-Verklumpung
- Keine oder minimale absolute Basophilie; Basophile <2 % der Leukozyten im peripheren Blut
- Keine oder minimale absolute Monozytose; Monozyten <10 % der Leukozyten im peripheren Blut
- Hyperzelluläres Knochenmark mit granulozytärer Proliferation und Dysplasie, mit oder ohne Dysplasie der Erythrozyten- und der Megakaryozyten-Linie
- <20 % Blasten im Blut und im Knochenmark
- Kein Rearrangement von *PDGFRA*, *PDGFRB* oder *FGFR1*, keine *PCM1-JAK2*-Fusion
- WHO-Kriterien für *BCR-ABL1*-positive CML, primäre Myelofibrose, Polycythaemia vera und essenzielle Thrombozythämie sind nicht erfüllt

Wie bei der CMML können bei der aCML eine Vielzahl von Mutationen vorkommen, wobei die Diagnose gestützt wird am ehesten durch den Nachweis von *SETBP1*- oder *ETNK1*-Mutationen, die am ehesten typisch für die aCML sind.

10.3 Juvenile myelomonozytäre Leukämie (JMML)

- **WHO-Kriterien**

Für die Diagnose der juvenilen myelomonozytären Leukämie (JMML) müssen alle 4 klinischen und hämatologischen Kriterien erfüllt sein. Zusätzlich ist ein genetisches Kriterium notwendig oder bei dessen Fehlen weitere Kriterien.

- **Klinische und hämatologische Kriterien** (alle müssen erfüllt sein)
  - Periphere Blutmonozytose ≥1,0 × 10⁹/l
  - <20 % Blasten im Blut und im Knochenmark
  - Splenomegalie
  - Kein Philadelphia-Chomosom oder *BCR-ABL1*-Fusionsgen
- **Genetische Kriterien** (die Erfüllung eines Kriteriums ist ausreichend)
  - Somatische Mutation in *PTPN11, KRAS* oder *NRAS*
  - Klinische Diagnose einer Neurofibromatose Typ 1 oder Anwesenheit einer *NF1*-Mutation
  - *CBL*-Keimbahnmutation und Verlust der Heterozygotie von *CBL*
- **Weitere Kriterien** (ist keines der genetischen Kriterien erfüllt, sind weitere Kriterien notwendig):
  - Monosomie 7 oder jegliche andere Chromosomenaberration *oder*
  - 2 oder mehr der folgenden Kriterien:
    - Hämoglobin-F für das Alter erhöht
    - Myeloische oder erythroide Vorläufer im peripheren Blutausstrich
    - Hypersensitivität gegenüber GM-CSF („granulocyte macrophage colony stimulating factor") im Kolonien-Assay
    - STAT5-Hyperphosphorylierung

Die häufigste Chromosomenaberration bei der JMML ist der Verlust eines Chromosoms 7. Typische Mutationen betreffen in der Regel den RAS-Pathway: *NRAS, KRAS, PTPN11, NF1*, und Keimbahnmutationen von *CBL*, aber auch Mutationen im Spliceosomgen *SRSF2* wurden beschrieben.

10.4 Myelodysplastische/myeloproliferative Neoplasie mit Ringsideroblasten und Thrombozytose (MDS/MPN-RS-T)

WHO-Kriterien

Eine myelodysplastische/myeloproliferative Neoplasie mit Ringsideroblasten und Thrombozytose (MDS/MPN-RS-T) ist durch folgende diagnostische Kriterien definiert:
- Anämie assoziiert mit Erythrodysplasie, mit oder ohne Multiliniendysplasie; ≥15 % Ringsideroblasten, <1 % Blasten im Blut und <5 % Blasten im Knochenmark
- Anhaltende Thrombozytose, Thrombozyten ≥450 × 10⁹/l
- Nachweis einer *SF3B1*-Mutation oder, bei Fehlen einer *SF3B1*-Mutation, keine Vorgeschichte einer kürzlich durchgeführten zytotoxischen oder Wachstumsfaktor-Therapie, welche die myelodysplastischen/myeloproliferativen Zeichen erklären könnte
- Kein *BCR-ABL1*-Fusionsgen, kein Rearrangement von *PDGFRA, PDGFRB* oder *FGFR1*, kein *PCM1-JAK2*-Fusionsgen, keine t(3;3)(q21.3;q26.2), inv(3) (q21.3q26.2) oder del(5q)
- Keine Vorgeschichte einer myeloproliferativen Neoplasie, eines myelodysplastischen Syndroms (mit Ausnahme eines MDS mit Ringsideroblasten) oder einer anderen myelodysplastischen/myeloproliferativen Neoplasie

Die Blutbild-Grenzwerte von MDS/MPN-RS-T entsprechen jenen eines MDS-RS, also erhöhte Thrombozyten ≥450 G/l, <5 % Blasten im Knochenmark und ≥15 % Ringsideroblasten (muss erreicht werden, anders als bei den MDS mit Ringsideroblasten). Daneben liegt eine Anämie vor. Im Knochenmark besteht neben den Veränderungen eines MDS-RS eine Vermehrung von Megakaryozyten unterschiedlicher Morphologie, ähnlich wie bei essenzieller Thrombozythämie (◘ Abb. 10.2). Bei den meisten Fällen ist eine *JAK2*-Mutation, seltener eine Mutation von *MPL* W515 nachweisbar, wobei bei etwa 85 % der Fälle eine für die Ringsideroblasten typische *SF3B1*-Mutation vorliegt. In manchen Fällen werden auch parallel eine *JAK2*- und eine *SF3B1*-Mutation gefunden.

10.5 Myelodysplastische/myeloproliferative Neoplasien, unklassifizierbar (MDS/MPN-U)

WHO-Kriterien

Neben dem Ausschluss anderer Entitäten aus dem MDS/MPN-, MDS- und MPN-Formenkreis müssen für die Diagnose einer myelodysplastischen/myeloproliferativen Neoplasie, unklassifizierbar (MDS/MPN-U) folgende Kriterien erfüllt sein:
- <20 % Blasten im Blut und im Knochenmark
- Der Fall weist klinische und morphologische Zeichen einer der Kategorien von MDS∗ auf
- Er weist klinische und morphologische myeloproliferative Zeichen auf, wie Thrombozyten ≥450 × 10⁹/l, verbunden mit Megakaryozytenproliferation im Knochenmark und/oder Leukozyten ≥13 × 10⁹/l∗
- Es besteht keine Vorgeschichte einer kürzlich durchgeführten zytotoxischen oder Wachstumsfaktor-Therapie, welche die myelodysplastischen/myeloproliferativen Zeichen erklären könnte
- Kein Rearrangement von *PDGFRA, PDGFRB* oder *FGFR1* und kein *PCM1-JAK2*-Fusionsgen

∗Ausgenommen sind Fälle, die die diagnostischen Kriterien für ein MDS mit isolierter 5q-Deletion erfüllen, diese sind selbst in Anwesenheit einer Thrombozytose oder einer Leukozytose als MDS mit isolierter 5q-Deletion zu diagnostizieren.

78 Kapitel 10 · Myelodysplastische/myeloproliferative Neoplasien (MDS/MPN)

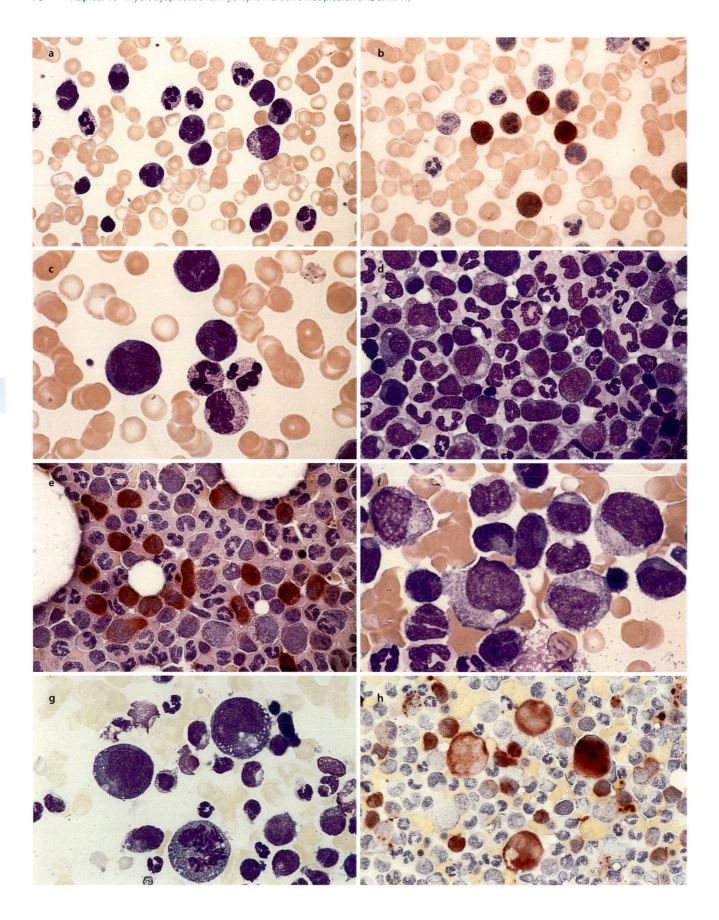

10.5 · Myelodysplastische/myeloproliferative Neoplasien, unklassifizierbar (MDS/MPN-U)

◨ **Abb. 10.1** Chronische myelomonozytäre Leukämie (CMML). **a** Blutausstrich mit erheblicher Vermehrung von Monozyten, rechts von der Mitte 1 unreifer Myelozyt. **b** Ausstrich desselben Patienten. Unspezifische Esterase. Monozyten überwiegend stark positiv (braune Anfärbung). **c** Blutausstrich. Links 1 großer Promonozyt. **d** Knochenmarkausstrich mit Monozytenvermehrung und teils leicht dysplastischer neutrophiler Granulozytopoese. **e** Knochenmark desselben Patienten wie in **d**. Unspezifische Esterasereaktion. Klare Unterscheidbarkeit der Monozyten, die nach Pappenheim-Färbung häufig schwierig abzugrenzen sind. **f** Knochenmarkausstrich mit Monozyten und dysplastischen Vorstufen der Granulozytopoese (weitgehend fehlende Granula). **g** Ungewöhnlich große, stark polyploide Monoblasten, unten eine Mitose. Übergang der CMML in eine sekundäre AML (s-AML). **h** Knochenmark desselben Patienten, unspezifische Esterasereaktion. Die sehr großen Blasten und Promonozyten sind ebenso stark positiv wie die normal großen Monozyten

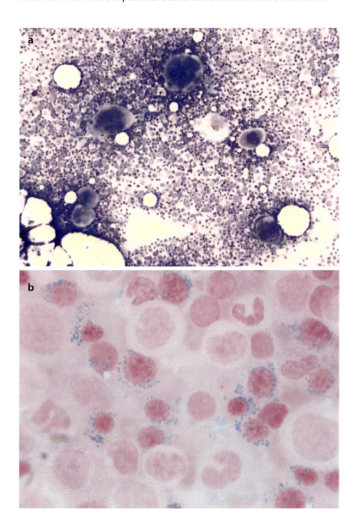

◨ **Abb. 10.2** MDS/MPN mit Ringsideroblasten und Thrombozytose (MDS/MPN-RS-T). **a** Knochenmarkausstrich bei MDS/MPN-RS-T mit zahlreichen, deutlich unterschiedlich großen Megakaryozyten und gesteigerter Erythropoese. **b** Ringsideroblasten bei MDS/MPN-RS-T

Myelodysplastische Syndrome (MDS)

11.1 MDS mit Einliniendysplasie (MDS-SLD) – 83

11.2 MDS mit Ringsideroblasten (MDS-RS-SLD und MDS-RS-MLD) – 83

11.3 MDS mit Blastenvermehrung 1 (MDS-EB-1) – 84

11.4 MDS mit Blastenvermehrung 2 (MDS-EB-2) – 84

11.5 MDS, unklassifiziert (MDS-U) – 84

11.6 MDS mit isolierter del(5q) – 84

11.7 MDS des Kindesalters – 84

© Springer-Verlag Berlin Heidelberg 2020
T. Haferlach, *Hämatologische Erkrankungen*, https://doi.org/10.1007/978-3-662-59547-3_11

Myelodysplasien werden überwiegend bei älteren Patienten beobachtet. Ein Teil der Fälle transformiert in akute Leukämien. Ein wesentliches Kriterium ist die Zahl der im Knochenmark und/oder im peripheren Blut nachweisbaren Blasten. Immer besteht eine Zytopenie (Anämie, Granulozytopenie oder Thrombozytopenie), trotz normo- oder hyperzellulären Knochenmarks (ineffektive Hämatopoese). Die Störungen der Erythropoese (Dyserythropoese) zeigen sich in quantitativen und qualitativen Abnormitäten der kernhaltigen Vorstufen im Knochenmark und der Erythrozyten im peripheren Blut (Tab. 11.1). Der Anteil der Erythropoese im Knochenmark kann vermehrt (>50 %) oder vermindert (<5 %) sein. Die Störungen der Granulozytopoese (Dysgranulozytopoese) zeigen sich im Knochenmark durch Anomalien der Granula oder der Kerne (Pseudo-Pelger (Abb. 11.7), Ringformen etc.). Die Zytoplasmabasophilie ist gelegentlich ungleichmäßig verteilt mit einem basophilen Rand in der Zellperipherie. Im peripheren Blut sind die Neutrophilen oft agranulär bzw. hypogranulär, und es bleibt manchmal eine Zytoplasmabasophilie der reifen Formen bestehen. Die Störung der Megakaryozyten (Dysmegakaryozytopoese) zeigt sich im Auftreten abnormer Zellen (Mikromegakaryozyten, große mononukleäre Formen, übersegmentierte, zahlreiche Einzelkerne). Im peripheren Blut finden sich abnorme Thrombozyten (Riesenformen) und bisweilen eine erhebliche Anisozytose.

Genetisch ähnelt das MDS der AML und anderen myeloischen Neoplasien. Bei den zytogenetischen Aberrationen finden sich allerdings selten balancierte Rearrangements wie Translokationen und Inversionen, sondern vor allem unbalancierte Rearrangements, die zu Zugewinnen bzw. Verlusten von genetischem Material führen. Das Spektrum an zytogenetischen Veränderungen ist sehr heterogen. Häufige beim MDS beobachtete zytogenetische Veränderungen sind Deletionen im langen Arm der Chromosomen 5, 7 und 20 sowie eine Monosomie 7 und Trisomie 8. In verschiedenen Prognose-Scores beim MDS stellt die Zytogenetik einen wichtigen Parameter dar. Auf molekularer Ebene finden sich beim MDS z. T. auch Mutationen, die man bei der AML findet, jedoch mit geringerer Frequenz, z. B. *RUNX1, NRAS, FLT3*-ITD, *KMT2A*-PTD, *NPM1* und diese können als Progressionsfaktor bewertet werden. Typisch für das MDS sind Mutationen der Splice-Maschinerie wie *SF3B1, U2AF1* und *ZRSF2*, wobei *SF3B1*-Mutationen beim MDS ganz spezifisch mit dem Vorliegen von Ringsideroblasten assoziiert sind. Die oben bereits erwähnten *JAK2* V617F-Mutationen sind dagegen mit Thrombozytose assoziiert. Darüber hinaus finden sich häufig Mutationen in Genen, die Einfluss auf die epigenetische Regulation nehmen: *DNMT3A, ASXL1, EZH2* und *TET2*. Es hat sich gezeigt, dass z. B. *TET2, DNMT3A* oder auch *ASXL1* in höherem Lebensalter auch bei hämatologisch gesunden Menschen als mutiert gefunden werden (CHIP = Clonal Hematopoiesis of Indeterminate Potential). Letztere zeigen ein erhöhtes Risiko zur Entwicklung von hämatologischen, aber auch von kardialen Erkrankungen.

Tab. 11.1 Dysplasiezeichen

Erythropoese	Vielkernigkeit
	Megaloblastäre Kernveränderungen
	Abnorme Mitosen
	Karyorrhexis
	Ringsideroblasten
	Grobe Eisengranula
	Zytoplasmavakuolen
	Positive PAS-Reaktion
Granulozytopoese	Pseudo-Pelger-Formen (Hyposegmentierung des Kerns)
	Übersegmentierung des Kerns
	Klein- oder Riesenformen
	Ringkerne
	Hypogranulierung/Agranularität
	Abnorme Basophile
	Peroxidasedefekt
	Atypische positive Esterase in Neutrophilen und Eosinophilen
	Pseudo-Chédiak-Higashi-Granula
	Döhle-Körperchen
	Auer-Stäbchen
Megakaryopoese	Mikromegakaryozyten (kleiner, runder Kern, reifes Zytoplasma)
	Große einkernige Formen
	Viele kleine Kerne
	Ungleiche Ausreifung des Zytoplasmas
	Anisozytose der Thrombozyten
	Riesenthrombozyten
	Hypolobulierte Zellkerne

Unterschiedliche Typen von Blasten werden bei den MDS beobachtet (Abb. 11.1):
— **Ungranulierte Blasten:** Die Zellen variieren zwischen von normalen Myeloblasten nicht unterscheidbaren bis hin zu Zellen unterschiedlicher Größe, die als unklassifizierbar einzustufen sind. Zytoplasmagranula fehlen immer, der Kern zeigt gut abgrenzbare Nucleoli und ein aufgelockertes Chromatingerüst (Abb. 11.1a, c und 11.2).
— **Granulierte Blasten:** Die Zellen weisen Primärgranula auf (azurophile Granula), das Kern-Zytoplasma-Verhältnis ist geringer und der Kern ist zentral gelegen (Abb. 11.1b, c).

11.2 · MDS mit Ringsideroblasten (MDS-RS-SLD und MDS-RS-MLD)

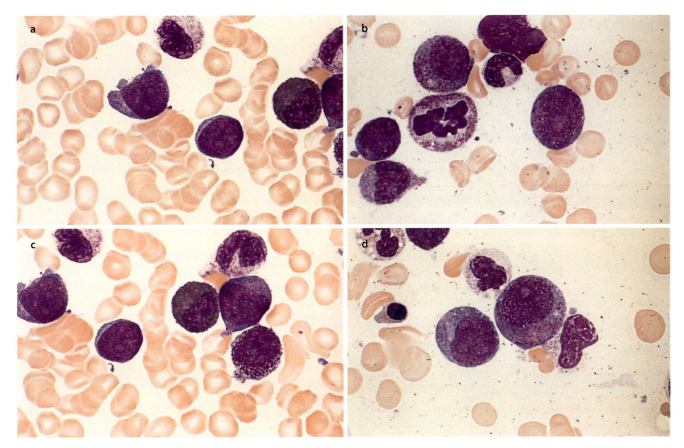

◻ **Abb. 11.1** Verschiedene Blasten. **a** 2 Blasten mit ungranuliertem Zytoplasma. **b** 1 Blast, der sich morphologisch nur durch die Zytoplasmagranula unterscheidet. Links granulozytäre Mitose, darüber Promyelozyt. **c** Verschiedene Blasten, darunter ein Promyelozyt mit sehr groben Primärgranula. 1 Eosinophiler. **d** Links 1 Blast. In der Mitte 1 atypischer Promyelozyt mit exzentrischem Kern und bereits zahlreichen Granula in dem Bereich, in dem man eine Aufhellung (Golgi-Zone) erwartet

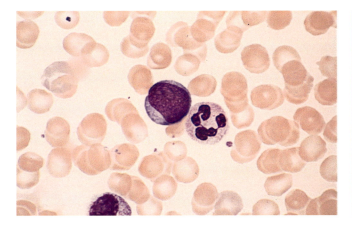

◻ **Abb. 11.2** Myeloblast

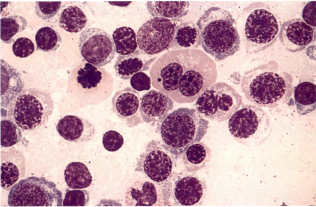

◻ **Abb. 11.3** Myelodysplastisches Syndrom (MDS). Erythroblasten mit megaloblastoiden Veränderungen, Mitte oben zweikernige Form. Hier MDS-SLD

11.1 MDS mit Einliniendysplasie (MDS-SLD)

Die MDS mit Einliniendysplasie (MDS-SLD) (◻ Abb. 11.3) zeigen die in (◻ Tab. 11.2) genannten Befunde. Bei der Kategorie MDS mit Mehrliniendysplasie (MDS-MLD) sieht man Dysplasien in 2 bis 3 Linien und 1 bis 3 Zytopenien. Alle anderen Kriterien entsprechen denen der MDS-SLD.

11.2 MDS mit Ringsideroblasten (MDS-RS-SLD und MDS-RS-MLD)

Es bestehen bei den MDS-RS-SLD bzw. -MLD Dysplasien in 1 bzw. 2 bis 3 Linien. Im peripheren Blut sind Blasten <1 %, der Anteil der Blasten im Knochenmark liegt <5 %.

Tab. 11.2 Befunde bei MDS-SLD

Blut	Knochenmark
Unizytopenie oder Bizytopenie	Einliniendysplasie: ≥10 % der Zellen einer myeloischen Linie
Keine oder selten Blasten (<1 %); keine Auer-Stäbchen	<5 % Blasten; <15 % der Erythroblasten sind Ringsideroblasten; keine Auer-Stäbchen

Man findet allerdings Ringsideroblasten von ≥15 % (Abb. 11.4 und 11.5). Ein Ringsideroblast verlangt zumindest 5 Eisengranula, die perlenförmig den Zellkern umfassen und 1/3 der Kernzirkumferenz ausmachen sollten. Es liegt eine extrem hohe Korrelation (ca. 75 %) von Ringsideroblasten mit dem Nachweis von *SF3B1*-Mutationen vor. Dies hat für die Klassifikation aber keine Bedeutung, solange der Anteil der Ringsideroblasten ≥15 % ist. Liegt dieser allerdings zwischen 5 und 14 % und man findet eine *SF3B1*-Mutation, dann qualifiziert nach WHO-Klassifikation dieser Fall auch für diese MDS-Kategorie.

11.3 MDS mit Blastenvermehrung 1 (MDS-EB-1)

Im peripheren Blut besteht Zytopenie in 1 bis 3 Linien, <1 G/l Monozyten. Im Knochenmark besteht eine unlineare oder multilineare Dysplasie, der Blastenanteil im Blut ist <5 %, im Knochenmark beträgt er 5 bis 9 %, Auer-Stäbchen werden nicht gefunden. Ringsideroblasten können vorhanden sein, sind aber diagnostisch irrelevant.

11.4 MDS mit Blastenvermehrung 2 (MDS-EB-2)

Im peripheren Blut besteht wie bei der MDS-EB-1 Zytopenie in 1 bis 3 Linien bei 5 bis 19 % Blasten im Blut und/oder 10–19 % Blasten im Knochenmark. Besteht eine unlineare oder multilineare Dysplasie, Auer-Stäbchen können vorhanden sein oder fehlen (Abb. 11.6a, b, e, f, g). Patienten mit MDS-EB-2 zeigen von allen MDS-Formen die höchste Frequenz zum Übergang in eine AML (Abb. 11.6c, d).

11.5 MDS, unklassifiziert (MDS-U)

Im peripheren Blut besteht eine Zytopenie, man findet Blasten von 0 bis 1 %, keine Auer-Stäbchen. Im Knochenmark bestehen Dysplasien in 1 bis 3 Zellreihen, <5 % Blasten, keine Auer Stäbchen. Dieser Subtyp kann den anderen MDS Kategorien nicht mit Sicherheit zugeordnet werden.

11.6 MDS mit isolierter del(5q)

Im peripheren Blut besteht eine Anämie bei oft normalen oder erhöhten Thrombozyten. Der Blastenanteil im Blut und Knochenmark liegt <5 %.

Dieser Subtyp tritt vorwiegend bei Frauen in mittlerem Alter auf. Es besteht meistens eine makrozytäre Anämie, eine geringgradige Leukopenie ist möglich. Das Knochenmark ist meistens normozellulär, seltener hypo- oder hyperzellulär mit normaler Zahl oder vermehrten Megakaryozyten. Auffälligster Befund: Die Kerne der Megakaryozyten sind überwiegend unsegmentiert, vielfach rund und mittelgroß (größer als in „Mikrokaryozyten"). Häufig findet man Ansammlungen (Herde) kleiner Lymphozyten (Abb. 11.8 und 11.9). In der Zytogenetik findet sich eine alleinige del(5q) oder zusätzlich allenfalls noch eine weitere zytogenetische Veränderung, allerdings sollte keine Monosomie 7 oder ein del(7q) vorliegen.

- **Diagnostik**

Bei Verdacht auf MDS sollte immer eine Knochenmarkaspiration oder Stanzbiopsie zur histologischen Untersuchung erfolgen, am besten beides. Ferner gehört zur Diagnostik neben den routinemäßigen Blutbildwerten die klassische Zytogenetik, ggf. die FISH-Technik und molekulare Verfahren.

11.7 MDS des Kindesalters

MDS im Kindesalter können primär oder sekundär nach kongenitalen oder erworbenen Knochenmarkinsuffizienzsyndromen sowie therapiebedingt nach zytotoxischer Therapie auftreten. Die mit dem Down-Syndrom verknüpften myeloischen Leukämien werden als eigene biologische Entität abgegrenzt. Viele Befunde sind ähnlich wie bei MDS des Erwachsenen, es

Abb. 11.4 MDS mit Ringsideroblasten (MDS-RS). **a** Knochenmarkausstrich bei MDS-RS-SLD. Bei unauffälliger Kernform ist das Zytoplasma überwiegend noch basophil, z. T. unscharf begrenzt. Ähnlicher Befund wie bei ausgeprägtem Eisenmangel. Pappenheim-Färbung. **b** Knochenmarkausstrich desselben Patienten bei Eisenfärbung. Die meisten Erythroblasten haben ringförmig um den Kern lokalisierte, vergröberte Eisengranula (blau). Links 1 „normaler" Erythroblast mit einem sicher erkennbaren Eisengranulum. Die anderen Erythroblasten sind typische Ringsideroblasten. **c** 5 reifere Ringsideroblasten und 1 Proerythroblast, ebenfalls mit ringförmig angeordneten Eisengranula. Dies ist ein ungewöhnlicher Befund, da im Stadium des Proerythroblasten sonst keine Eisengranula nachweisbar sind. **d** Ringsideroblasten mit ungewöhnlich groben Eisengranula. **e** Ein anderer Fall von MDS-RS-SLD mit z. T. megaloblastisch veränderter, überwiegend sehr unreifer Erythropoese. **f** Stärkere Vergrößerung, welche die megaloblastoiden Veränderungen deutlicher zeigt. **g** Erythroblasten mit vakuolisiertem Zytoplasma bei MDS-RS-MLD. **h** Eisenfärbung desselben Knochenmarks wie in **g**. Oben Ringsideroblast mit vakuolisiertem Zytoplasma

11.7 · MDS des Kindesalters

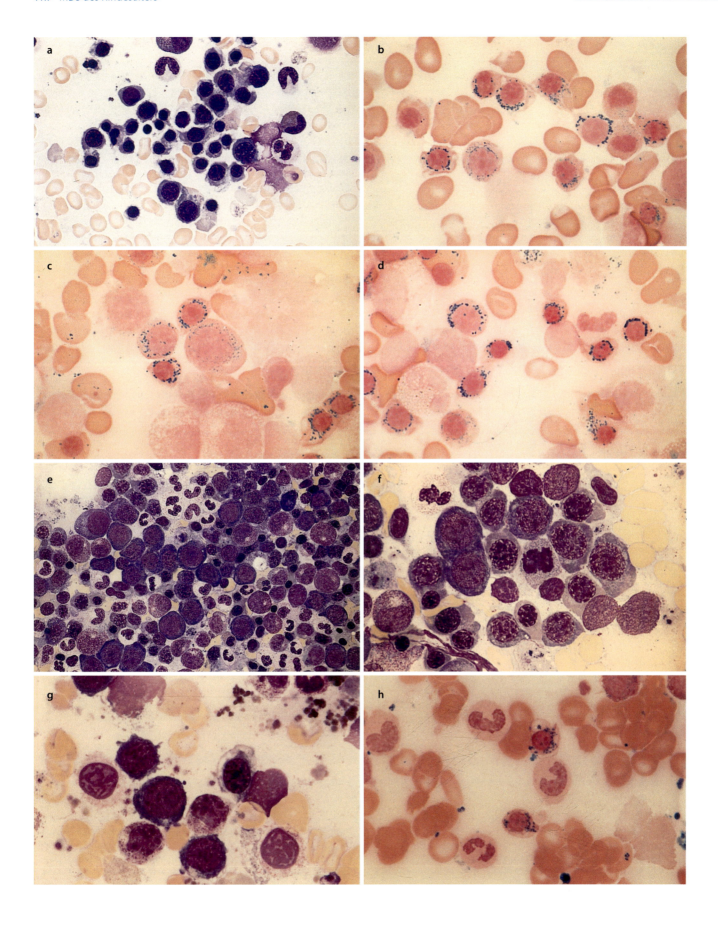

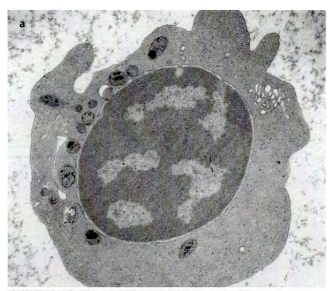

existieren aber einige signifikante Unterschiede besonders bei Kindern, die im peripheren Blut oder Knochenmark keine Blastenvermehrung haben. MDS-RS-SLD oder -MLD und MDS mit del(5q) sind extrem selten. Eine isolierte Anämie – wie bei frühen MDS-Formen des Erwachsenen – ist ungewöhnlich, bei Kindern findet man eher eine Neutropenie und Thrombopenie. Ein hypozelluläres Knochenmark wird häufiger bei Kindern beobachtet als bei älteren Patienten. Aus den genannten Gründen wurde eine provisorische Entität „refraktäre Zytopenie des Kindesalters" (RCC) eingeführt. Für Kinder mit MDS, die 2 bis 19 % Blasten im peripheren Blut oder 5 bis 19 % Blasten im Knochenmark haben, sollten die gleichen Kriterien wie bei Erwachsenen mit Blastenvermehrung (MDS-EB1/2) angewandt werden.

Bekanntlich wird der Subtyp RAEB-T bei Erwachsenen nicht mehr verwendet, und diese Fälle werden den AML zugeordnet. Im Kindesalter verhalten sich diese Fälle von RAEB-T zum Teil eher wie ein MDS, so dass engmaschige Kontrollen zu empfehlen sind. Wie bei Erwachsenen sollten Kinder mit t(8;21), inv(16), t(16;16) oder mit t(15;17) unabhängig vom Blastenanteil als AML eingestuft werden. Es kann sehr schwierig sein, eine hypozelluläre RCC von Knochenmarkinsuffizienzerkrankungen, speziell von aplastischer Anämie (AA) und angeborenen Insuffizienzerkrankungen, abzugrenzen.

◘ **Abb. 11.5** MDS-RS-SLD. **a** Elektronenmikroskopischer Nachweis der Eisenablagerung in den Mitochondrien, die ringförmig den Kern umlagern (Ringsideroblasten; Aufnahme: H. E. Schäfer, Freiburg). **b** Stärkere Vergrößerung der eisenbeladenen Mitochondrien

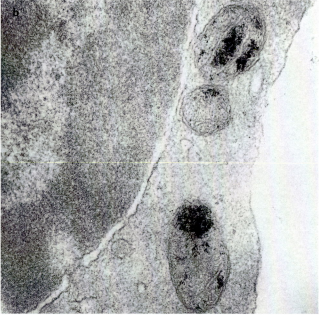

◘ **Abb. 11.6** MDS-EB1/2 und Übergang in s-AML. **a** Knochenmarkausstrich bei MDS-EB-1. Links 1 Myeloblast, darunter 1 Lymphozyt. Die meisten Granulozyten im Myelozytenstadium sind ohne erkennbare Granula. Keine Monozyten im Blickfeld! **b** Knochenmark vom selben Patienten, unspezifische Esterasereaktion. Abnorm starke Enzymaktivität in Zellen der Granulozytopoese als zusätzliches Dysplasiezeichen. Keine Monozyten! **c** Gruppe von Myeloblasten neben einigen ausreifenden Zellen der Granulozytopoese bei MDS im Übergang in s-AML. **d** Hier jetzt schon Übergang von MDS-EB-2 zu AML. Blastenanteil knapp unter 30 %. Gruppe von Myeloblasten, 1 unauffälliger eosinophiler Myelozyt. **e** Myeloblasten und atypische Erythroblasten bei einem Kind mit refraktärer Anämie mit Blastenvermehrung in Transformation (RAEB-T). **f** Blasten und atypischer zweikerniger Erythroblast im Knochenmark bei einem Kind mit RAEB-T. **g** Dysplastische Erythropoese und Blastenvermehrung bei einem Kind mit RAEB-T

11.7 · MDS des Kindesalters

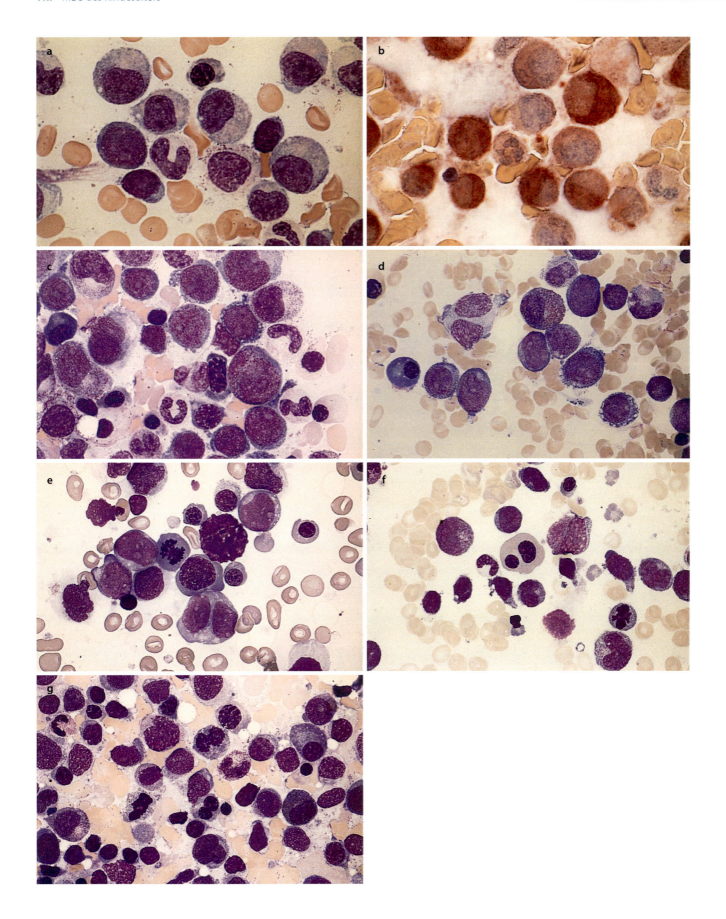

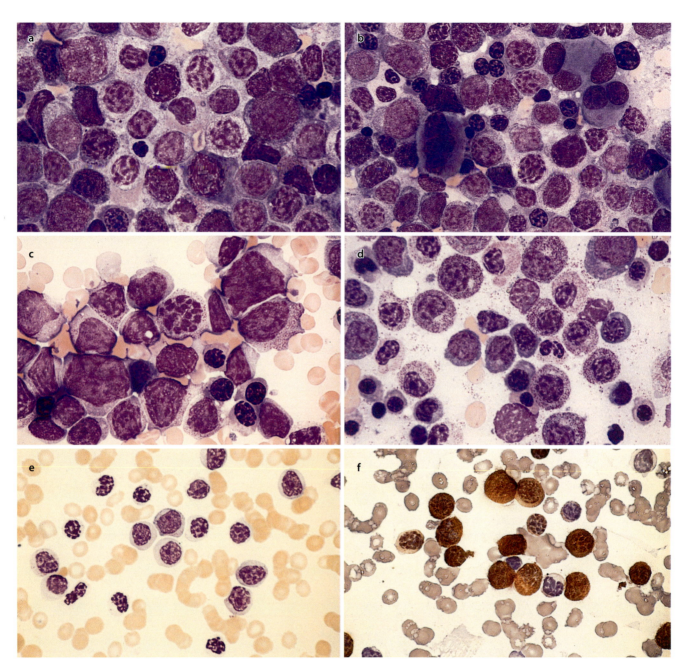

Abb. 11.7 Myelodysplasien mit Pseudo-Pelger-Veränderungen. **a** Knochenmarkausstrich. Kerne der neutrophilen Granulozytopoese mit grobschollig-verklumptem, lückenhaftem Chromatin. **b** Knochenmark vom selben Patienten mit dysplastischen Megakaryozyten und Erythroblasten. Die runden Formen der Granulozytopoese entsprechen Pseudo-Pelger-Formen vom homozygoten Typ. **c** Ungewöhnlich starke Fragmentierung des Chromatins in der Mitte. Man erkennt die Granula im Zytoplasma. Differentialdiagnose: blockierte Mitosen **d** Pseudo-Pelger-Formen vom homozygoten Typ bei einem anderen Patienten. **e** Blutausstrich eines anderen Patienten mit reichlich Pseudo-Pelger-Formen vom homozygoten Typ. **f** Peroxidasereaktion. Die Pseudo-Pelger-Formen vom homozygoten Typ sind in diesem Fall überwiegend stark positiv

11.7 · MDS des Kindesalters

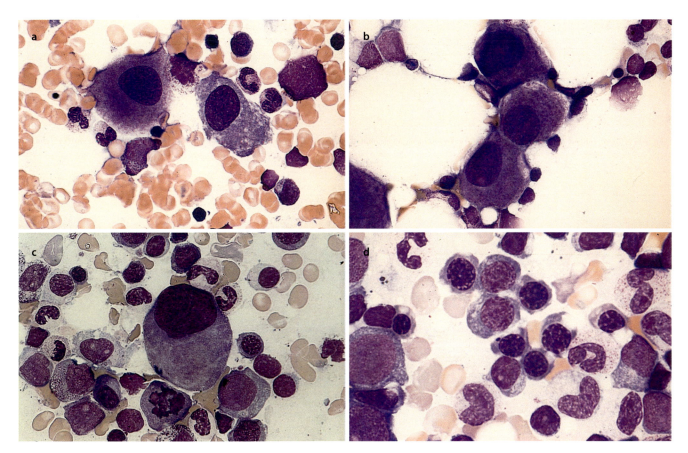

Abb. 11.8 MDS mit del(5q). **a** 2 Megakaryozyten mit rundlichen Kernen und unterschiedlich ausgereiftem Zytoplasma. Dies ist ein typischer Befund für dieses Syndrom. **b** 3 typische rundkernige Megakaryozyten, hier mit weitgehend ausgereiftem Zytoplasma. **c** Großer Megakaryozyt mit unsegmentiertem Kern und z. T. noch basophilem Zytoplasma. Darunter Erythroblastenmitose und 1 Myeloblast. **d** Diskret megaloblastoide Erythropoese bei MDS mit del(5q)

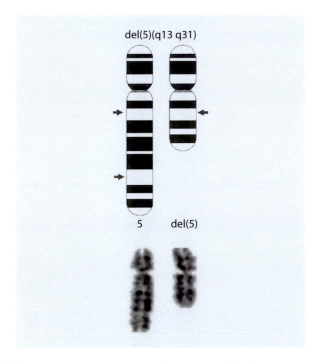

Abb. 11.9 Schematische Darstellung und partieller Karyotyp einer Deletion im langen Arm eines Chromosoms 5 del(5)(q13q31); wird beim MDS mit del(5q) und auch im Rahmen komplex aberranter Karyotypen bei der AML beobachtet. Die *Pfeile* markieren die Bruchpunkte

Myeloische Neoplasien mit Keimbahn-Prädisposition

In der WHO-Klassifikation von 2017 wurde erstmals dieses Kapitel aufgenommen. Es war in den letzten Jahren bemerkt worden, dass einzelne Fälle myeloischer Neoplasien, speziell von MDS und AML, in Assoziation mit angeborenen oder *de novo* Keimbahnmutationen beobachtet werden. Diese zeigen dabei spezifische genetische und klinische Charakteristika.

Schon lange bekannt sind dabei Fälle wie Fanconi-Anämien oder auch die die Telomerase betreffenden Erkrankungen wie die Dyskeratosis congenita. Jetzt kommen weitere, autosomal dominante Veränderungen mit Prädisposition für MDS und/oder AML hinzu.

Die ersten Fälle waren AML mit Keimbahnmutationen in *CEBPA* und MDS/AML mit Keimbahnmutationen im *RUNX1*-Gen, die letztere mit einer präexistierenden, familiär gehäuften Erkrankung der Thrombozytopoese. Diese Erkrankungen sind einerseits selten, allerdings im Bereich der hämatologischen Anamnese und Diagnostik sicher bisher auch bei Weitem unterrepräsentiert. Die Familienanamnese sollte bei Patienten mit der Diagnose eines MDS oder einer AML deutlich erweitert werden. Bei Nachweis der jetzt in der WHO-Klassifikation (s. unten) erstmals aufgeführten genetischen bzw. molekulargenetischen Veränderungen beim betroffenen Patienten sollte die Familienanamnese erneut erhoben werden. Daneben ist eine untypische klinische Symptomatik auch Anlass, in diese Richtung zu denken und umfassender zu diagnostizieren. Die so zu definierenden und von den *de novo* Erkrankungen abzugrenzenden Fälle zeigen die klassische Morphologie der viel häufigeren *de novo* bzw. Therapie-initiierten MDS oder AML. Einige zeigen dabei dysplastische Veränderungen, ohne dass daraus im ersten Moment ein MDS oder eine AML sicher zu diagnostizieren sind. Andere zeigen Dysmegakaryopoese und Thrombozytopenien/-pathien. Der Nachweis alleiniger klinischer Veränderungen wie Dysplasie oder molekulargenetischer Veränderungen sollte noch nicht dazu Anlass geben, diese Erkrankungen direkt als „neoplastisch" zu bezeichnen; erst bei Ansteigen von Blasten, bei hyperzellulärem Knochenmark oder beim Nachweis weiterer zytogenetischer und/oder molekulargenetischer Veränderungen sollte die Kategorisierung verändert werden. Bei unklaren Fällen muß immer versucht werden, Keimbahnmaterial zu untersuchen, z. B. Fingernägel, Hautstanzbiopsien, Haare oder auch aus Fibroblastenkulturen.

Klassifikation myeloischer Neoplasien mit Keimbahn-Prädisposition nach WHO (2017)

- **Myeloische Neoplasien mit Keimbahn-Prädisposition ohne Vorerkrankung oder Organdysfunktion**
    - AML mit *CEBPA*-Mutation in der Keimbahn
    - Myeloische Neoplasien mit *DDX41*-Mutation in der Keimbahn (in lymphatischen Neoplasien ebenfalls bekannt)
- **Myeloische Neoplasien mit Keimbahn-Prädisposition und präexistierenden Erkrankungen der Thrombozytopoese**
    - Myeloische Neoplasien mit *RUNX1*-Mutation in der Keimbahn (in lymphatischen Neoplasien ebenfalls bekannt)
    - Myeloische Neoplasien mit *ANKRD26*-Mutation in der Keimbahn (in lymphatischen Neoplasien ebenfalls bekannt)
    - Myeloische Neoplasien mit *ETV6*-Mutation in der Keimbahn (in lymphatischen Neoplasien ebenfalls bekannt)
- **Myeloische Neoplasien mit Keimbahn-Prädisposition und anderen Organdysfunktionen**
    - Myeloische Neoplasien mit *GATA2*-Mutation in der Keimbahn
    - Myeloische Neoplasien assoziiert mit angeborenen Syndromen mit Knochenmarkversagen
    - Myeloische Neoplasien assoziiert mit Telomererkrankungen
    - Juvenile myelomonozytäre Leukämie assoziiert mit Neurofibromatose, Noonan-Syndrom oder dem Noonan-Syndrom ähnlichen Erkrankungen
    - Myeloische Neoplasien assoziiert mit Down-Syndrom (in lymphatischen Neoplasien ebenfalls bekannt)

Akute Leukämien

13.1 **Akute myeloische Leukämien (AML) – 95**
13.1.1 AML mit t(8;21)(q22;q22); *RUNX1-RUNX1T1* – 95
13.1.2 AML mit inv(16)(p13q22) oder t(16;16)(p13;q22); *CBFB-MYH11* – 96
13.1.3 Akute Promyelozytenleukämie mit t(15;17)(q22;q12); *PML-RARA* – 98
13.1.4 AML mit t(9;11)(p22;q23); *KMT2A-MLLT3* – 98
13.1.5 AML mit t(6;9)(p23;q34); *DEK-NUP214* – 100
13.1.6 AML mit inv(3)(q21q26.2) oder t(3;3)(q21;q26.2); *GATA2, MECOM* – 100
13.1.7 AML (megakaryoblastisch) mit t(1;22)(p13;q13); *RBM15-MKL1* – 104
13.1.8 AML mit Genmutationen – 104
13.1.9 AML mit Myelodysplasie-ähnlichen Veränderungen (AML-MRC, „myelodysplasia-related changes") – 112
13.1.10 Therapiebedingte AML – 112
13.1.11 AML ohne andere Einordnungsmöglichkeiten (AML-NOS) – 117
13.1.12 Myelosarkom – 124
13.1.13 Myeloproliferation assoziiert mit Down-Syndrom – 125
13.1.14 Blastische plasmozytoide dendritische Zellneoplasie – 125

13.2 **Akute Leukämien unklarer Linienzugehörigkeit (AUL und gemischter Phänotyp, MPAL) – 128**
13.2.1 Akute undifferenzierte Leukämie (AUL) – 131
13.2.2 Gemischter Phänotyp: AL mit t(9;22); *BCR-ABL1* – 131
13.2.3 Gemischter Phänotyp: AL mit t(v;11q23); *KMT2A* rearrangiert – 133
13.2.4 Gemischter Phänotyp: AL B/myeloisch, NOS – 135
13.2.5 Gemischter Phänotyp: AL T/myeloisch, NOS – 135
13.2.6 Gemischter Phänotyp: AL-NOS, seltene Formen – 136

© Springer-Verlag Berlin Heidelberg 2020
T. Haferlach, *Hämatologische Erkrankungen*, https://doi.org/10.1007/978-3-662-59547-3_13

Akute Leukämien sind klonale Erkrankungen molekulargenetisch veränderter hämatopoetischer Vorstufen, bei denen alle hämatopoetischen Zellreihen beteiligt sein können. Durch die Proliferation des leukämischen Zellklons wird die normale Hämatopoese in unterschiedlichem Grade ersetzt. Bei den *akuten myeloischen Leukämien (AML)* sind am häufigsten die Granulozytopoese und die Monozytopoese, seltener die Erythropoese und am seltensten die Megakaryopoese betroffen. Je nach Lebensalter ist die Verteilung der Subtypen unterschiedlich. Die *akuten lymphatischen Leukämien (ALL)* treten überwiegend im Kindesalter, die AML vorwiegend bei Erwachsenen auf. Die Beteiligung von mehreren myeloischen Zellreihen ist relativ häufig, die gleichzeitige Beteiligung von myeloischen und lymphatischen Zellreihen ist ausgesprochen selten. Seit der WHO-Klassifikation von 2001 wird als Voraussetzung zur Diagnose einer akuten Leukämie ein *Blastenanteil von mindestens 20 % im Knochenmark* gefordert.

Bei Nachweis einer t(8;21) und inv(16) bzw. t(16;16) sowie t(15;17) oder deren molekularer Fusionsgene wird immer eine AML diagnostiziert, auch wenn der Blastenanteil im Knochenmark <20 % liegt. Das periphere Blut ist für die Diagnose nach WHO-Klassifikation nicht entscheidend, liefert aber bei der Diagnose wichtige Zusatzinformationen. Für Diagnose und Klassifizierung (Zuordnung zu Subtypen) ist aber immer das Knochenmark ausschlaggebend.

Da die Quantität und Qualität der *Blasten* dabei eine herausragende Bedeutung hat, müssen sie möglichst exakt definiert werden. Zu den leukämischen Blasten gehören Myeloblasten, Monoblasten und Megakaryoblasten. Die Zellen der Erythropoese werden in der Regel gesondert gezählt, obwohl bei der Erythroleukämie die Erythroblasten die Hauptmasse der leukämischen Zellen ausmachen.

Blasten sind primär als unreife Zellen ohne Differenzierungszeichen definiert. Da einerseits von den französischen Hämatologen schon immer Blasten mit Granula akzeptiert wurden, andererseits bei Leukämien Zellen mit Kern- und Zytoplasmaeigenschaften wie die klassischen Blasten, aber mit einigen Granula auftreten, wurden früher Blasten vom Typ I (ohne Granula) und Blasten vom Typ II (mit einzelnen Granula oder Auer-Stäbchen, ohne perinukläre Aufhellung) akzeptiert (◘ Abb. 11.1).

Jetzt unterscheidet man nur noch Blasten ohne und Blasten mit Granula, die ansonsten identisch sind. Eine Ausnahme bilden die z. T. sehr stark granulierten abnormen Zellen der akuten Promyelozytenleukämie, die ebenfalls den Blasten zugerechnet werden, obwohl sie die Kriterien streng genommen nicht erfüllen. Neben Knochenmark- und Blutausstrichen werden histologische Schnittpräparate benötigt, wenn nicht genügend Material aspiriert werden konnte. Die Standardfärbungen (Pappenheim, Giemsa) dienen der Primärdiagnostik. Zur genaueren Einordnung der Zellen bzw. zur Klassifizierung gehören heute Zytochemie und Immunphänotypisierung (Durchflusszytometrie und/oder Immunhistologie).

Die Erfahrung der letzten Jahre in kooperativen und prospektiven Studien unter Einbeziehung moderner Methoden legt aber eine zukunftsorientierte, prognostische Klassifizierung nahe, welche die Resultate der Therapie sowie den weiteren Verlauf bei den Patienten einbezieht. Damit wird eine stärkere Individualisierung möglich. Diese biologische Klassifizierung bzw. die Einteilung in biologische Entitäten ist durch die Einbeziehung von AML mit Genmutationen auf dem richtigen Weg.

Akute lymphatische Leukämien (▶ Abschn. 14.1) werden heute immunologisch klassifiziert (◘ Tab. 13.1, nach Bene et al. 1995). Morphologie und Zytochemie sind auch bei den ALL Ausgangspunkt der Diagnostik. Immunologisch können 2 Hauptgruppen, die B-Linie und die T-Linie mit Subtypen, klassifiziert werden.

Durch zusätzliche zytogenetische und/oder molekulargenetische Untersuchungen werden prognostische Entitäten definiert. Hierzu gehören die c-ALL mit t(9;22) und die Pro-B-ALL mit t(4;11) mit charakteristischem Immunphänotyp. Neben der Morphologie ist rein morphologisch die Peroxidasetechnik die wichtigste Basismethode zur Einteilung myeloisch/lymphatisch, da Lymphoblasten Peroxidase-negativ sind.

Ein *Liquorbefall* bei akuten Leukämien und bei malignen Non-Hodgkin-Lymphomen (NHL) geht meistens mit klinischen Symptomen einher. Die diagnostische Frage, ob ein Liquorbefall vorliegt, ist für die weitere Therapie bedeutsam, wurde doch die kurative Therapie der akuten lymphatischen Leukämien bei Kindern erst nach Einführung einer Meningeosisprophylaxe möglich. Auch hier wird also speziell bei der ALL das ganze Arsenal der zur Verfügung stehenden Methoden eingesetzt, um die Diagnose und Abgrenzung von reaktiven (entzündlichen) Veränderungen zu ermöglichen. Die Ent-

◘ **Tab. 13.1** Immunologische Klassifizierung der akuten Lymphoblastenleukämien (ALL) nach der EGIL-Klassifikation (Bene et al. 1995)

B-Linien-ALL[a] (CD19+ und/oder CD79a+ und/oder CD22+)		
B I	Pro-B-All	Keine anderen Differenzierungsantigene
B II	Common-ALL (c-ALL)	CD10+
B III	Prä-B-ALL	Zytoplasmatisch IgM+
T-Linien-ALL[b] (zytoplasmatisch/membranständig CD3+)		
T I	Pro-T-ALL	CD7+
T II	Prä-T-ALL	CD2+ und/oder CD5+ und/oder CD8+
T III	Kortikale T-ALL	CD1a+
T IV	Reife T-ALL	Membranständig CD3+, CD1a-
	T-α/β und T-γ/δ	Anti-TCR α/β+, Anti-TCR γ/σ+

ALL akute lymphatische Leukämie, *TCR* T-Zell-Rezeptor, *IgM* Immunglobulin M, *TdT* terminale Desoxyribonukleotidyltransferase
[a]Mindestens 2 von 3 Markern müssen positiv sein. Die meisten Fälle sind TdT-positiv und HLA-DR-positiv.
[b]Die meisten Fälle sind TdT-positiv, HLA-DR- und CD34-negativ; diese Marker werden aber für Diagnose und Klassifizierung nicht berücksichtigt.

scheidung ist aber gerade bei geringem Liquorbefall häufig schwierig, weil die Zellen im Liquor erheblichen Veränderungen unterliegen. Deswegen sollte auch immer ein Vergleich mit den im Blut oder Knochenmark gewonnenen Zellen erfolgen.

13.1 Akute myeloische Leukämien (AML)

Die aktuelle WHO-Klassifikation 2017 für akute myeloische Leukämien unterscheidet verschiedene Hierarchieschritte. Zunächst sollte aufgrund der Anamnese entschieden werden, ob es sich um eine *de novo* AML oder eine therapieinduzierte AML (t-AML) handelt.

Bei den therapieinduzierten AML und MDS (t-AML, t-MDS) wird die vorausgegangene Therapie (Strahlen- +/− Chemotherapie) bei der Diagnose nicht spezifiziert. Je nach dem Prozentsatz der Blasten diagnostiziert man dann entweder ein t-MDS oder eine t-AML.

Zur stufenweisen Diagnostik, die es ermöglicht, im aktuellen Fall sofort therapeutisch zu reagieren, sind die durch immunologische Befunde ergänzten morphologischen Kriterien der WHO-Klassifikation wichtig.

WHO-Kriterien

Kriterien für die Diagnose einer **AML mit Myelodysplasie-abhängigen Veränderungen (AML-MRC)** sind
- ≥20 % Blasten im Blut oder Knochenmark
- *und* eines der folgenden Kriterien:
  - Vorgeschichte eines myelodysplastischen Syndroms oder einer myelodysplastischen/myeloproliferativen Neoplasie
  - mit MDS verknüpfte zytogenetische Anomalien (Tab. 13.2)
  - Multiliniendysplasie
- *und* Ausschluss der folgenden beiden Kriterien:
  - vorausgegangene zytotoxische oder Radio-Therapie für eine unabhängige Krankheit
  - wiederkehrende zytogenetische Anomalien, wie sie bei AML mit wiederkehrenden genetischen Anomalien beschrieben sind

WHO-Klassifizierung von AML und verwandten Vorläufer-Neoplasien (2017)
- I: AML mit wiederkehrenden genetischen Anomalien (▶ Kap. 13.1.1 – 13.1.8.4)
- II: AML mit Myelodysplasie-abhängigen Veränderungen (▶ Kap. 13.1.9)
- III: Therapiebedingte myeloische Neoplasien (▶ Kap. 13.1.10)
- IV: AML ohne andere Einordnungsmöglichkeiten (▶ Kap. 13.1.11 – 13.1.11.3)
- V: Myelosarkom (▶ Kap. 13.1.12)
- VI: Myeloproliferation assoziiert mit Down-Syndrom (▶ Kap. 13.1.13)

Tab. 13.2 Zytogenetische Anomalien, die ausreichen, um eine AML mit Myelodysplasie-abhängigen Veränderungen zu diagnostizieren, wenn im peripheren Blut oder Knochenmark ≥20 % Blasten vorhanden sind und eine vorangegangene Therapie ausgeschlossen wurde

Komplexer Karyotyp (≥3 Anomalien)	
Unbalancierte Anomalien	−7/del(7q)
	del(5q)/t(5q)
	i(17q)/t(17p)
	−13/del(13q)
	del(11q)
	del(12p)/t(12p)
	idic(X)(q13)
Balancierte Anomalien	t(11;16)(q23.3;p13.3)
	t(3;21)(q26.2;q22.1)
	t(1;3)(p36.3;q21.2)
	t(2;11)(p21;q23.3)
	t(5;12)(q32;p13.2)
	t(5;7)(q32;q11.2)
	t(5;17)(q32;p13.2)
	t(5;10)(q32;q21)
	t(3;5)(q25.3;q35.1)

In den folgenden Abschnitten werden die Besonderheiten der einzelnen Subtypen beschrieben.

13.1.1 AML mit t(8;21)(q22;q22); *RUNX1-RUNX1T1*

Diese Gruppe umfasst ca. 5 % der AML, meistens handelt es sich um jüngere Patienten. Sie entspricht morphologisch weit überwiegend einer AML mit Ausreifung. Zytologisch findet man im typischen Fall große Blasten mit reichlich basophilem Zytoplasma und einer perinukleären Aufhellung. Vereinzelt sieht man sehr grobe Granula (Pseudo-Chediak-Higashi-Granula) und einzelne lange und dünne Auer-Stäbchen, am besten erkennbar nach Peroxidasefärbung. Im peripheren Blut kommen vorwiegend kleinere Blasten vor. Dysplastische Veränderungen der Kerne der Granulopoese (u. a. Pseudo-Pelger) und Zytoplasmaveränderungen sind regelmäßig vorhanden (Abb. 13.1, 13.2 und 13.3). Nicht selten sind Zellen der eosinophilen Reihe vermehrt, ihnen fehlen allerdings die zytologischen und zytochemischen Anomalien der Eosinophilen bei Chromosom-16-Anomalien (abnorme Granula, Chloracetatesterase-positiv) (Abb. 13.2c, d, e). Monozyten sind nur spärlich vorhanden oder fehlen ganz. Erythroblasten und Megakaryozyten sind meistens unauf-

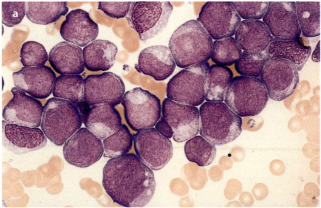
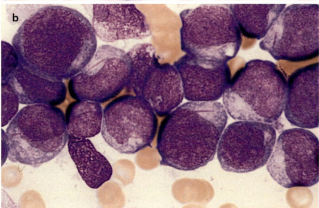
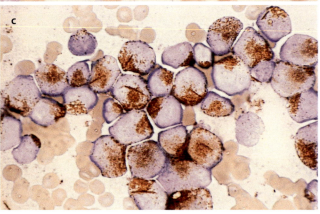

Abb. 13.1 AML mit t(8;21), *RUNX1-RUNX1T1*. **a** Blasten, die überwiegend keine Differenzierungszeichen aufweisen; im Zytoplasma einiger Zellen sieht man aber lange, dünne Auer-Stäbchen. **b** Starke Vergrößerung desselben Ausstrichs. Links und rechts oberhalb und rechts unterhalb der Mitte sieht man lange, dünne Auer-Stäbchen im Zytoplasma. **c** Wie in **a** und **b**. Peroxidasenachweis: Sehr deutlich v. a. kernnah akzentuierte Reaktion mit deutlich erkennbaren Auer-Stäbchen. Bei diesem Patienten wurde die t(8;21) nachgewiesen

fällig. Gewebsmastzellen können manchmal vermehrt sein (◘ Abb. 13.4a–d; ▶ Abschn. 8.3).

- **Immunologie**

Es wird eine Population von Blasten mit stark exprimierten CD34, mit HLA-DR, MPO und CD13, aber schwacher Expression von CD33 gefunden. Häufig werden die lymphatischen Marker CD19 und PAX5, auch CD79a koexprimiert. In einem Teil der Fälle wird CD56 nachgewiesen, zum Teil auch TdT.

- **Genetik**

Neben der t(8;21) zeigen >70 % der Patienten zusätzliche chromosomale Anomalien, z. B. den Verlust eines Geschlechtschromosoms oder die del(9q) mit Verlust von 9q22. Mutationen von *KIT* kommen in ca. 20–25 % der Fälle vor.

13.1.2 AML mit inv(16)(p13q22) oder t(16;16)(p13;q22); *CBFB-MYH11*

Sie wird in ca. 5 bis 8 % aller AML-Fälle, meistens bei jüngeren Patienten, beobachtet. Myelosarkome zu Beginn oder bei Rezidiv können bestehen.

Neben den morphologischen Kriterien der typischen myelomonozytären Leukämie findet man eine unterschiedliche Zahl abnormer Eosinophiler (meistens vermehrt, aber auch <5 %, manchmal schwer zu finden) in allen Reifungsstufen. Die abnormen Granula sind meistens größer, unregelmäßig geformt (im Gegensatz zu den gleichförmigen normalen eosinophilen Granula), purpurfarben bis dunkelviolett, in sehr unreifen Vorstufen fast schwarz (◘ Abb. 13.5, 13.6, 13.7 und 13.8). Die Naphthol-AS-D-Chloracetatesterasereaktion, die in normalen Eosinophilen negativ ist, ist hier vor allem in unreifen Vorstufen, in geringerem Grad auch in reifen Eosinophilen positiv. Auer-Stäbchen kommen in Myeloblasten, selten auch in reiferen Granulozyten vor. Die monozytäre Reihe ist wie üblich positiv für die unspezifische Esterasereaktion, zum Teil aber schwächer ausgeprägt als bei klassischen myelomonozytären oder monozytären Leukämien. Im peripheren Blut findet man nur selten abnorme Eosinophile (◘ Abb. 13.5h).

- **Immunologie**

Neben unreifen Blasten mit CD34 und CD117 kommen Blasten mit granulozytärer Differenzierung (CD13, CD33, CD15, CD65, MPO) sowie monozytär differenzierte Formen (CD14, CD4, CD11b, CD11c, CD64, CD36 und Lysozym) vor. Häufig ist eine Koexpression von CD2 mit myeloischen Markern nachweisbar.

- **Genetik**

Meistens findet man die inv(16), seltener die t(16;16) (◘ Abb. 13.8). Gelegentlich wird zytogenetisch keine Chromosom-16-Anomalie bei typischer Morphologie gefunden, in diesen Fällen kann man molekulargenetisch trotzdem *CBFB-MYH11* nachweisen. Sekundäre zytogenetische Anomalien werden bei ca. 40 % der Patienten gefunden: +22, +8, del(7q) oder +21. In sehr seltenen Fällen von AML oder CML, bei denen sowohl eine inv(16) als auch eine t(9;22) gefunden wird, handelt es sich meistens um eine akzelerierte Phase oder einen Blastenschub von CML.

13.1 · Akute myeloische Leukämien (AML)

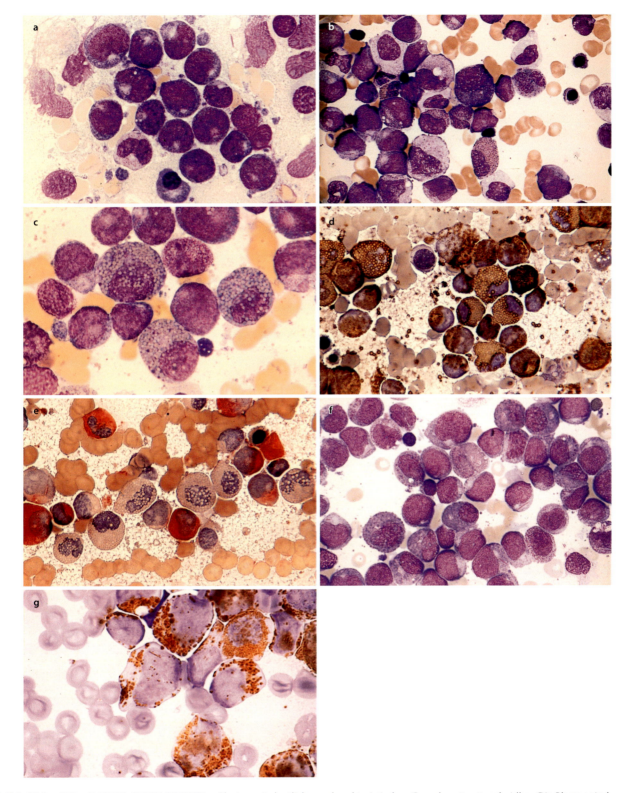

◘ **Abb. 13.2** AML mit t(8;21), *RUNX1-RUNX1T1*. **a** Blasten mit deutlich basophilem Zytoplasma und einer charakteristischen perinukleären Aufhellung (Golgi-Zone). Links unten 1 atypisch ausreifende Zelle. Dabei kommt ebenfalls die t(8;21) vor. **b** AML mit deutlich dysplastischer Ausreifung. Im Blickfeld einige Eosinophile. **c** AML mit Ausreifung und mit Eosinophilie. Abgebildet sind 3 eosinophile Vorstufen mit einzelnen blauen bis violetten (unreifen) und blassen (ausreifenden Granula), die sich aber von den Eosinophilen bei inv(16) unterscheiden. **d** Wie in **c**. Peroxidasereaktion. Die Eosinophilen sind durch die charakteristischen Granula gut unterscheidbar. Die Blasten sind ebenfalls positiv. **e** CE-Reaktion. Die Enzymaktivität (rot) ist nur in Neutrophilen nachweisbar. Die Eosinophilen sind alle negativ (im Gegensatz zu inv(16)). **f** Anderer Fall von AML mit Ausreifung und Eosinophilie. Rechts von der Mitte Blast mit Auer-Stäbchen. Bei dieser morphologischen Variante wird ebenfalls die t(8;21) gefunden. **g** AML mit Eosinophilie. Peroxidasereaktion. Auer-Stäbchen über dem Kern der Zelle in der Mitte (Eosinophiler?)

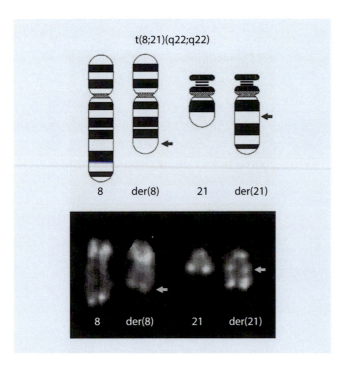

Abb. 13.3 Schematische Darstellung und partieller Karyotyp der Translokation t(8;21)(q22;q22), die vorwiegend bei AML mit Ausreifung beobachtet wird

13.1.3 Akute Promyelozytenleukämie mit t(15;17)(q22;q12); *PML-RARA*

Dieser Subtyp (akute Promyelozytenleukämie, APL) tritt bei 5 bis 8 % der AML-Fälle auf, besonders bei Patienten in mittlerem Alter. Klinisch imponiert häufig eine disseminierte intravaskuläre Gerinnung (DIC).

Bei der klassischen APL ist das Zytoplasma angefüllt von dicht gepackten oder sogar zusammenfließenden großen Granula, diese sind manchmal rot oder purpurfarben, zum Teil leuchtend rot. Manchmal wird die Zellgrenze durch die Granula überdeckt. Einige Zellen sind angefüllt mit feinen, staubähnlichen Granula. Charakteristische Zellen enthalten Bündel von Auer-Stäbchen (Faggot-Zellen), sie sind in den meisten Fällen vorhanden, es gibt aber auch Blasten mit nur einzelnen Auer-Stäbchen (Abb. 13.9). Die Auer-Stäbchen sind meist größer als bei anderen AML-Formen, elektronenmikroskopisch zeigen sie eine besondere Struktur.

Die mikrogranuläre (hypogranuläre) Variante der akuten Promyelozytenleukämie ist dadurch charakterisiert, dass die Zellen nur wenige oder gar keine Granula aufweisen und vorherrschend bilobäre Kerne besitzen (Abb. 13.10). Bei der mikrogranulären Variante ist die Leukozytenzahl häufig deutlich erhöht bei einer raschen Verdopplungszeit. Elektronenmikroskopisch erkennt man reichlich feine Granula. Meistens findet man im Knochenmarkausstrich einige typische hypergranuläre Formen oder Zellen mit Auer-Bündeln.

Die Peroxidasereaktion ist bei beiden morphologischen Formen von APL immer stark positiv, die unspezifische Esterasereaktion schwach in etwa 25 % der Fälle. Im peripheren Blut finden sich bei der klassischen APL häufig eine Leukozytopenie und nur gelegentlich typische leukämische Promyelozyten.

Nach Therapie mit all-trans-Retinsäure (ATRA) und/oder Arsentrioxid reifen leukämische Zellen aus (Abb. 13.13 und 13.14), was man u. a. an verbliebenen Auer-Stäbchen in reifen Granulozyten erkennen kann (Abb. 13.14d, e). Die PCR ist dann meist noch stark positiv, was nicht als Therapieversagen gewertet werden darf.

- **Immunologie**

HLA-DR ist gering exprimiert oder fehlt ganz, das gleiche trifft auf CD34, CD11a, CD11b und CD18 zu. CD33 ist deutlich exprimiert, CD13 unterschiedlich stark. CD15 und CD65 sind negativ oder schwach exprimiert. Bei der mikrogranulären Morphologie oder dem bcr3-Transkript des *PML-RARA*-Gens wird häufig CD34 und CD2 exprimiert, >20 % der akuten Promyelozytenleukämien sind CD56-positiv.

- **Genetik**

Seltene Fälle ohne klassische t(15;17) (Abb. 13.16) zeigen komplexe, variante Translokationen, an denen die Chromosomen 15 und 17 sowie weitere Chromosomen beteiligt sind. Ferner finden sich selten submikroskopische Insertionen von Anteilen des *RARA*-Gens in das *PML*-Gen bzw. von Anteilen des *PML*-Gens in das *RARA*-Gen. Man nennt dies *kryptische* oder *maskierte t(15;17)*. Es bestehen keine morphologischen Unterschiede zu typischen Fällen. Sekundäre zytogenetische Anomalien treten in etwa 40 % der APL-Fälle auf, +8 ist am weitesten verbreitet. Die *FLT3*-Mutation ist am häufigsten verbunden mit höheren Leukozytenzahlen, mikrogranulärer Morphologie und bcr3-Bruchpunkt von *PML*.

- - **Variante *RARA*-Translokationen**

Bei einer kleinen Gruppe, die morphologisch wie APL imponiert, zeigt die Zytogenetik variante Fusionspartner wie z. B. *ZBTB16* (früher *PLZF*) auf 11q23, das *NUMA1*-Gen, *NPM1* auf 5q35 und *STAT5B* auf 17q21.

Einige APL-Varianten wie t(11;17)(q23;q12) mit *ZBTB16-RARA*- und Fälle mit *STAT5B-RARA*-Fusion sind resistent gegen ATRA, während APL mit t(5;17)(q35;q12) auf ATRA anzusprechen scheint. Fälle mit diesen Varianttranslokationen sollten als AML mit varianter *RARA*-Translokation diagnostiziert werden.

13.1.4 AML mit t(9;11)(p22;q23); *KMT2A-MLLT3*

Bei diesem Subtyp handelt es sich zytologisch meistens um monozytäre Formen. Bei Kindern ist er mit 9 bis 12 % relativ häufig, bei Erwachsenen eher selten (2 % der AML). Die Patienten können eine disseminierte intravaskuläre Gerinnung zeigen, es

13.1 · Akute myeloische Leukämien (AML)

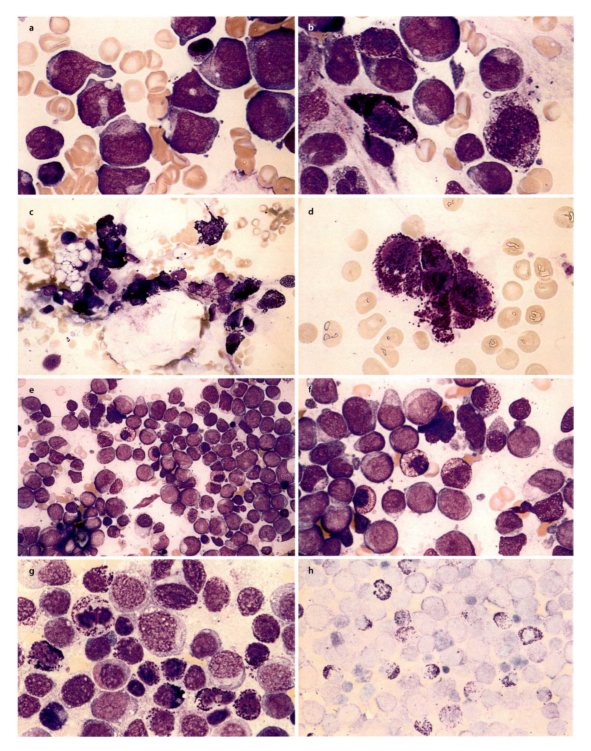

◘ **Abb. 13.4** AML mit t(8;21) und Vermehrung von Gewebsmastzellen oder basophilen Granulozyten. **a** Knochenmark bei AML mit t(8;21). Im Zytoplasma von 2 Blasten links von der Mitte und 1 rechts oben sind lange, dünne Auer-Stäbchen zu sehen. **b** Wie in **a** mit 3 Gewebsmastzellen. Rechts jüngere Form mit relativ wenig Granula. **c** Zytopenisches Knochenmark desselben Patienten wie in **a** nach Chemotherapie. Die Blasten sind verschwunden, im Bereich des Markbröckelchens sieht man reichlich Gewebsmastzellen. **d** Stärkere Vergrößerung einer Gruppe von Gewebsmastzellen nach Chemotherapie. Gewebsmastzellvermehrung wird bei einem geringen Prozentsatz der Patienten mit AML, Subtyp AML mit t(8;21) beobachtet. **e** AML mit t(6;9). Atypisch erscheinende basophile Granulozyten neben Blasten. **f** Wie in **e** bei starker Vergrößerung. Die atypischen Basophilen mit vorwiegend feinen Granula sind nach Toluidinblaufärbung metachromatisch. **g** Anderer Fall mit sehr starker Basophilenvermehrung. Links oben Basophilenmitose. Keine t(6;9) nachweisbar. **h** Wie in **g**. Toluidinblaufärbung zum Nachweis der metachromatischen Reaktion der basophilen Granulozyten. **i** Schema und partieller Karyotyp der Translokation t(3;12)(q26;p13), die bei AML und MDS beobachtet wird. Veränderungen des kurzen Arms von Chromosom 12 (12p) sind – wie die Translokation t(6;9) – teilweise mit der Vermehrung von basophilen Granulozyten im Knochenmark verbunden. Vermehrung von basophilen Granulozyten findet man außer bei t(6;9) (siehe partieller Karyotyp in **i**) auch bei Veränderungen am kurzen Arm des Chromosoms 12 (12p), aber auch gelegentlich ohne erkennbare Anomalien und bei myelomonozytärer AML

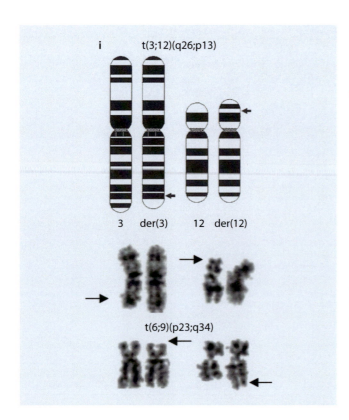

◘ Abb. 13.4 (Fortsetzung)

gibt extramedulläre monozytäre Sarkome und Gewebeinfiltrate speziell in der Gingiva und der Haut. Es besteht eine starke Assoziation zwischen der monozytärmonoblastären und myelomonozytären Leukämie und der t(9;11). Monoblasten und Promonozyten herrschen typischerweise vor. Sie werden zusammen als „Blasten" gezählt bei dieser AML, ebenso wie bei der Blastenzählung der CMML. Monoblasten sind große Zellen mit reichlich Zytoplasma, mäßig bis intensiv basophilem oder graublauem Plasma, die nicht selten Pseudopodien besitzen: „geschwänztes" Zytoplasma. Verstreute, feine, azzurophile Granula und Vakuolen können vorhanden sein. Monoblasten haben meistens runde Kerne mit feinem Chromatin und einem oder mehreren großen prominenten Nucleoli. Monoblasten und Promonozyten sind üblicherweise sehr stark unspezifische-Esterase-positiv, Monoblasten sind darüber hinaus meistens Peroxidase-negativ (◘ Abb. 13.18 und 13.19).

- **Immunologie**

CD33, CD65, CD4 und HLA-DR sind meistens deutlich positiv (vor allem bei Kindern), während CD13, CD34 und CD14 in der Regel nur gering exprimiert werden. Der überwiegende Teil der AML mit 11q23-Anomalien exprimieren das NG2-Molekül, das mit dem monoklonalen Antikörper 7.1 reagiert. Die meisten Fälle exprimieren einige Marker, die mit der monozytären Reifung korrelieren, zum Beispiel CD14, CD4, CD11b, CD11c, CD64, CD36 und Lysozym.

- **Genetik**

Die t(9;11) mit *MLLT3 (AF9)* ist die häufigste *KMT2A* (früher *MLL*)-Translokation bei AML (◘ Abb. 13.17) und repräsentiert eine distinkte Entität. Sekundäre zytogenetische Anomalien finden sich häufig bei t(9;11), vor allem +8, ohne Einfluss auf die Überlebenszeit.

- - **Variante *KMT2A*-Translokationen**

Mehr als 80 verschiedene Translokationen mit *KMT2A* wurden bisher bei Kindern und Erwachsenen gefunden, davon sind bisher mehr als 50 Translokationen mit Partnergenen charakterisiert. Die häufigsten sind *MLLT2 (AF4)* bei ALL und *MLLT3 (AF9)*. Andere wie *MLLT1 (ENL)*, *MLLT10 (AF10)* und *MLLT4 (AF6)* und *ELL* führen meistens zu einer AML. Bis zu einem Drittel der *KMT2A*-Translokationen bei AML werden mit konventioneller Zytogenetik nicht erfasst, so dass man FISH oder andere molekulare Untersuchungen zur Identifizierung benötigt. AML mit diesen Fusionen sind meistens myelomonozytär oder monozytär. Man sollte heute die Diagnose spezifizieren und sich nicht auf die Bezeichnung „AML mit 11q23-Anomalie" beschränken. Ein Beispiel für eine AML mit einer *KMT2A-MLLT1*-Fusion ist die AML mit t(11;19)(q23;p13.3).

13.1.5 AML mit t(6;9)(p23;q34); *DEK-NUP214*

Bei diesem Subtyp handelt es sich um akute myeloische Leukämien mit oder ohne monozytäre Beteiligung. Häufig sind die Basophilen vermehrt, es besteht meistens eine Multiliniendysplasie. Bei Erwachsenen und Kindern beträgt die Häufigkeit 0,7 bis 1,8 %, das mediane Erkrankungsalter liegt bei Kindern bei 13, bei Erwachsenen bei 35 Jahren. Morphologisch kommen alle Subtypen außer APL, AML mit inv(16), *CBFB-MYH11* oder akute Megakaryoblastenleukämie vor, wobei AML mit Ausreifung und akute myelomonozytäre Leukämien am häufigsten sind. Auer-Stäbchen werden bei ca. einem Drittel der Patienten gefunden, die Blasten beinhalten meistens Peroxidase, die unspezifische Esterase ist unterschiedlich ausgeprägt. Es gibt keine spezifischen Kennzeichen der Blasten. Im Knochenmark und Blut findet sich bei ungefähr 50 % der Patienten mit t(6;9) eine Basophilie (>2 %) (◘ Abb. 13.4e, f, i). Einige Fälle entsprechen mit einem Blastenanteil von <20 % einem MDS. Immunologisch handelt es sich um einen unspezifischen myeloischen Immunphänotyp.

- **Genetik**

Meistens besteht die t(6;9) allein, einige Patienten haben einen komplexen Karyotyp. *FLT3*-ITD ist häufig vorhanden (70–80 %).

13.1.6 AML mit inv(3)(q21q26.2) oder t(3;3)(q21;q26.2); *GATA2, MECOM*

Es handelt sich bei diesem Subtyp um *de novo* oder aus MDS entstandene AML-Fälle. Häufig ist eine normale oder erhöhte Thrombozytenzahl nachweisbar. Im Knochenmark sieht man vermehrt atypische Megakaryozyten mit einem

13.1 · Akute myeloische Leukämien (AML)

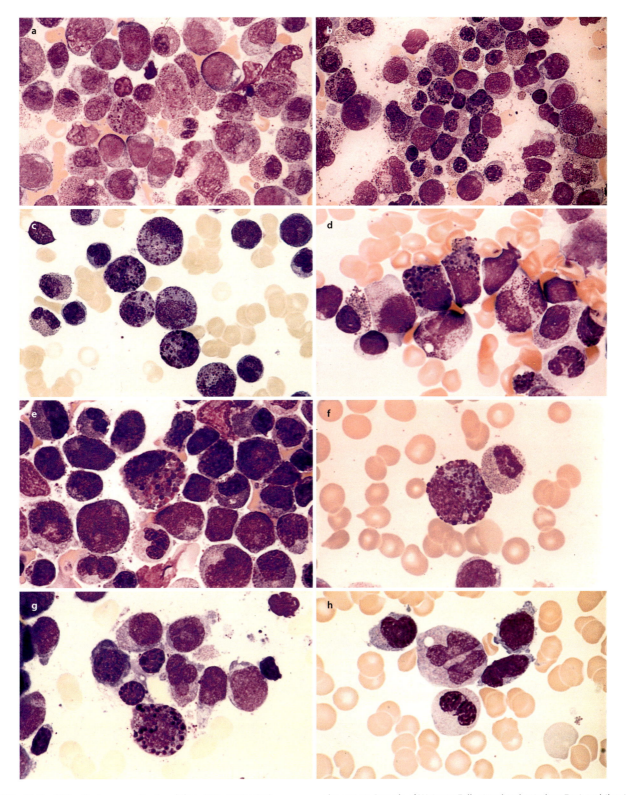

Abb. 13.5 AML mit abnormen Eosinophilen. AML mit inv(16), *CBFB-MYH11*. **a** In diesem Knochenmarkausstrich sieht man neben Vorstufen der Granulozytopoese, Monozytopoese sowie Blasten einen hohen Anteil von Eosinophilen, die z. T. (links und rechts der Mitte) abnorme dunkelpurpurviolette Granula enthalten. Daneben finden sich reife Eosinophile mit z. T. sehr kleinen Granula. **b** Anderer Fall mit besonders vielen abnormen Eosinophilen, die nach Pappenheim-Färbung leicht mit Basophilen verwechselt werden können. Sie zeigen aber keine metachromatische Reaktion nach Toluidinblaufärbung. **c** Anderer Fall mit vielen abnormen Eosinophilen. Beachte die Polymorphie der abnormen Granula. **d** Weiterer Fall mit 2 dysplastischen Eosinophilen in der Mitte. **e** In der Mitte hochgradig dysplastische Granula. Für die Diagnose ist 1 solche Zelle ausreichend. **f** Hochgradig abnormer unreifer Eosinophiler sowie 1 Eosinophiler mit sehr feinen Granula. **g** Abnormer Eosinophiler (unten) neben einer Gruppe von Monozyten und links 3 Erythroblasten. **h** Blutausstrich bei AML mit inv(16), *CBFB-MYH11*. Oben 3 sehr kleine Monozyten sowie ein Monozyt mit abnormer Kernstruktur. Darunter eine Pseudo-Pelger-Form eines Neutrophilen. Im Blutausstrich findet man nur selten abnorme Eosinophile. Zur Sicherung der Diagnose ist unbedingt die Knochenmarkuntersuchung notwendig

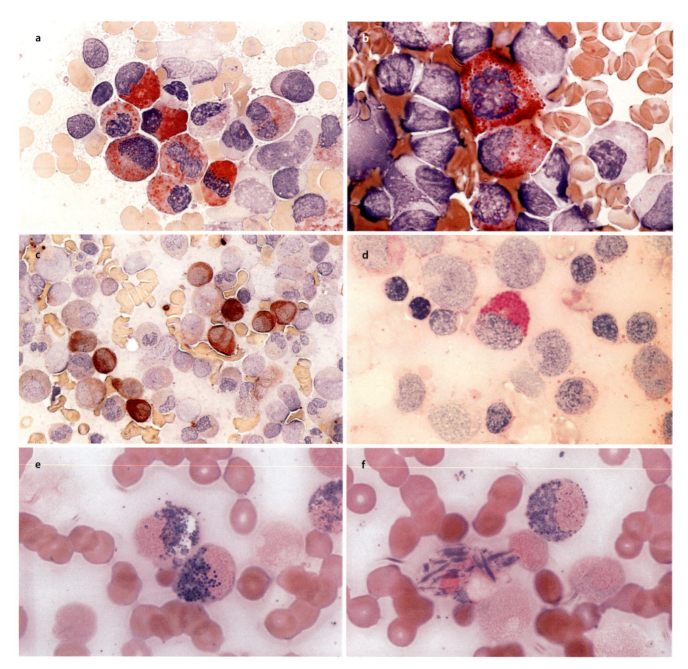

Abb. 13.6 Zytochemische Befunde bei AML mit inv(16), *CBFB-MYH11*. **a** Der wichtigste Befund ist der Nachweis von CE in den Granula der abnormen Eosinophilen, zumindest in einem Teil der Zellen. Dieser Befund unterscheidet die abnormen Eosinophilen der AML mit inv(16), *CBFB-MYH11* von reaktiven Zuständen, auch von Eosinophilen bei anderen Leukämien, z. B. bei AML mit Ausreifung und Eosinophilenvermehrung. Eine Ausnahme besteht bei „reiner" akuter Eosinophilenleukämie. Man sieht auf dieser Abb., dass ein wechselnder Anteil der abnormen eosinophilen Granula positiv ist. Oben links 1 eosinophiler Myelozyt mit 100 % positiven großen Granula. **b** Von oben nach unten in der Mitte 3 abnorme Eosinophile mit CE-Reaktion. **c** Unspezifische Esterasereaktion bei AML mit inv(16), *CBFB-MYH11* im Knochenmark. Hier zeigen die Monozyten die übliche starke diffuse Reaktion. Es gibt aber nicht selten Fälle von AML mit inv(16), *CBFB-MYH11* mit nur geringer Esteraseaktivität im Gegensatz zur myelo-monozytären oder zur monozytären AML ohne abnorme Eosinophile. **d** PAS-Reaktion. Die abnormen Granula können PAS-positiv sein. Dieser Befund ist zwar charakteristisch, aber nicht spezifisch. **e, f** Adam-Reaktion. Diese Reaktion zum Tryptophannachweis ist im Blut und Knochenmark nur in eosinophilen Granula positiv. Sie ist damit zur Identifizierung der Eosinophilen am besten geeignet. Man sieht, dass die abnormen Granula und z. T. auch die Charcot-Leyden-Kristalle, die aus eosinophilen Granula entstehen (**f**), positiv sind

oder zwei häufig kleineren runden Kernen, verbunden mit einer Multilineagedysplasie (Abb. 13.20). Der Subtyp betrifft 1 bis 2 % der AML-Fälle, vorwiegend Erwachsene, sein Verlauf ist üblicherweise ungünstig. Klinisch ist der Verlauf sehr ähnlich dem eines MDS mit inv(3), so dass hier zu überlegen wäre, ob der Grenzwert von 20 % Blasten bei dieser biologischen Entität sinnvoll ist.

Morphologie, Zytochemie

Im peripheren Blut erkennt man dysplastisch ausreifende Granulozyten mit oder ohne Blastenvermehrung. Die

13.1 · Akute myeloische Leukämien (AML)

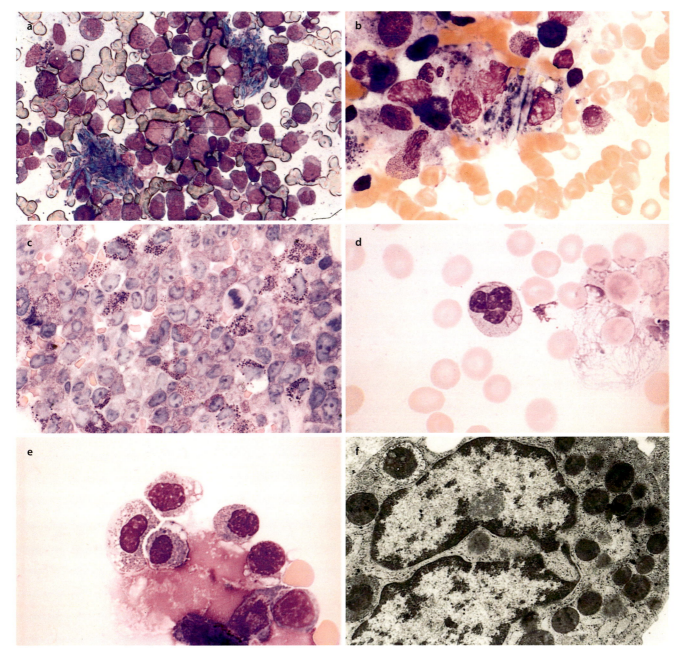

Abb. 13.7 Weitere Befunde bei AML mit inv(16), *CBFB-MYH11*. **a, b** Im Knochenmark findet man bei hohem Eosinophilenanteil nicht selten Makrophagen, die Charcot-Leyden-Kristalle enthalten, welche aus eosinophilen Granula entstehen. **a** Knochenmarkausstrich bei AML mit inv(16), *CBFB-MYH11*. 2 Makrophagen, die mit hier blau aufleuchtenden Charcot-Leyden-Kristallen überladen sind. **b** Einzelne hier helle Charcot-Leyden-Kristalle in einem leicht zerdrückten Makrophagen, der zusätzlich bläuliches Material (phagozytierte Granula?) enthält. **c** Histologischer Schnitt einer AML mit inv(16), *CBFB-MYH11*. Man kann sehr gut die unreifen (blau-violett) und reifen (rötlich) Granula der Eosinophilen erkennen. Giemsa-Färbung. **d** Blutausstrich. Auch bei AML mit inv(16), *CBFB-MYH11* findet man manchmal in den Zellen des Knochenmarks und selten im peripheren Blut Auer-Stäbchen. **e** Bei AML mit inv(16) kann es zu meningealem Befall kommen. In diesem Fall wurden im Rezidiv Eosinophile im Liquor gefunden. **f** Elektronenmikroskopischer Befund eines abnormen Eosinophilen. Man sieht im Zytoplasma überwiegend eosinophile Progranula. Links oben eine kondensierte Vakuole, die sich in eosinophile Progranula entwickelt. Das kristalloide Internum als typisches Merkmal der reifen eosinophilen Granula ist nicht eindeutig zu erkennen. Die kleinen dunklen Granula intergranulär im Zytoplasma und im hellen Saum der kondensierten Vakuole links oben entsprechen Glykogen. **g** Zum Vergleich normaler Eosinophiler. Die Granula enthalten typische kristalloide Einschlüsse

Thrombozyten können als Riesenformen auftreten oder auch hypogranulär sein, nicht selten sieht man nackte Megakaryozytenkerne. Alle morphologischen Subtypen außer akuter Promyelozytenleukämie und AML mit inv(16) kommen vor, am häufigsten AML ohne Ausreifung und akute myelomonozytäre Leukämien. Ca. ein Drittel aller Patienten mit dieser genetischen Aberration hat <20 % Blasten, was weiterhin den Diagnosekriterien für ein MDS entspricht und nicht automatisch zur Diagnose AML führt. Eine Multiliniendysplasie ist häufig mit dem Auftreten deutlich atypischer Megakaryozyten verbunden: normale oder erhöhte Zahl im Knochenmark mit vielen kleinen ein- oder speziell zweiker-

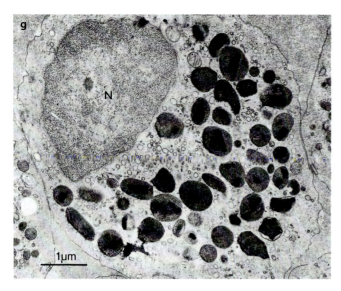

◘ Abb. 13.7 (Fortsetzung)

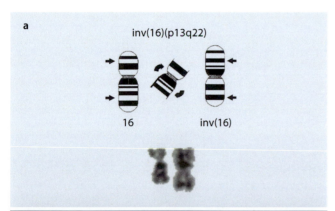

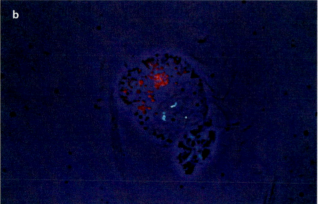

◘ Abb. 13.8 Inversion 16. a Schematische Darstellung und partieller Karyotyp der Inversion inv(16)(p13q22), die bei AML mit inv(16), *CBFB-MYH11* beobachtet wird. Die *Pfeile* markieren die Bruchpunkte. b FISH-Technik zum Nachweis der Inversion inv(16) in Interphasezellen. Man sieht rot aufleuchtende eosinophile Granula im Zytoplasma und über dem Kern ein Signal (blaugrüner Punkt rechts unten) des normalen Chromosoms 16 sowie ein zweigeteiltes Signal (2 Gruppen von kleinen Punkten links) des invertierten Chromosoms 16 (aus Haferlach et al. 1996)

nigen Formen und anderen Dysplasien. Oftmals findet man auch eine dysplastische Erythropoese und Granulozytopoese. Eosinophile, Basophile und Gewebsmastzellen können vermehrt sein. Einige Fälle imponieren als hypozelluläre AML, eine Knochenmarkfibrose kann vorkommen.

- **Immunologie**

Es findet sich ein myeloischer Immunphänotyp, bei einigen Fällen wird CD7 aberrant koexprimiert.

- **Genetik**

Als weitere Aberration kommt bei ca. 50 % der Patienten eine Monosomie 7 vor, seltener werden 5q-Deletionen und ein komplexer Karyotyp diagnostiziert. Molekulargenetisch wurde entdeckt, dass hier das Onkogen *MECOM* auf 3q26.2 beteiligt ist. Die inv(3) (◘ Abb. 13.20c) repositioniert einen distalen *GATA2*-Enhancer, was einerseits zur *MECOM*-Aktivierung und gleichzeitig zur *GATA2*-Haploinsuffizienz führt.

13.1.7 AML (megakaryoblastisch) mit t(1;22)(p13;q13); *RBM15-MKL1*

Dieser Subtyp betrifft <1 % der AML bei Kindern, er tritt praktisch nur bei Kleinkindern vor dem 3. Lebensjahr, meistens in den ersten 6 Monaten auf, Mädchen sind vorwiegend befallen. Bei Down-Syndrom ist er ausgeschlossen.

Morphologisch entspricht der Subtyp dem Bild der üblichen Megakaryoblastenleukämie, daneben kommen auch Mikromegakaryozyten vor. Dysplasien von Erythropoese und Granulozytopoese fehlen meistens. Eine Kollagen- und Retikulinfibrose ist im überwiegenden Teil der Fälle vorhanden. Wenn zu wenig Material aspiriert wird, ist eine Biopsie erforderlich.

- **Immunologie**

CD41 und CD61 sind positiv, CD42 nur selten. CD13 und CD33 können positiv sein, CD34, CD45 und HLA-DR sind häufig negativ. CD36 ist charakteristischerweise positiv. Anti-MPO ist negativ, ebenso die lymphatischen Marker und TdT.

- **Genetik**

t(1;22) ist meistens isoliert vorhanden (◘ Abb. 13.21).

13.1.8 AML mit Genmutationen

Es werden zwei eigene, nur molekular definierte Entitäten (AML mit *NPM1* und AML mit biallelischer *CEBPA*-Mutation) sowie seit WHO 2017 zwei neue *provisorische* molekular definierte Subtypen (AML mit *BCR-ABL1*-Fusion und AML mit *RUNX1*-Mutation) unterschieden.

13.1 · Akute myeloische Leukämien (AML)

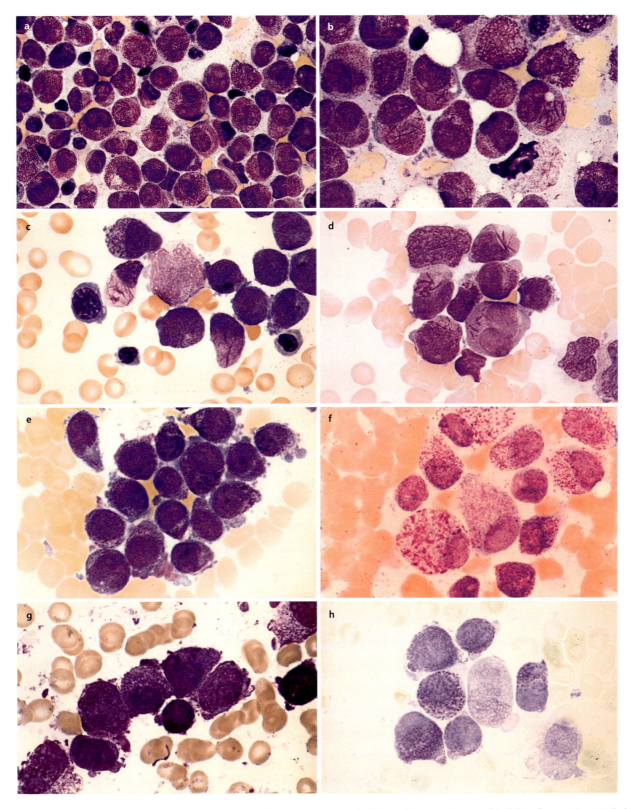

Abb. 13.9 Akute Promyelozytenleukämie (APL) mit t(15;17), *PML-RARA*. **a** Knochenmarkausstrich mit stark granulierten atypischen Promyelozyten und Zellen, deren Zytoplasma mit Auer-Stäbchen vollgestopft ist (Faggot-Zellen). **b** Wie in **a**. Starke Vergrößerung der stark granulierten sowie der Zellen mit zahlreichen Auer-Stäbchen. Granula und Auer-Stäbchen können nebeneinander, Auer-Stäbchen auch ohne zusätzliche Granula vorkommen. **c** Links von der Mitte Zelle mit Auer-Stäbchen und hellem ungranuliertem Zytoplasma. **d** Drei atypische Promyelozyten mit unterschiedlich geformten Auer-Stäbchen. **e** Sogenannte hyperbasophile Variante mit deutlich basophilem Grundplasma und groben Granula. **f** Atypische Promyelozyten mit locker verteilten, ungewöhnlich großen violetten Granula (wie basophiler Promyelozyt). **g** Anderer Fall mit sehr dunkelvioletten Granula. **h** Wie in **g**. Metachromatische Reaktion eines Teils der abnormen Granula. **g** und **h** entsprechen der basophilen Variante der APL. Toluidinblaufärbung

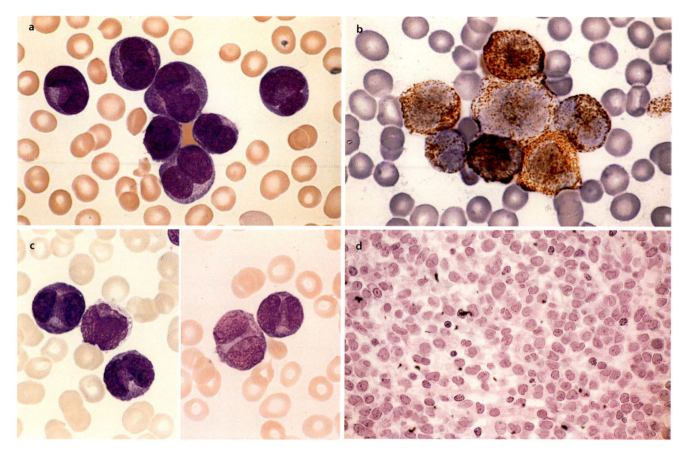

◼ **Abb. 13.10** Akute Promyelozytenleukämie (APL) mit t(15;17)/*PML-RARA*, hier die mikrogranuläre Variante der APL. **a** Typische, überwiegend zweilappige Kerne, scheinbar ungranuliertes Zytoplasma. Bei längerer Suche im Knochenmark findet man dann doch stark granulierte Zellen oder Zellen mit Auer-Stäbchen. **b** Wie in **a**. Peroxidasereaktion. Alle Zellen zeigen eine deutliche granuläre Reaktion. **c** Links und rechts peripheres Blut bei APL, mikrogranuläre Variante mit den typischen zweilappigen oder eingeschnürten Kernen und basophil erscheinendem Zytoplasma, das elektronenmikroskopisch feinste kleine Granula enthält. **d** Histologisches Schnittpräparat bei APL, mikrogranuläre Variante. Man erkennt die monozytoide, häufig zweilappige Form der Kerne, die zu Verwechselungen mit Monozytenleukämie führen kann. In allen Fällen der APL ◼ Abb. 13.9, 13.10, 13.11, 13.12, 13.13, 13.14 und 13.15 ist die Diagnose zytogenetisch durch Nachweis der t(15;17) oder molekulargenetisch durch Nachweis von *PML-RARA* gesichert. HE-Färbung

13.1.8.1 AML mit mutiertem *NPM1*-Gen

Etwa 55 % der Erwachsenen mit AML und normalem Karyotyp haben eine Mutation im Exon 12 des *NPM1*-Gens. Diese AML sind überwiegend myelomonozytärer oder monozytärer Morphologie und sind etwas häufiger bei Frauen als bei Männern. Häufig geht eine *NPM1*-Mutation mit einer *FLT3*-ITD einher. Nach ELN 2017 (H. Döhner et al.) wird jetzt die Kombination *NPM1*+/ *FLT3*-ITD- oder niedriger *FLT3*-ITD-Ratio einer günstigen Prognose zugeordnet.

- **Immunologie**

Die myeloischen Antigene CD13, CD33 und MPO sind positiv, häufig gilt dies auch für CD14, CD11b und CD68. CD34 fehlt. Antikörper gegen NPM1 zum immunhistochemischen Nachweis im Zytoplasma sind verfügbar.

13.1.8.2 AML mit biallelisch mutiertem *CEBPA*

Eine *CEBPA*-Mutation findet sich bei 7 bis 8 % der Erwachsenen mit AML. Dabei handelt es sich meistens um AML mit oder ohne Ausreifung, einige Fälle sind myelomonozytär. Als eigener Subtyp der AML werden nach WHO nur Fälle mit einer biallelischen *CEBPA*-Mutation angesehen, bei denen in der Regel eine Frameshift-Mutation im 5′ Teil des Gens mit einer Deletions-/Insertions-Mutation im 3′ Teil des Gens kombiniert vorliegen. Nur diese sind mit einer sehr günstigen Prognose assoziiert. Als typische Sekundärmutation der biallelischen *CEBPA*-Mutationen finden sich häufig Mutationen im *GATA2*-Gen (ca. 40 %). Die übrigen sogenannten monoallelischen *CEBPA*-Mutationen sind heterogen, kommen mit einer Vielzahl anderer Mutationen, u. a. auch *NPM1*-Mutationen, kombiniert vor und sind prognostisch weniger günstig. Man findet *CEBPA*-Mutationen selten auch als Keimbahn-Mutationen (siehe auch ▶ Kap. 12 AML mit Keimbahn-Prädisposition).

- **Immunologie**

Myeloische Antigene sind vorhanden, meistens sind auch HLA-DR und CD34 positiv. CD7 ist in mehr als 50 % der Fälle nachweisbar.

13.1 · Akute myeloische Leukämien (AML)

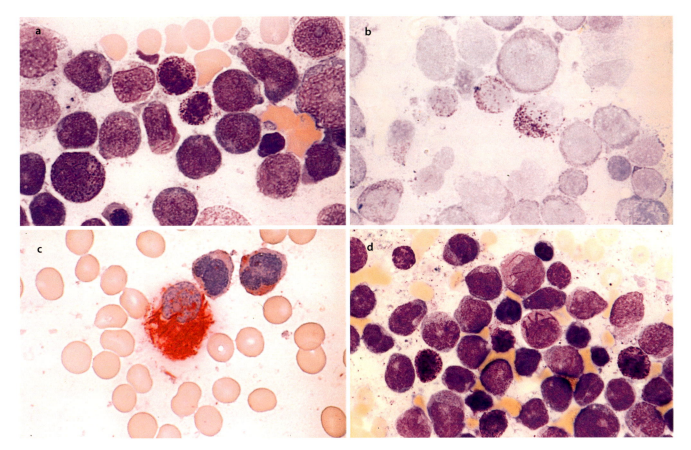

◨ **Abb. 13.11** APL, mikrogranuläre Variante, mit Vermehrung von basophilen Granulozyten. **a** In der Mitte pathologischer Promyelozyt mit Auer-Stäbchen, rechts darüber 2 basophile Granulozyten. **b** Wie in a. Waagerecht in der Mitte 3 basophile Granulozyten. Toluidinblaufärbung. **c** Wie in a. CE-Reaktion. In der Mitte Faggot-Zelle mit zahlreichen positiven Auer-Stäbchen, darüber 2 Blasten mit monozytoiden Kernen mit schwacher diffuser Reaktion. **d** Anderer Fall von APL, mikrogranuläre Variante mit deutlich vermehrten basophilen Granulozyten. Mitte und oben je 1 Zelle mit Auer-Stäbchen, verteilt basophile Granulozyten mit z. T. verwaschenen Granula

13.1.8.3 AML mit *BCR-ABL1* (provisorische Entität)

Es handelt sich dabei um eine sehr seltene Form (<1 %) der *de novo* AML ohne Hinweise auf eine vorherige CML oder eine ALL (nach immunologischer Charakterisierung). Auch MPAL oder AML, therapieinduziert oder mit anderen rekurrenten Aberrationen sind hier nicht gemeint.

Im Gegensatz zur CML-Blastenphase sieht man bei dieser *de novo* AML mit *BCR-ABL1* eher im peripheren Blut eine Leukozytose mit überwiegend Blasten. Im Knochenmark findet sich eher wenig Ausreifung der Granulopoese. Die Zellularität kann niedriger als bei CML in Blastenphase sein, man sieht weniger Basophile und Megakaryozyten. Letztlich bleibt es aber in einigen Fällen offen, ob hier eher die Erstdiagnose einer AML als eine CML-Erstdiagnose in Blastenphase vorliegt.

- **Immunologie**

Es gibt bisher wenig Erfahrung mit dieser Entität. Sicher werden die myeloischen Marker CD13 und CD33 sowie CD34 exprimiert. Häufig findet sich eine aberrante Expression von CD19, CD7 und TdT.

- **Genetik**

Man findet *BCR-ABL1* (meist p210) bzw. in der Zytogenetik die t(9;22)(q34;q11). Zusätzlich kommt häufig ein −7, eine +8 oder ein komplex aberranter Karyotyp vor. Andere typische rekurrente Aberrationen der AML finden sich nicht (im Gegensatz zu den seltenen Beschreibungen ihres Vorkommens bei CML in Blastenphase).

13.1.8.4 AML mit *RUNX1*-Mutation (provisorische Entität)

Es handelt sich dabei um eine *de novo* AML mit ≥20 % Blasten im Knochenmark oder peripherem Blut. Sie wird in 4 bis 16 % aller AML diagnostiziert. Vielfach findet sich die *RUNX1*-Mutation bei AML-MRC und bei t-AML. Deshalb sollte zur Abgrenzung diese provisorische Entität nach WHO nur dann vergeben werden, wenn keine AML mit rekurrenten genetischen Aberrationen, t-AML oder AML-MRC vorliegt. Die Morphologie entspricht meist der der AML ohne andere Einordnungsmöglichkeiten. Viele dieser Fälle sind dabei AML mit minimaler Differenzierung. Man findet aber auch AML mit Differenzierung und AML mit monozytärer Komponente.

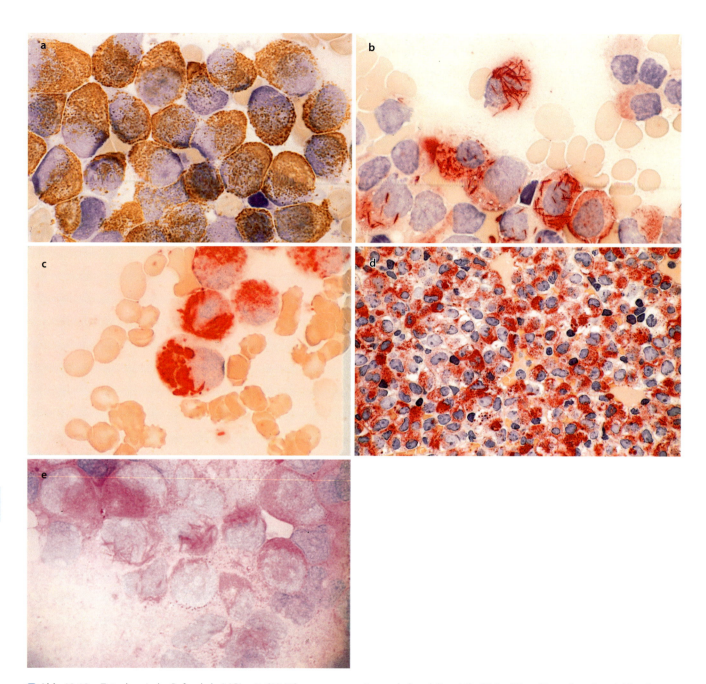

Abb. 13.12 Zytochemische Befunde bei APL mit t(15;17), *PML-RARA*. **a** Immer (!) sehr starke Peroxidasereaktion. Die Auer-Stäbchen werden dabei häufig überlagert. **b** CE-Reaktion. Die Auer-Stäbchen sind dabei besonders gut dargestellt. **c** CE-Reaktion. Sehr stark positive Auer-Stäbchen und „Auer bodies". **d** Histologischer Schnitt einer unbehandelten APL. CE-Reaktion. Man erkennt auch hier die groben, positiven Granula, vereinzelt auch Auer-Stäbchen (Aufnahme: R. Parwaresch, Kiel). **e** PAS-Reaktion. Die Auer-Stäbchen sind bei APL z. T. positiv. Hier in den mittleren Zellen und links daneben

13.1 · Akute myeloische Leukämien (AML)

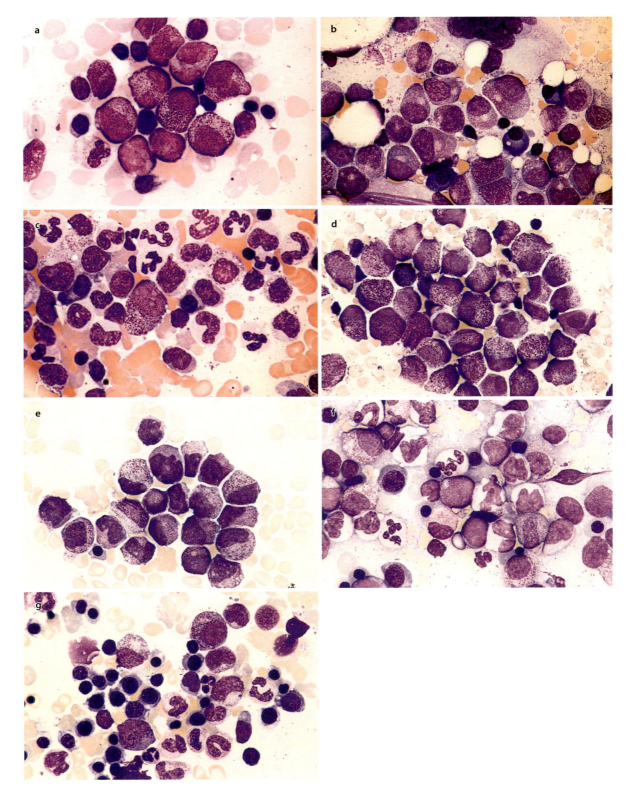

◘ **Abb. 13.13** AML, Subtyp APL mit t(15;17), *PML-RARA*, unter der Monotherapie mit all-trans-Retinsäure (ATRA). **a** Knochenmarkausstrich einer akuten Promyelozytenleukämie mit relativ geringen Atypien vor der Therapie. **b** Wie in **a**, nach 6 Wochen Therapie. Deutliche Ausreifung und „Normalisierung" der Zellen, die überwiegend normal erscheinenden Promyelozyten und Myelozyten, vereinzelt auch späteren Reifungsstufen entsprechen. **c** Nach insgesamt 8 Wochen Therapie scheint das Knochenmark bis auf diskrete Veränderungen in einigen reifen Formen nicht mehr sicher pathologisch. **d** Anderer Fall vor Therapie. **e** Wie in **d**, nach knapp 4 Wochen Therapie. Man erkennt, dass die Granula insgesamt etwas feiner und die Kerne etwas reifer erscheinen. **f** Nach weiteren 3 Wochen deutliche Zunahme der Reifung mit segmentkernigen Granulozyten. **g** Nach insgesamt etwa 8 Wochen Therapie morphologisch unauffälliges Mark entsprechend einer kompletten Remission

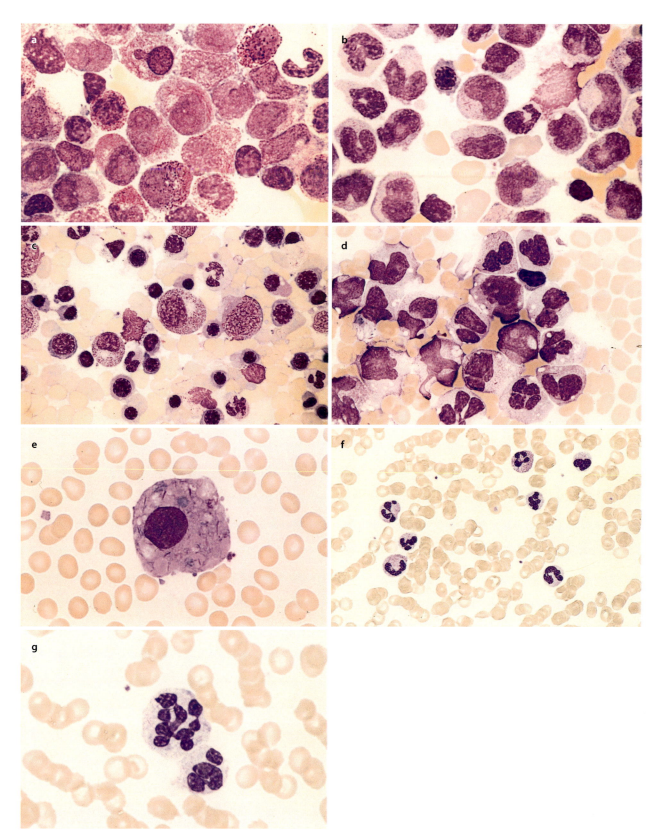

Abb. 13.14 Weitere Veränderungen unter Therapie mit ATRA. **a** Anderer Fall von APL vor Therapie. In der Mitte Zelle mit Auer-Stäbchen, links daneben, rechts oben und links unten je 1 basophiler Granulozyt. **b** Nach 4 Wochen Mono-Therapie bereits deutliche Zeichen der Ausreifung. In der Mitte Zelle mit Resten von Auer-Stäbchen. **c** Morphologisch unauffälliger Befund nach insgesamt 6 Wochen Therapie. Im abgebildeten Abschnitt bereits reichlich Erythropoese und reife Granulozyten. **d** Anderer Fall von APL. Nach knapp 3 Wochen ATRA-Therapie sieht man bereits Segmentkernige, z. T. noch mit Auer-Stäbchen (unten und rechts unten). Weitere Veränderungen unter Therapie mit ATRA. **e** Gleicher Fall wie in **d**. Makrophage mit phagozytiertem Zellmaterial, u. a. Auer-Stäbchen. **f** Blutausstrich bei kompletter Remission nach ATRA-Therapie. Weitgehend unauffällige neutrophile Granulozyten. **g** Gleicher Fall wie in **f**. 1 übersegmentierter Neutrophiler

13.1 · Akute myeloische Leukämien (AML)

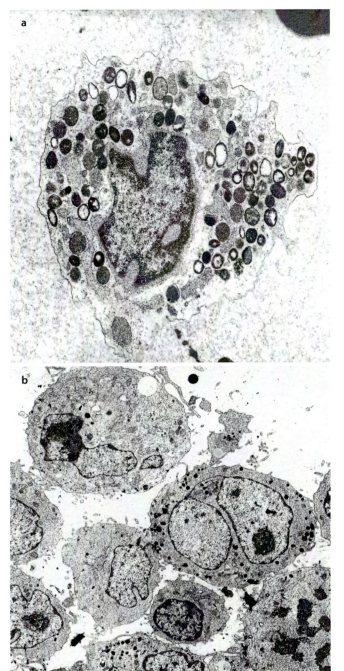

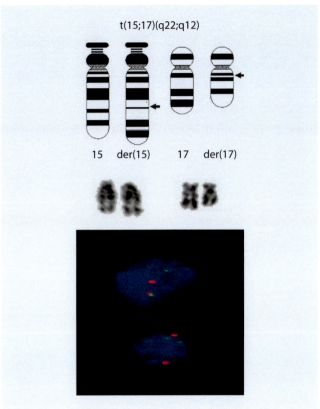

◘ **Abb. 13.16** Schema und partieller Karyotyp der Translokation t(15;17)(q22;q12). Sie wird bei beiden Subtypen der akuten Promyelozytenleukämie gefunden. In den seltenen Fällen, bei denen der zytogenetische Nachweis nicht gelingt – sogenanntes kryptisches *PML-RARA*-Rearrangement –, kann die Diagnose durch den Nachweis des *PML-RARA*-Rearrangements mittels FISH oder Polymerase-Kettenreaktion (PCR) gesichert werden. Das Interphase-FISH-Bild zeigt eine normale Zelle mit 2 roten und 2 grünen Signalen sowie 1 Zelle mit t(15;17)/*PML-RARA*-Rearrangement, bei der je 1 rotes und 1 grünes Signal für die nicht betroffenen Chromosomen sowie 1 rotgrünes Kolokalisationssignal beobachtet werden. Neben der t(15;17) existieren die extrem seltenen Varianten mit den Karyotypen t(11;17)(q13;q12) und dem Fusionstransskript *NUMA1-RARA*, t(11;17)(q23;q12), *PLZF-RARA* und t(5;17)(q32;q12), *NPM1-RARA*. Diese Varianten entsprechen morphologisch meistens nicht den klassischen Subtypen der APL

◘ **Abb. 13.15** Elektronenmikroskopische Darstellung der atypischen Promyelozyten bei den Subtypen APL und mikrogranuläre Variante der APL (Aufnahme: H.K. Müller-Hermelink, Würzburg). **a** Atypischer Promyelozyt beim Subtyp APL. Man erkennt die unregelmäßigen großen Primärgranula. **b** Subtyp mikrogranuläre Variante der APL. In der Mitte typischer zweilappiger Kern mit dünner Chromatinverbindung zwischen den beiden Kernteilen. Links großer Nucleolus. Im Zytoplasma spärlich verteilte kleine Granula

■ **Immunologie**

Myeloische Marker werden exprimiert.

■ **Genetik**

Die meisten *RUNX1*-Mutationen sind monoallelisch. Es finden sich in der Zytogenetik vermehrt eine +8 und insbesondere bei den morphologisch sehr unreifen Formen eine +13. Bei den AML mit rekurrenten zytogenetischen Veränderungen findet man selten zusätzlich eine *RUNX1*-Mutation. Kooperierende Mutationen sind *ASXL1*-, *KMT2A*-PTD- sowie auch *FLT3*-ITD- und *IDH*-Mutationen.

Man findet *RUNX1*-Mutationen selten auch als Keimbahn-Mutation. Diese zeigen häufig eine familiär bekannte Thrombozytopenie (siehe auch ► Kap. 12 AML mit Keimbahn-Prädisposition).

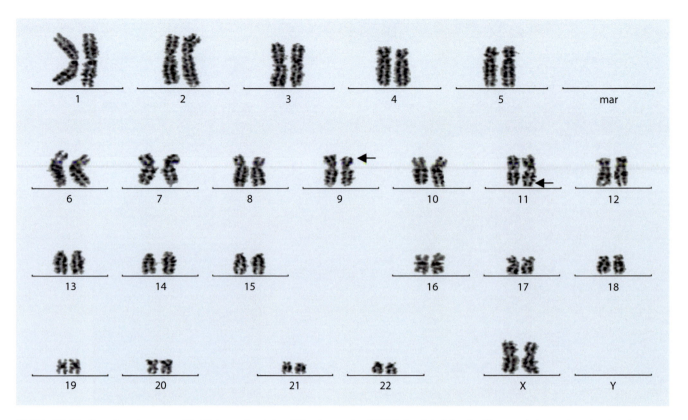

Abb. 13.17 Karyotyp einer monoblastär imponierenden AML mit der Translokation t(9;11)(p22;q23). Bei myelo-monozytären und monoblastischen Leukämien werden häufig Translokationen mit Beteiligung der Bande q23 des Chromosoms 11 beobachtet, in welcher das *KMT2A*-Gen lokalisiert ist. Hierzu gehören neben der t(9;11) insbesondere die t(11;19), t(10;11) und t(6;11). Bei der Translokation t(9;11) entsteht das Fusionsgen *KMT2A-MLLT3*, das molekulargenetisch nachgewiesen werden kann

13.1.9 AML mit Myelodysplasie-ähnlichen Veränderungen (AML-MRC, „myelodysplasia-related changes")

Dieser Subtyp umfasst Fälle mit >20 % Blasten in Blut oder Knochenmark. Unter anderem wird die Multilineagedysplasie für die Definition genutzt. Es müssen morphologische Zeichen von Myelodysplasie (2 bis 3 Reihen) oder eine Vorgeschichte von MDS vorhanden sein, auch MDS-ähnliche zytogenetische Anomalien reichen aus. Spezifische genetische Anomalien von AML mit wiederkehrenden genetischen Anomalien sind auszuschließen. Die Patienten sollten keine Vorgeschichte einer zytotoxischen Therapie einer anderen Erkrankung haben. Die dysplastischen Veränderungen müssen in mindestens 50 % der Zellen von mindestens 2 Knochenmarkzelllinien vorhanden sein. Einzeln entsprechen die Dysplasiezeichen jenen, die in ▶ Kap. 11 MDS für Granulozytopoese, Erythropoese und Megakaryozytopoese beschrieben wurden (dort reichen jedoch 10 % dysplastische Zellen aus).

■ **Genetik**

Chromosomenanomalien ähneln jenen, die man bei MDS findet. Sie umfassen Zugewinne oder Verluste von ganzen oder Teilen bestimmter Chromosomen und Fälle mit komplexem Karyotyp. Am häufigsten werden Veränderungen am Chromosom 7 gefunden: −7/del(7q) und −5/del(5q). Zusätzliche Anomalien, die in diese Kategorie gehören, sind zum Beispiel Trisomie 8 und del(20q). Sie sind aber nicht krankheitsspezifisch (▶ Abschn. 13.1 „Kriterien für die Diagnose einer AML mit Myelodysplasie-abhängigen Veränderungen", ◘ Tab. 13.2).

Auch molekulargenetisch zeigen sich Mutationen, die bereits beim MDS beschrieben wurden. So findet man diese hier z. B. in den Genen *TET2*, *ASXL1*, *DNMT3A*, *U2AF1*, *SF3B1*, *NRAS*, *TP53* oder *FLT3*. Falls *NPM1*- oder biallelische *CEBPA*-Mutationen vorliegen und morphologisch MLD gefunden wird, sollten diese Fälle trotzdem in den molekular definierten Entitäten *NPM1* bzw. biallelisch *CEBPA* aufgeführt werden.

13.1.10 Therapiebedingte AML

Die therapiebedingten myeloischen Neoplasien (t-MN) beinhalten therapieinduzierte AML (t-AML), t-MDS und t-MDS/MPN nach vorheriger Chemo- und/oder Strahlentherapie einer früheren behandelten Neoplasie oder einer nicht-neoplastischen Erkrankung. Sie machen 10 bis 20 % aller AML, MDS oder MDS/MPN aus.

Je nach Blastenzahl im Knochenmark diagnostiziert man ein t-MDS oder eine t-AML oder t-MDS/MPN. Morphologisch findet man bei ca. zwei Dritteln der Patienten eine Multiliniendysplasie. Viele Fälle zeigen auch die Blasten kaum vermehrt, aber deutliche Dysplasien und insbesondere zyto-

13.1 · Akute myeloische Leukämien (AML)

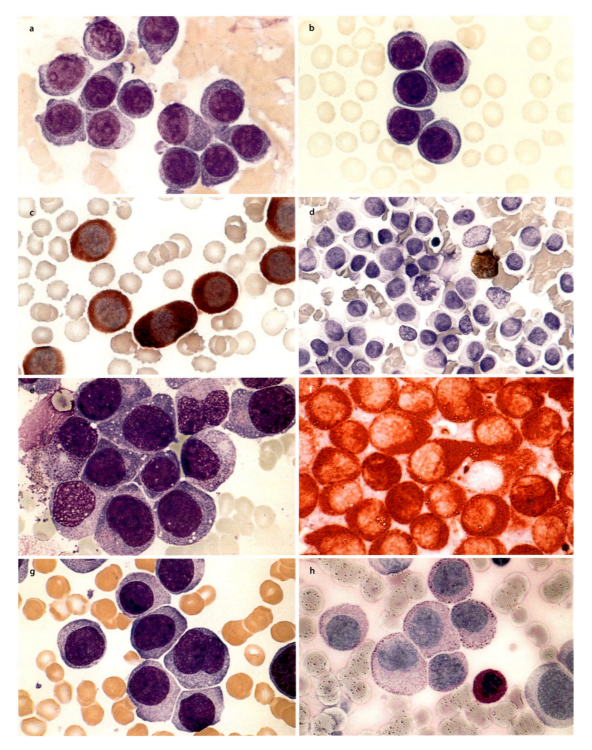

Abb. 13.18 Akute Monoblastenleukämie. Die Diagnose stützt sich auf folgende Kriterien: Mindestens 20 % der Zellen im peripheren Blut und Knochenmark sind Blasten (inklusive Promonozyten) und mindestens 80 % der Knochenmarkzellen gehören zur monozytären Reihe (Monoblasten, Promonozyten und Monozyten werden hier zusammen berücksichtigt). **a** Knochenmarkausstrich. Ausschließlich Monoblasten mit runden, häufig exzentrisch gelegenen Kernen mit deutlichen Nucleoli und breitem graublauem Zytoplasma. **b** Peripheres Blut desselben Patienten wie in **a**, ebenfalls mit 100 % Monoblasten, die etwas kleiner und runder erscheinen. **c** Blutausstrich desselben Patienten wie in **a** und **b**. Saure Naphthylacetatesterase (ANAE). Sehr starke diffuse Esteraseaktivität im Zytoplasma der Blasten. **d** Knochenmarkausstrich desselben Patienten. Peroxidasereaktion. 1 restlicher Granulozyt positiv, alle Monoblasten negativ. **e** Knochenmarkausstrich eines anderen Falles mit sehr unreif erscheinenden Monoblasten, die manchmal für nichthämatopoetische Tumorzellen gehalten werden. **f** Extrem starke ANAE-Aktivität im Knochenmark desselben Patienten wie in **e**. **g** Knochenmarkausstrich eines anderen Patienten mit akuter Monoblastenleukämie. **h** Knochenmarkausstrich desselben Patienten wie in **g**. PAS-Reaktion. Rechts unten liegt 1 neutrophiler Segmentkerniger mit typischer starker diffuser Reaktion. Die Monoblasten zeigen eine zarte, diffuse bis feingranuläre Reaktion, die sich an der Zytoplasmaperipherie zu gröberen Granula verdichtet. Dies ist ein typischer Befund für die Monozytenreihe

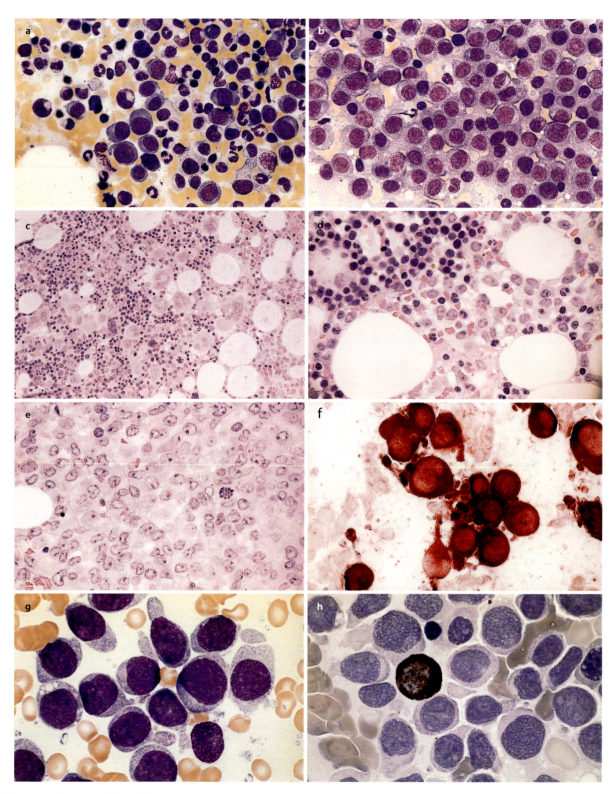

Abb. 13.19 Akute Monoblastenleukämie. **a, b** Unterschiedliche Regionen desselben Knochenmarkausstrichs. In **a** sieht man links von der Mitte und rechts am Rand Monoblastengruppen neben reichlich normaler Blutbildung. In **b** sieht man eine andere Stelle mit 100%iger Knochenmarkinfiltration durch Monoblasten. **c–e** Histologisches Knochenmarkschnittpräparat. Es sind unterschiedliche Regionen desselben Schnittpräparates abgebildet. **c** Weitgehend normal erscheinendes Knochenmark mit reichlich Megakaryozyten, Erythropoese und Granulozytopoese. **d** Andere Stelle desselben Präparates. Eine Linie von oben Mitte bis links unten begrenzt das rechts unten liegende Monoblasteninfiltrat von der restlichen normalen Hämatopoese links oben. **e** Andere Stelle mit 100%iger Monoblasteninfiltration. **f** ANAE-Nachweis im Knochenmarkausstrich desselben Patienten wie in **c–e**. Extrem starke diffuse Aktivität der Monoblasten. **g** Anderer Fall von akuter Monoblastenleukämie mit sehr unreifen Monoblasten. **h** Peroxidasereaktion eines Knochenmarkausstrichs desselben Patienten wie in **g**. Alle Monoblasten sind negativ, nur 1 verbliebener normaler Granulozyt ist positiv

13.1 · Akute myeloische Leukämien (AML)

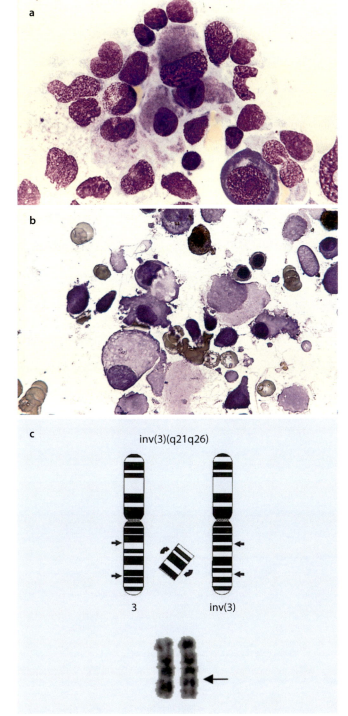

■ Abb. 13.20 Knochenmarkausstriche bei AML ohne Ausreifung mit inv(3)(q21q26). Es ist dies ein Beispiel für morphologische Veränderungen bei Anomalien des langen Armes von Chromosom 3, die bei einer Inversion oder Translokation beobachtet werden. a In der Mitte Gruppe von Mikromegakaryozyten. b Wie in a. Peroxidasereaktion. Oben eine positive Zelle, Gruppe der Mikrokaryozyten Mitte und unten negativ. c Schema und partieller Karyotyp der Inversion inv(3)(q21q26), die bei AML mit Megakaryozytenanomalien beobachtet wird

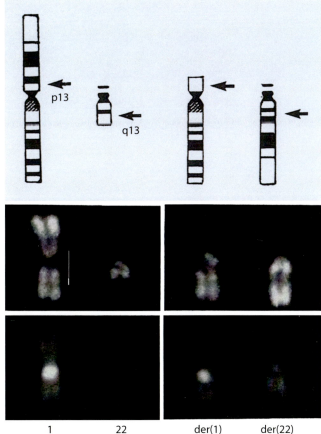

■ Abb. 13.21 Partieller Karyotyp bei Translokation t(1;22) aus dem Knochenmark eines Kleinkindes mit Megakaryoblastenleukämie. (Abbildung: O. Haas, Wien)

genetische und molekulare Aberrationen, eher selten sind Auer-Stäbchen nachweisbar.

■ Immunologie
Der Befund ist sehr heterogen.

■ Genetik
Mehr als 90 % aller Fälle zeigen zytogenetische Veränderungen. Häufig sind unbalancierte Translokationen oder Deletionen mit Beteiligung der Chromsomen 5 und/oder 7. Verschiedene andere Chromosomen können beteiligt sein. Am häufigsten findet sich ein komplexer Karyotyp. Bei vorausgegangener Topoisomerase-II-Therapie überwiegen monozytäre und myelomonozytäre Morphologie und 11q23/*KMT2A*-Aberrationen (■ Abb. 13.22b-h, 13.23 und 13.24), auch einige Fälle von Promyelozytenleukämie wurden beschrieben, selten sind Fälle von ALL mit t(4;11)(q21;q23). Molekulargenetisch finden sich im Prinzip die gleichen Mutationen wie bei der *de novo* AML, wobei *RUNX1*- oder *TP53*-, aber auch *NRAS*-, *IDH*- und *FLT3*-Mutationen häufiger, die übrigen Mutationen aber eher seltener als bei der *de novo* AML vorkommen.

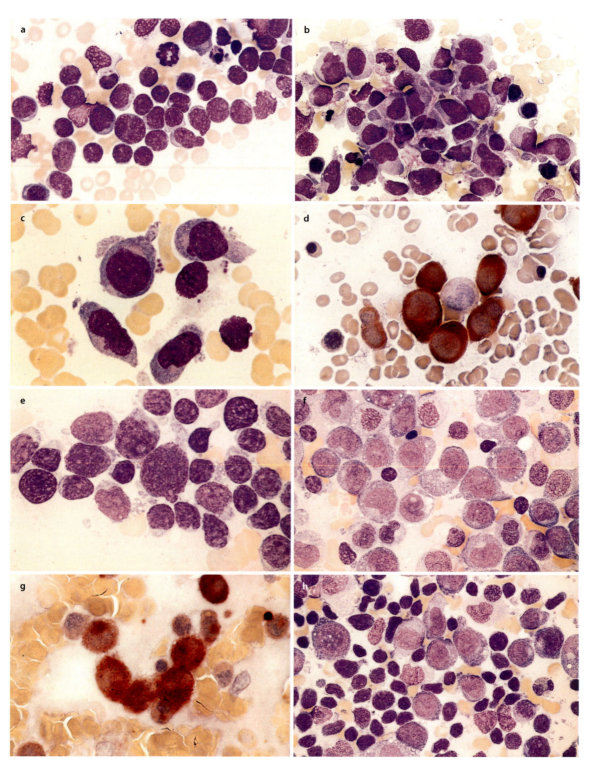

Abb. 13.22 Therapieinduzierte akute myeloische Leukämien (t-AML). Nach Chemotherapie mit alkylierenden Zytostatika oder mit Topoisomerase-II-Inhibitoren (vor allem Etoposid) kann es zur Entwicklung einer t-AML kommen. **a** Zunächst primärer Knochenmarkbefund einer immunologisch gesicherten T-ALL, bei der zunächst eine komplette Remission erreicht wurde. **b** Nach knapp 12 Monaten wurde ein „Rezidiv" vermutet, das sich aber als t-AML, hier als akute Monozytenleukämie erwies. Knochenmarkbefund mit Promonozyten und Monozyten. **c** Stärkere Vergrößerung von **b**. **d** ANAE-Reaktion desselben Knochenmarkausstriches wie in **c**. **e** Primärer Knochenmarkbefund eines Patienten mit langjährig verlaufendem Mantelzelllymphom (MCL) im Stadium IV, der mehrfach mit Chemotherapie, u. a. mit Etoposid, behandelt worden war. **f** Knochenmarkbefund zum Zeitpunkt der Diagnose einer therapieinduzierten Monoblastenleukämie. In diesem Gesichtsfeld besteht eine nahezu 100%ige Monoblasteninfiltration. **g** ANAE-Reaktion mit deutlicher Aktivität der Monoblasten. **h** An anderer Stelle sieht man Monoblasten und dazwischen noch reichlich lymphatische Zellen des vorbestehenden MCL-Lymphoms. Zu diesem Zeitpunkt wurde sowohl eine t(11;16) mit Bruchpunkt 11q23 gefunden, wie sie einerseits für eine monozytäre Leukämie, andererseits für eine t-AML nach Topoisomerase-II-Inhibitoren charakteristisch ist, als auch die für MCL-Lymphom typische t(11;14). Damit wurde auch zytogenetisch das Nebeneinander von restlichen Zellen des MCL sowie der Monoblastenleukämie bestätigt

13.1 · Akute myeloische Leukämien (AML)

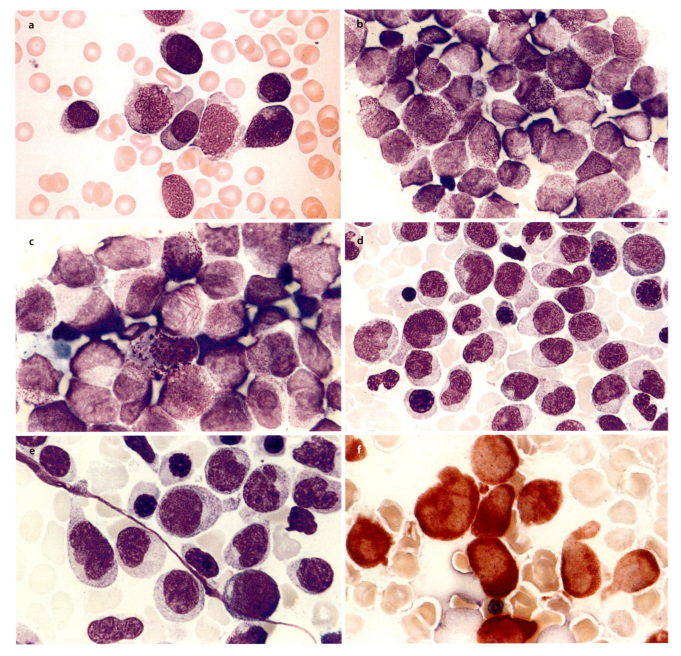

Abb. 13.23 Weitere t-AML. **a** Akute Monoblastenleukämie mit Nachweis der 11q23-Aberration nach Chemotherapie eines Karzinoms der Kiefernhöhle. **b, c** Primärer Knochenmarkbefund bei einer akuten Promyelozytenleukämie. Faggot-Zelle und hypergranuläre Promyelozyten. Nach kombinierter ATRA- und Chemotherapie wurde eine komplette Remission erzielt. **d** Nach 2 ½ Jahren wurde ein scheinbares Rezidiv diagnostiziert, das sich als akute Monozytenleukämie erwies. Auch hier wurde eine 11q23-Aberration gefunden, die primär vorhandene Translokation t(15;17) der APL war verschwunden. **e** Stärkere Vergrößerung von **d**. **f** ANAE-Reaktion desselben Ausstriches wie in **d** und **e**

13.1.11 AML ohne andere Einordnungsmöglichkeiten (AML-NOS)

Diese Formen entsprechen den bisher nicht klassifizierten anderen AML-Subtypen. Im Einzelnen handelt es sich um folgende Formen:
- AML mit minimaler Differenzierung (◘ Abb. 13.25)
- AML ohne Ausreifung (◘ Abb. 13.26)
- AML mit Ausreifung (◘ Abb. 13.2 und 13.27)
- Akute myelomonozytäre Leukämie (◘ Abb. 13.28)
- Akute Monoblasten- und Monozytenleukämie (◘ Abb. 13.18, 13.19, 13.29 und 13.30)
- Reine Erythroleukämie (◘ Abb. 13.33, 13.34 und 13.35)
- Akute Megakaryoblastenleukämie (◘ Abb. 13.36, 13.37 und 13.38)
- Akute Basophilenleukämie (◘ Abb. 13.39)
- Akute Panmyelose mit Myelofibrose

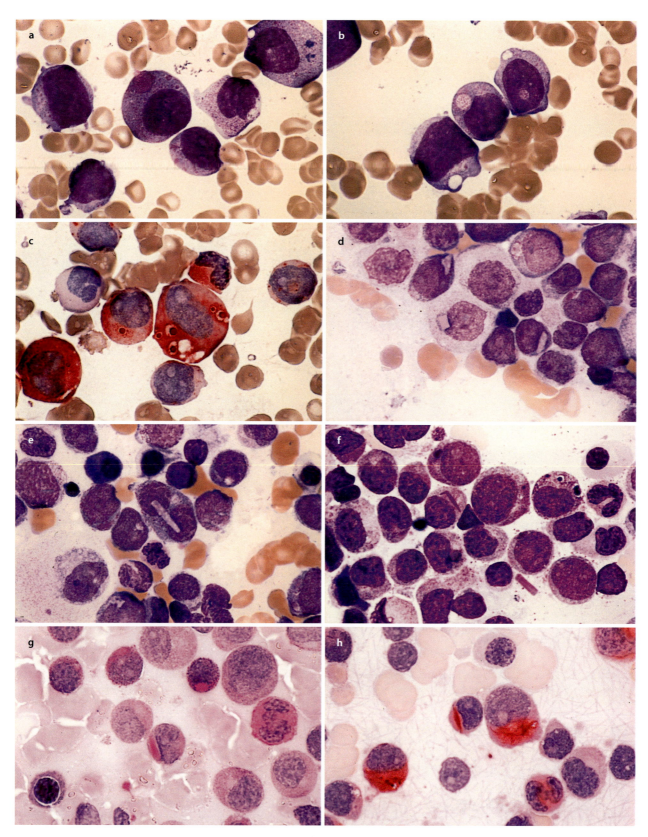

Abb. 13.24 AML mit besonderen Zytoplasmaeinschlüssen. **a** t-AML mit t(10;11) nach Chemotherapie bei B-Zell-Lymphom. Ungewöhnlich große rötliche Einschlüsse (Pseudo-Chediak). **b** Wie in **a**. Große Vakuolen, in der Mitte mit körnigem Inhalt. **c** CE-Reaktion. Man sieht in der Mitte Vakuolen mit Einschlüssen im Zytoplasma, die CE-positiv sind. **d** Anderer Fall mit rosa oder stärker rot gefärbten, runden oder eckigen Einschlüssen. **e** Wie in **d**. In der Mitte heller länglicher Einschluss, der über zweikerniger Zelle liegt. **f** Wie in **d**. Rundliche und stäbchenförmige Einschlüsse, unten extrazellulär liegender, stäbchenförmiger Einschluss. **g** PAS-Reaktion. Stäbchenförmiger Einschluss in der Mitte und rundlicher darüber positiv. **h** CE-Reaktion. Stäbchenförmiger Einschluss in der Mitte stark positiv wie Auer-Stäbchen. Zytogenetisch konnte bei diesem Patienten lediglich ein hyperdiploider Klon ohne spezifische Aberrationen nachgewiesen werden (Zytogenetischer Befund: C. Fonatsch, Wien)

13.1 · Akute myeloische Leukämien (AML)

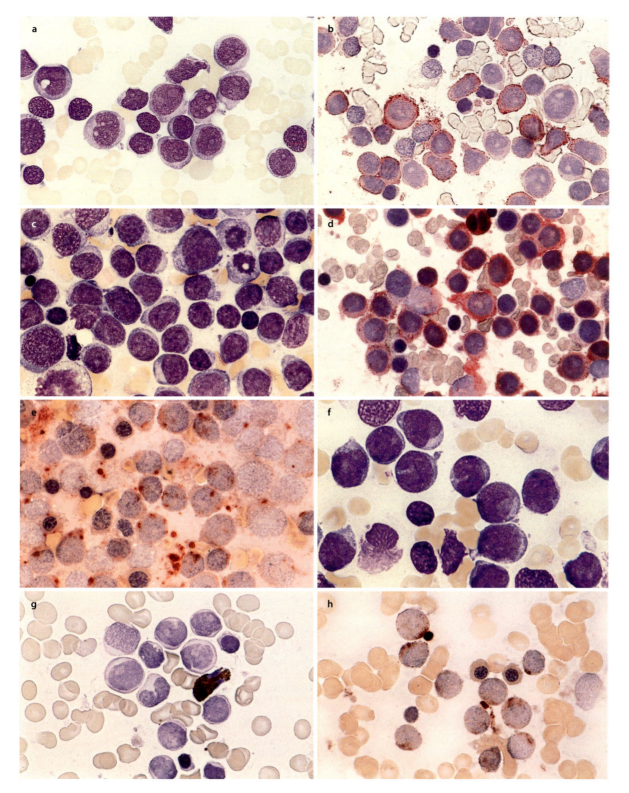

◘ **Abb. 13.25** AML mit minimaler Ausreifung. **a** Morphologisch undifferenzierte Blasten mit deutlichen Nucleoli, die Peroxidasenegativ sind und nach Esterasereaktion keine monozytentypische Reaktion zeigen. **b** Knochenmarkausstrich desselben Patienten wie in **a**. Immunzytochemischer Nachweis von CD13. Ein Großteil der Blasten ist positiv (rot). APAAP-Technik. **c** Knochenmarkausstrich eines anderen Patienten mit AML mit minimaler Ausreifung. Die Blasten sind morphologisch nicht sicher von einer ALL abgrenzbar. **d** Ausstrich wie in **c**. Nachweis von CD13. **e** Wie in **c** und **d**. Esterasenachweis. Fleckig-positive Reaktion, die in der Stärke für Monoblasten nicht ausreicht. **f** Ausstrich eines anderen Patienten mit morphologisch undifferenzierten Blasten. **g** Wie in **f**. Peroxidasenachweis. Blasten negativ, dazwischen 1 positiver Eosinophiler. **h** Wie in **f** und **g**. Fleckige Esterasereaktion, die im Stärkegrad für Monoblasten nicht ausreicht

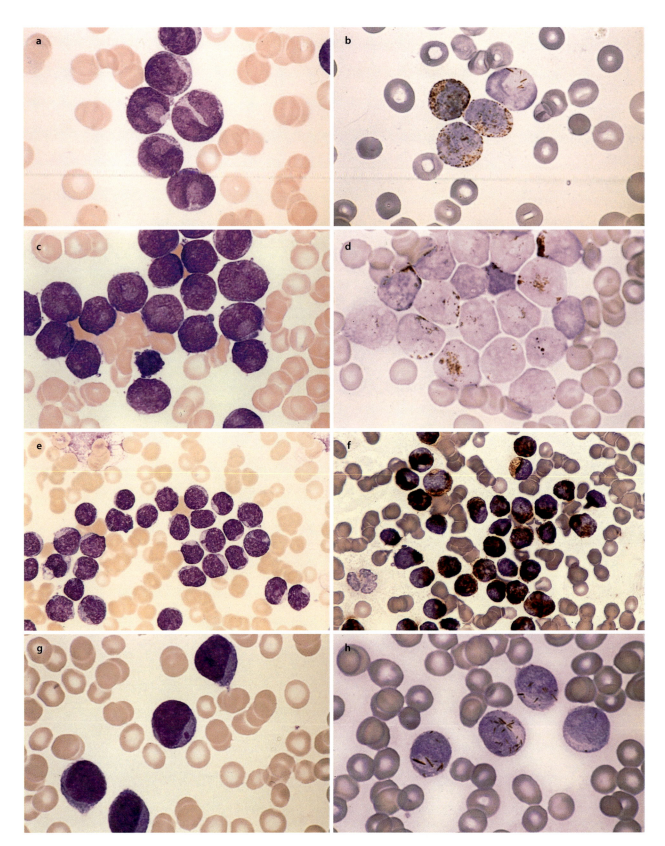

Abb. 13.26 AML ohne Ausreifung. **a** Die hellblauen Aufhellungen im Bereich der Kernbucht entsprechen Überlagerungen durch Zytoplasma (die 3 unteren Blasten links der Mitte); dies ist ein charakteristischer Befund bei AML, häufig mit *NPM1* Mutation. Er darf nicht mit Nucleoli verwechselt werden. **b** Ausstrich desselben Patienten. Peroxidasereaktion. In der obersten Zelle sind positive Auer-Stäbchen in der Kernbucht erkennbar. **c** Blasten eines anderen Patienten mit Pseudonucleoli. **d** Wie in **c** mit deutlicher Peroxidasereaktion. **e** Kleine Blasten, die morphologisch undifferenziert erscheinen. **f** Wie in **e**. Sehr starke Peroxidasereaktion. **g** Blast mit purpurfarbenem Einschluss, sonst undifferenziert. **h** Wie in **g**. Peroxidasereaktion. Sehr viele Auer-Stäbchen, die häufig sehr klein sind („Phi-bodies")

13.1 · Akute myeloische Leukämien (AML)

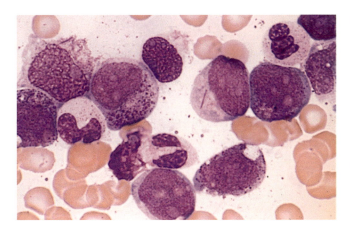

Abb. 13.27 Knochenmark eines Patienten mit einem langen, dünnen Auer-Stäbchen und deutlicher Ausreifung (mehr als 10 %), bei dem ein normaler Chromosomenbefund vorlag (AML mit Ausreifung)

Eine besondere Morphologie (Abb. 13.32) und Anamnese weist hier die AML mit t(8;16) auf, die bedingt wird durch ein *KAT6A(MYST3)-CREBBP*-Fusionsgen. Ca. 90 % der Patienten haben eine t-AML. Es bestehen charakteristische morphologische und zytochemische Befunde: Es herrscht ein Zelltyp vor, der zwischen Monoblast und Promyelozyt einzuordnen ist und sowohl eine starke unspezifische Esteraseaktivität als auch eine Peroxidasereaktion zeigt. In allen Fällen fand sich Erythrophagozytose; meistens in wenigen, seltener in zahlreichen Blasten, ganz vereinzelt wurden Leukozyten und Thrombozyten phagozytiert (Abb. 13.31).

Die t(8;16)(p11;p13) wurde in der WHO-Klassifikation bisher nicht als eigener genetischer Subtyp abgetrennt, sie war meistens den Monoblastenleukämien zugeordnet worden (Abb. 13.32).

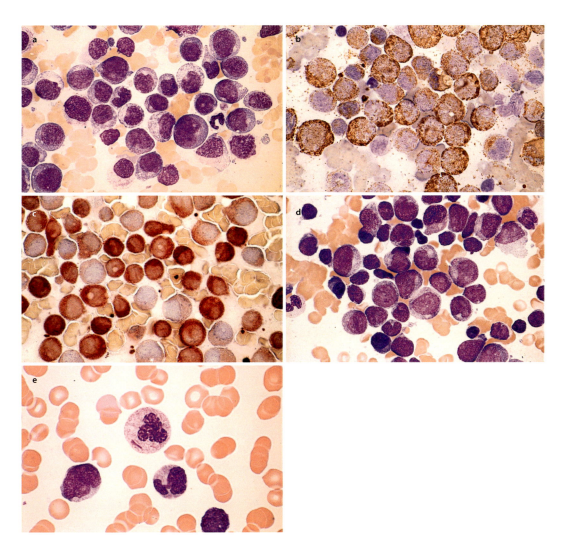

Abb. 13.28 Akute myelomonozytäre Leukämie. **a** Knochenmarkausstrich. Blasten und frühe Vorstufen der Granulozytopoese und Monozytopoese, die morphologisch schwer zu unterscheiden sind. Pappenheim-Färbung. **b** Knochenmark desselben Patienten wie in **a**. Peroxidasereaktion. Nahezu 100 % der Zellen sind Peroxidase-positiv. **c** Wie in **a** und **b**. Unspezifische Esterasereaktion. Ca. 85 % der Zellen sind stark diffus positiv. Damit wird die Diagnose der akuten myelomonozytären Leukämie bestätigt, wobei ein Großteil der leukämischen Zellen sowohl monozytäre als auch granulozytäre Eigenschaften besitzt. **d** Knochenmark eines anderen Falles vom Subtyp akute myelomonozytäre Leukämie. **e** Blutausstrich desselben Patienten wie in **d**. In der Mitte 1 segmentkerniger Neutrophiler mit Auer-Stäbchen, darunter 2 Monozyten mit atypischen Kernen

122 Kapitel 13 · Akute Leukämien

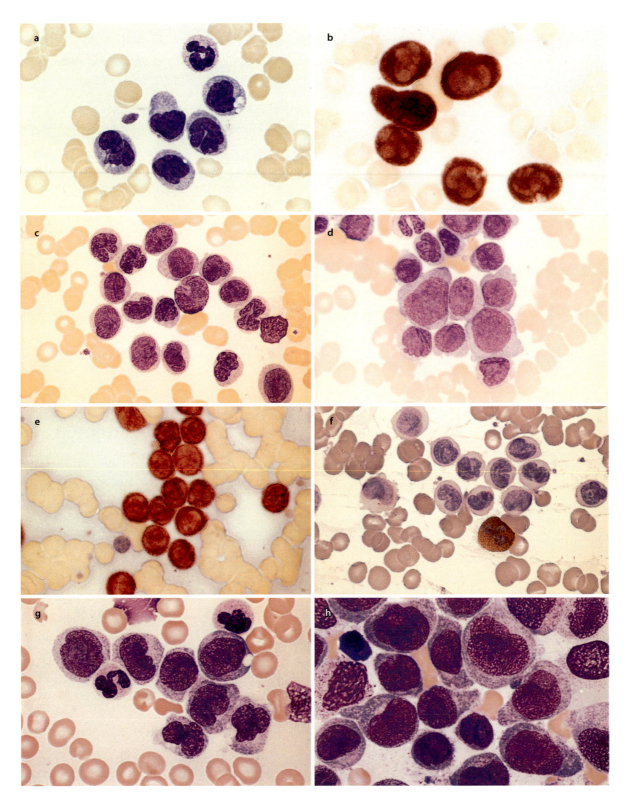

Abb. 13.29 Akute Monozytenleukämie. Nach den WHO-Kriterien müssen mindestens 80 % der Knochenmarkzellen zur Monozytenreihe gehören. **a** Blutausstrich. 5 etwas atypische Monozyten, oben 1 stabkerniger Neutrophiler. **b** Blutausstrich desselben Patienten. ANAE. Starke diffuse Aktivität aller monozytären Zellen (Stärkegrad 4). **c** Blutausstrich eines anderen Patienten mit starker Leukozytose. In der Mitte oben 1 Monoblast, sonst Promonozyten und Monozyten. **d** Knochenmark desselben Patienten wie in **c**. Anteil der Monoblasten größer, aber weniger als 80 %. **e** Blutausstrich desselben Patienten wie in **c**. ANAE. Sehr starke diffuse Aktivität (Stärkegrad 4). **f** Blutausstrich desselben Patienten wie in **c**. Peroxidasereaktion. 1 segmentkerniger Neutrophiler positiv. Promonozyten und Monozyten negativ. **g** Peripheres Blut eines anderen Falles mit Promonozyten und Monozyten. **h** Knochenmarkausstrich desselben Patienten wie in **g** mit höherem Anteil von Promonozyten und Monoblasten als im Blutausstrich

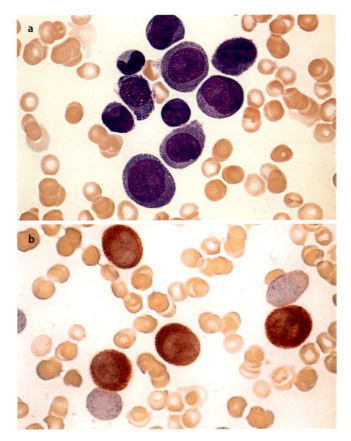

◘ **Abb. 13.30** Akute Monozytenleukämie. **a** Knochenmarkausstrich eines Patienten mit einem höheren Anteil von Monoblasten. Grenzfall zur akuten Monoblastenleukämie. **b** ANAE desselben Patienten wie in a. 4 Zellen zeigen starke diffuse Aktivität

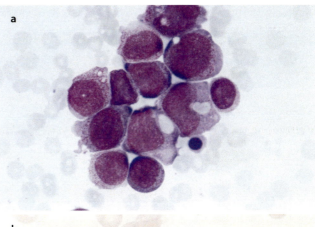
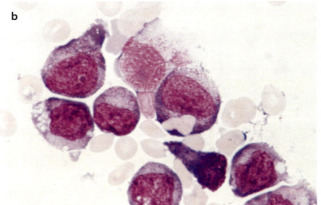

◘ **Abb. 13.31** Knochenmarkausstriche von 2 Patienten mit Translokation t(8;16). **a** Nebeneinander kräftig und nur spärlich granulierte Blasten. Unterhalb der Mitte Erythrophagozytose. **b** Stärkere Vergrößerung als a. In der Mitte 1 Blast mit Erythrophagozytose. **c** Einen besonderen Zelltyp findet man bei AML mit der seltenen Translokation t(8;16)(p11;p13). Bisher wurden meistens Monoblasten-/Monozyten- oder myelomonozytäre Leukämien mit dieser Translokation assoziiert. Es findet sich vorherrschend ein Zelltyp, der zwischen Monoblast und Promyelozyt einzuordnen ist und häufig sowohl starke diffuse Esterase- wie auch Peroxidasereaktion aufweist. Meistens sieht man Erythrophagozytose in wenigen, seltener in zahlreichen Blasten, ganz vereinzelt werden Leukozyten oder Thrombozyten phagozytiert. Auf molekularer Ebene führt die Translokation t(8;16) zu einem *KAT6A(MYST3)-CREBBP*-Fusionstranskript. Gehäuft findet sie sich bei therapieassoziierter AML

13.1.11.1 Erythroleukämien

Myeloische Neoplasien mit ≥50 % kernhaltiger Erythropoese im Knochenmark wurden in der WHO-Klassifikation 2017 neu eingeteilt. Es zählt in diesen Fällen jetzt die absolute Zahl der myeloischen Blasten im Knochenmark, die ≥20 % betragen muss. Dadurch werden ca. zwei Drittel aller Fälle der früheren Erythroleukämie zu einem MDS, meist zu MDS-EB-2. Im WHO-Kapitel der AML wird deshalb jetzt speziell nur noch die reine Erythroleukämie aufgeführt, bei der mindestens 80 % der Zellen im Knochenmark erythroblastische Vorstufen und mindestens ≥30 % Proerythroblasten sind; sicher gibt es viele Grenzbefunde zur AML-NOS und zum MDS (◘ Abb. 13.33, 13.34 und 13.35).

Es gibt bei diesen Entitäten keine spezifische Chromosomenaberration, häufig findet man einen komplexen Karyotyp, aber auch nur alleinige *NPM1*-Mutationen, so dass dieser Patient dann dort klassifiziert werden sollte.

13.1.11.2 Akute Megakaryoblastenleukämie

Diese Form ist selten, bei Kleinkindern jedoch relativ häufig. Definiert ist dieser Subtyp durch mindestens 20 % Blasten im Knochenmark, davon mindestens 50 % zur Megakaryozytenlinie gehörig. Meistens besteht eine Thrombopenie, obwohl in einigen Fällen auch eine Thrombozytose vorkommen kann. Bei jungen Erwachsenen besteht eine Assoziation mit mediastinalen Keimzelltumoren. Die Leukämie tritt innerhalb unterschiedlicher Zeiträume nach Diagnose des Keimzelltumors auf. Zytogenetisch ist ein Isochromosom 12p typisch dabei.

Die Blasten der Megakaryoblastenleukämie sind in typischen Fällen relativ groß und durch ein kräftiges Chromatin gekennzeichnet, in manchen Fällen sind die Blasten aber klein wie Lymphoblasten. Zudem gibt es Fälle, in denen große und kleine Blasten nebeneinander vorkommen. Eine Pseudopodienbildung des Zytoplasmas kommt relativ häufig vor, ist aber nicht spezifisch. Das Zytoplasma ist in der Regel ungranuliert (◘ Abb. 13.36, 13.37 und 13.38). Da nicht selten eine starke Markfibrose besteht, sind in Fällen, in denen die Aspiration nicht gut gelingt, Biopsien und histologische Untersuchungen notwendig.

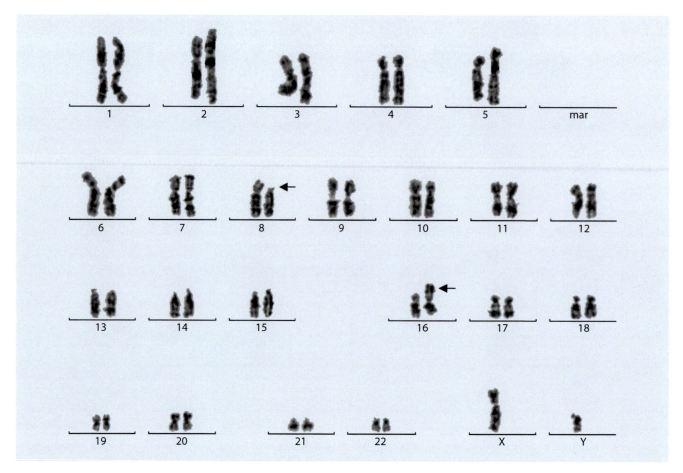

◘ Abb. 13.31 (Fortsetzung)

Morphologie, Zytochemie
Megakaryoblasten sind Peroxidase- und SBB-negativ, es findet sich meistens eine punktförmige Esterasereaktion, die PAS-Reaktion ist unspezifisch.

Immunologie
CD41 und CD61 sind positiv, CD42 ist seltener nachweisbar; CD13 und CD33 können positiv sein, während CD34 und CD45 sowie HLA-DR oft negativ sind. CD36 ist charakteristischerweise positiv. Lymphatische Marker fehlen, CD7 kann aberrant exprimiert werden.

Genetik
Die spezifische t(1;22) wird nur bei Kleinkindern – meist im ersten Lebensjahr – beobachtet, aber auch bei Patienten mit inv(3) oder mit Down-Syndrom. Alle diese Fälle sollten nach WHO-Klassifikation aber in die jeweiligen spezifischeren Kategorien eingeteilt werden. Andere spezifische zytogenetische oder molekulargenetische Aberrationen sind nicht bekannt.

13.1.11.3 Seltene Leukämieformen
Sehr selten finden sich akute Basophilenleukämien (◘ Abb. 13.39). In ◘ Abb. 13.24 ist eine sekundäre AML mit ungewöhnlichen, z. T. kristallinen Einschlüssen dargestellt als Beispiel für die manchmal ungewöhnlichen zytologischen Veränderungen bei der sekundären AML oder auch MDS.

13.1.12 Myelosarkom

Die Tumormasse des Myelosarkoms (früher: Chlorom) besteht aus Myeloblasten und unreifen myeloischen Zellen. Entweder handelt es sich um eine eigene Kategorie, oder der Tumor entwickelt sich in Kombination mit anderen AML-Kategorien. Der Tumor kann der Leukämie vorausgehen, gleichzeitig mit einer akuten oder chronischen myeloischen Leukämie, mit anderen myeloproliferativen Neoplasien oder mit einem MDS auftreten. Es kann sich auch um die initiale Manifestation oder um das Rezidiv einer vorher behandelten und in Remission befindlichen AML handeln (◘ Abb. 13.41).

Morphologie
Am häufigsten handelt es sich um granulozytäre Sarkome, selten um monoblastische Sarkome. Bei chronisch myeloproliferativen Neoplasien entstehen auch Tumoren mit Beteiligung aller hämatopoetischen Zellen. Das Phänomen des Myelosarkoms tritt nicht selten bei t(8;21) und bei inv(16) oder t(16;16), aber auch bei *NPM1*-mutierten AML auf.

13.1 · Akute myeloische Leukämien (AML)

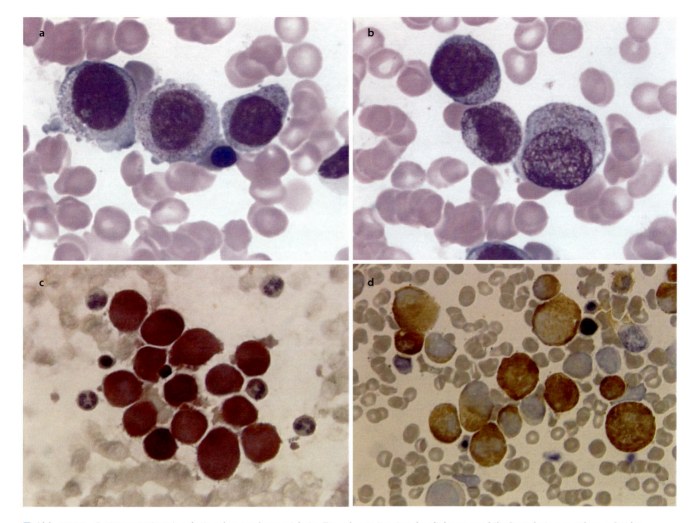

◘ **Abb. 13.32** Patient mit t(8;16). **a, b** Knochenmarkausstrich. Im Zytoplasma ist eine deutliche azurophile Granulation zu sehen. **c** Starke Esteraseaktivität bei t(8;16). **d** Starke Peroxidaseaktivität bei t(8;16)

13.1.13 Myeloproliferation assoziiert mit Down-Syndrom

Bei der Myeloproliferation, assoziiert mit Down-Syndrom handelt es sich entweder um eine transiente abnorme Myelopoese mit Down-Syndrom (TAM) oder um eine akute myeloische Leukämie, assoziiert mit Down-Syndrom (◘ Abb. 13.42).

Die transiente Leukämie (TAM) tritt bei ca. 10 % der Neugeborenen mit Down-Syndrom auf (Tag 3–7 nach Geburt). Sie verschwindet bei der Mehrzahl der Betroffenen spontan wieder in den ersten 3 Lebensmonaten.

Zytologisch und zytochemisch finden sich undifferenzierte Blasten, die immunologisch myeloische, Megakaryoblasten- oder Erythroblastenantikörper besitzen (CD33, CD13 100 % positiv; CD42, CD41 62 % positiv; außerdem CD34, CD117 und Thrombopoetinrezeptor positiv).

Genetisch findet sich meistens die konstitutionelle Trisomie 21, bei TAM zusätzlich eine *GATA1*-Mutation.

Bei der akuten myeloischen Leukämie, assoziiert mit Down-Syndrom speziell bei Kindern älter als 5 Jahre wird eine *GATA1*-Mutation eher selten gefunden. Vielmehr sollte diese wie ein MDS oder eine AML betrachtet werden. Es finden sich zusätzlich Mutationen z. B. im *CTCF-*, *EZH2-*, *JAK2-*, *JAK3-*, *MPL-* oder auch im *RAS*-Pathway.

13.1.14 Blastische plasmozytoide dendritische Zellneoplasie

Die neoplastischen Zellen sind abgeleitet von Vorstufen der plasmozytoiden dendritischen Zellen (◘ Abb. 13.43). Zu einem hohen Prozentsatz bestehen ein Haut- und Knochenmarkbefall sowie eine leukämische Dissemination. Einige Fälle sollen mit MDS assoziiert sein.

■ Morphologie

Im Knochenmark besteht entweder ein geringes interstitielles Infiltrat, das man nur immunologisch entdeckt, oder man findet massive Infiltrate. Die restliche Hämatopoese kann dysplastische Zeichen aufweisen, dies gilt speziell für die Megakaryozyten. Im peripheren Blut oder im Knochenmark findet man Blasten, die undifferenziert erscheinen oder de-

126   Kapitel 13 · Akute Leukämien

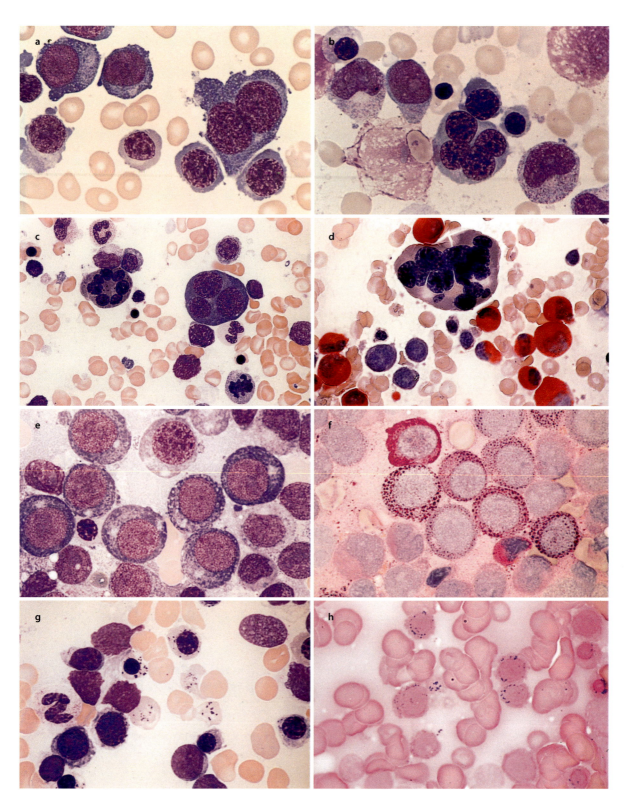

◨ **Abb. 13.33** Früher akute Erythroleukämie, aufgrund der neuen WHO-Klassifikation jetzt häufig auch Grenzbefunde zum MDS-EB-1/2. **a** Megaloblastoide Erythropoese, rechts eine zweikernige Zelle. **b** Unten vierkerniger Erythroblast, links darüber 1 Myeloblast mit 1 Auer-Stäbchen. **c** Links 1 siebenkerniger Erythroblast mit ausgereiftem Zytoplasma, rechts 1 dreikerniger Erythroblast mit unreifem Zytoplasma. **d** CE-Reaktion. Oben vielkerniger Erythroblast mit reifem Zytoplasma, man sieht noch relativ viele ausgereifte Granulozyten. **e** Ein Fall mit deutlich megaloblastoider Erythropoese. **f** Sehr starke granuläre und diffuse PAS-Reaktion im Knochenmark desselben Patienten wie in **e**. Eine solche PAS-Reaktion gibt es bei megaloblastären Anämien, verursacht durch Vitamin-B_{12}- oder Folsäuremangel, nicht. **g** Knochenmark eines anderen Patienten mit akuter Erythroleukämie und reiferer Erythropoese. Man sieht in den Erythrozyten und z. T. auch im Zytoplasma der Erythroblasten Einschlüsse, bei denen es sich um Pappenheimer-Körper handelt. **h** Ausstrich desselben Patienten wie in **g** nach Eisenfärbung. Die Einschlüsse in den Erythrozyten (Bildmitte) sind positiv. Außerdem sieht man Ringsideroblasten, die auch bei akuter Erythroleukämie vorkommen

13.1 · Akute myeloische Leukämien (AML)

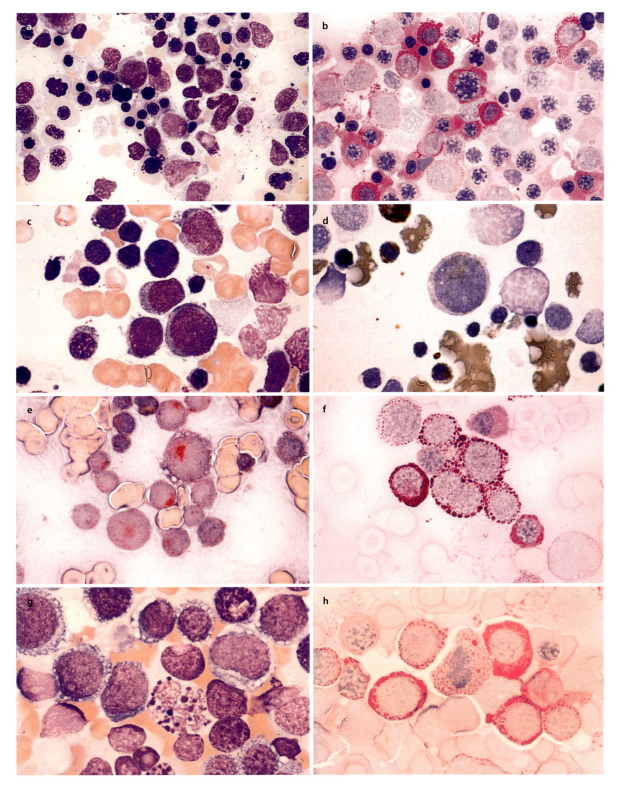

Abb. 13.34 Akute Erythroleukämie. **a** Knochenmark eines Patienten mit stärker ausgereifter, aber dysplastischer Erythropoese. Oberhalb und unterhalb der Mitte Myeloblasten. **b** PAS-Reaktion im Knochenmarkausstrich desselben Patienten wie in **a**. Sehr starke, vorwiegend diffuse Reaktion im Zytoplasma der Erythroblasten. In der Regel ist die Reaktion in früheren Vorstufen granulär und schollig, bei reiferen Formen diffus ausgeprägt. **c** Myeloblastengruppe bei einem anderen Fall von Erythroleukämie. **d** Peroxidase-positiver Myeloblast in einem Ausstrich desselben Patienten wie in **c**. Akute Erythroleukämie, **e** Fokale Saure-Phosphatase-Reaktion in den Erythroblasten desselben Patienten wie in **c** und **d**. Dieser Befund darf nicht mit einer T-ALL verwechselt werden. **f** PAS-Reaktion im Knochenmark desselben Patienten. **g** Extrem unreife Form von Erythroleukämie mit z. T. vakuolisiertem Zytoplasma. Eine abnorme Mitose. **h** PAS-Reaktion im Ausstrich desselben Patienten wie in **g**

128   Kapitel 13 · Akute Leukämien

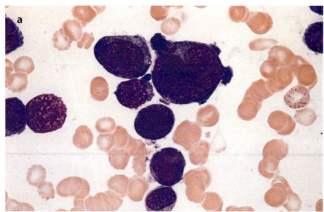
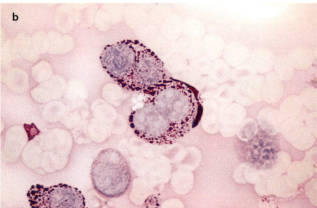
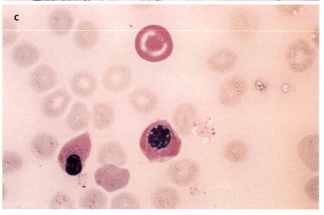

◘ **Abb. 13.35** Akute reine Erythroleukämie. **a** Extrem unreife, nur aufgrund der starken Zytoplasmabasophilie als Erythroblasten identifizierbare Zellen. **b** PAS-Reaktion als zusätzliches Kriterium desselben Patienten wie in **a**. Dies entspricht einem Fall von reiner Erythroleukämie. **c** Bei einem anderen Fall deutliche diffuse PAS-Reaktion in einem Erythrozyten (Targetzelle)

nen bei einer akuten lymphatischen Leukämie ähneln. Sie können entlang der Zellmembran Mikrovakoulen besitzen, man findet auch Pseudopodien.

▪ **Zytochemie**

Unspezifische Esterase und Peroxidase sind negativ.

▪ **Immunologie**

Positiv sind CD4, CD56, CD43 und CD45RA sowie die mit den plasmozytoiden dendritischen Zellen assoziierten Antigene CD123, BDCA2/CD303, TCL1, CLA sowie das Interferon-α-abhängige Molekül MxA. CD68 ist bei 50 % der Patienten, CD7 und CD33 sind relativ häufig nachweisbar.

▪ **Genetik**

Bei zwei Dritteln der Patienten ist ein abnormer Karyotyp nachweisbar, es gibt aber keine spezifischen Chromosomenaberrationen. *TET2* ist das am häufigsten mutierte Gen.

13.2 Akute Leukämien unklarer Linienzugehörigkeit (AUL und gemischter Phänotyp, MPAL)

MPAL kann entweder aus verschiedenen Zellpopulationen und differenten Zelllinien bestehen (◘ Abb. 13.44, 13.45 und 13.46) oder aus einer Population mit multiplen Antigenen verschiedener Linien auf denselben Zellen oder aber aus einer Kombination beider Möglichkeiten. Ein Scoring-System für Marker zur immunologischen Klassifizierung von akuten lymphatischen Leukämien wurde von der EGIL (European Group for the Immunologic Classification of Leukemia) vorgeschlagen (siehe ◘ Tab. 13.1).

Die Diagnose beruht auf dem Immunphänotyp, der mittels Flowzytometrie ermittelt wurde, wenn die Diagnose MPAL auf dem Nachweis der Koexpression lymphatischer und myeloischer Differenzierungsantigene derselben Zelle beruht. Bei Fällen, bei denen 2 verschiedene leukämische Zellpopulationen nebeneinander mit unterschiedlichem Phänotyp vorkommen, kann die Diagnose auch durch Immunhistochemie oder durch Zytochemie (kombiniert mit Flowzytometrie zum Nachweis von B- oder T-lymphatischen Populationen) erfolgen. Voraussetzungen, um die Zugehörigkeit zu mehr als einer Zelllinie nachzuweisen, sind ebenfalls in der folgenden Übersicht zusammengefasst. In dem Bestreben, möglichst nur zytogenetische/molekulargenetische Kriterien zu verwenden, hat die WHO-Gruppe die dort genannten Subtypen zusammengestellt.

Akute Leukämien unbestimmter Linienzugehörigkeit
- Akute undifferenzierte Leukämie
- Akute Leukämie mit gemischtem Phänotyp mit t(9;22)(q34.1;q11.2); *BCR-ABL1*
- Akute Leukämie mit gemischtem Phänotyp mit t(v;11q23.3); *KMT2A*-Rearrangement
- Akute Leukämie mit gemischtem Phänotyp, B/myeloisch, NOS (not otherwise specified)
- Akute Leukämie mit gemischtem Phänotyp, T/myeloisch, NOS (not otherwise specified)
- Akute Leukämie mit gemischtem Phänotyp, NOS, seltene Typen
- Akute Leukämien unbestimmter Linienzugehörigkeit, NOS (not otherwise specified)

Voraussetzungen, um mehr als eine Linieneigenschaft einer einzelnen Blastenpopulation zuzuordnen

13.2 · Akute Leukämien unklarer Linienzugehörigkeit (AUL und gemischter Phänotyp, MPAL) ...

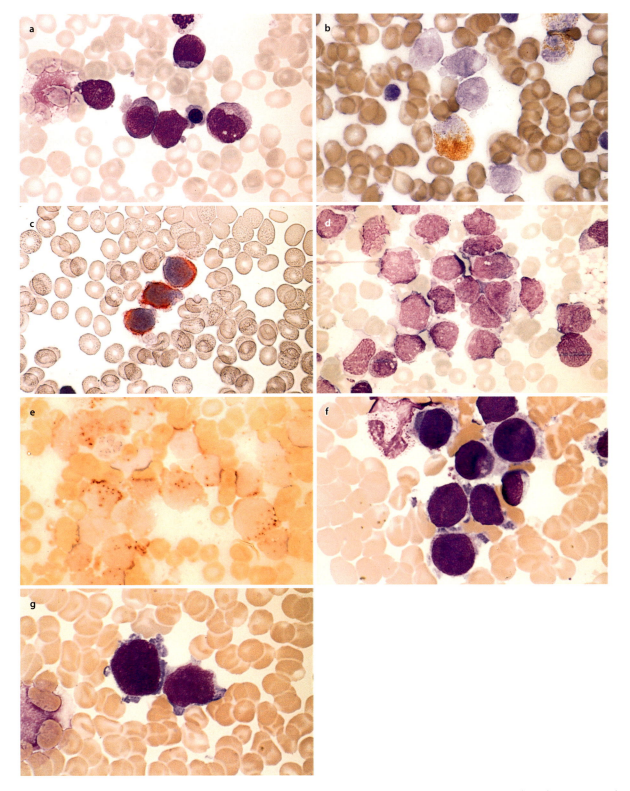

◘ **Abb. 13.36** Akute Megakaryoblastenleukämie. Dieser zuletzt definierte Subtyp der AML tritt häufiger bei Kindern als bei Erwachsenen auf. Die Definition erfordert zumindest 20 % Blasten und davon mindestens 50 % Zellen der Megakaryozytenlinie im Knochenmarkausstrich. Ihre Identifizierung ist häufig rein morphologisch nicht möglich, so dass zur Sicherung der Diagnose die Immunphänotypisierung/ Immunhistologie erforderlich wird, die z. B. mit den monoklonalen Antikörpern CD41 und CD61 möglich ist. Häufig wird wegen Knochenmarkfibrose nicht genügend Material für den Ausstrich gewonnen, so dass eine Stanzbiopsie und eine histologische Untersuchung erfolgen müssen. **a** Undifferenzierte Blasten mit Zytoplasmaknospen (Pseudopodien). **b** Ausstrich desselben Patienten wie in **a**. Peroxidasereaktion. Die Blasten sind negativ. **c** Immunzytochemischer Nachweis von CD41. APAAP-Technik. Blasten positiv (rot). **d** Knochenmark eines Kindes mit undifferenzierten Blasten und z. T. abgelösten Zytoplasmateilen. CD41 ist positiv. **e** ANAE-Reaktion desselben Patienten wie in **d**. Umschriebene punktförmige Aktivität. **f, g** Knochenmarkausstriche eines anderen Patienten mit relativ großen Kernen mit homogenem, dichtem Chromatin und unregelmäßig begrenztem Zytoplasma, z. T. abgelösten Zytoplasmafetzen. In **g** ist die Zytoplasmaknospung besonders deutlich

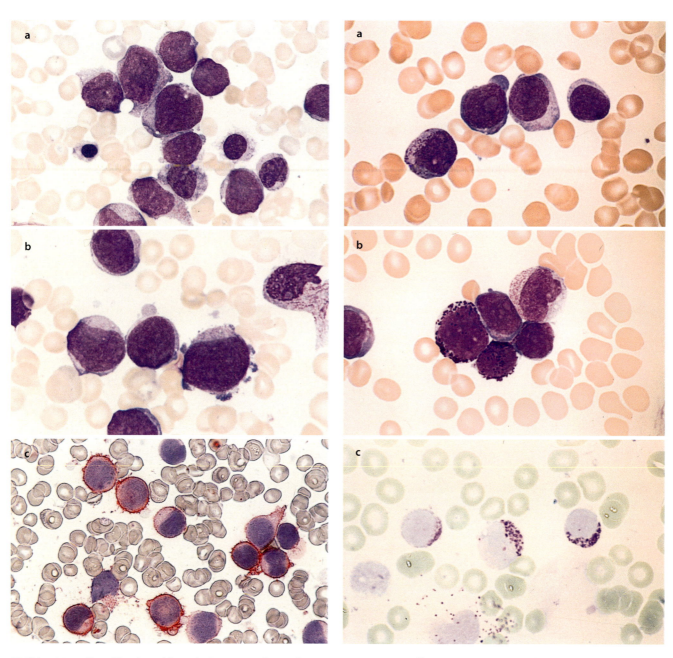

Abb. 13.37 Akute Megakaryoblastenleukämie. **a** Anderer Fall mit großen polymorphen Blasten. **b** Nur geringe Zytoplasmaknospung. **c** APAAP-Technik. CD41 ist positiv

- **Myeloische Linie**
  - Myeloperoxidase (Durchflusszytometrie, Immunhistochemie oder Zytochemie) *oder*
  - Monozytendifferenzierung (mindestens 2 der folgenden Kriterien: unspezifische Esterase, CD11c, CD14, CD64, Lysozym)
- **T-Zell-Linie**
  - Zytoplasmatisches CD3 (Durchflusszytometrie mit Antikörpern für die CD3-ε-Kette; die Immunhistochemie unter Verwendung von polyklonalem Anti-CD3-Antikörper kann die CD3-ζ-Kette erkennen, die nicht T-Zell-spezifisch ist) *oder*

Abb. 13.38 Übergang einer akuten Megakaryoblastenleukämie in eine gemischte Megakaryoblasten-Basophilen-Leukämie. **a** Sehr unreif erscheinende Blasten, die neben CD41 und CD61 in hohem Prozentsatz auch CD34 exprimieren. **b** Nach weitgehend erfolgloser Chemotherapie treten Blasten mit dunkelvioletten Zytoplasmagranula auf, die metachromatisch reagieren. **c** Metachromatische Reaktion der Granula nach Toluidinblaufärbung. Es ist zu einem Wandel des Phänotyps von Megakaryoblasten zu Basophilen-Vorstufen gekommen

  - Oberflächen-CD3 (selten bei akuter Leukämie mit gemischtem Phänotyp)
- **B-Zell-Linie** (multiple Antigene sind erforderlich)
  - Starke CD19-Expression mit wenigstens einem der folgenden stark ausgeprägten Antigene: CD79a, zytoplasmatisches CD22, CD10, *oder*

13.2 · Akute Leukämien unklarer Linienzugehörigkeit (AUL und gemischter Phänotyp, MPAL) ...

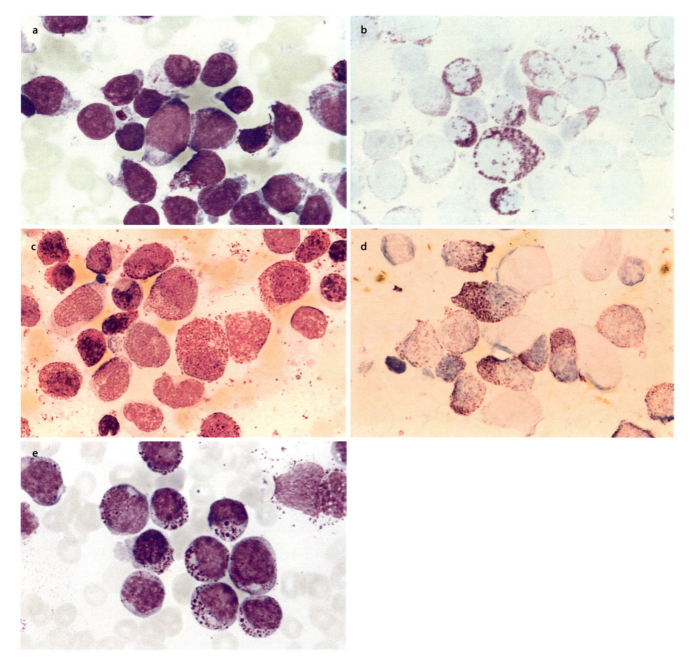

Abb. 13.39 Akute Basophilenleukämie. Diese Fälle müssen vom basophilen Schub bei CML und von Gewebsmastzellenleukämien unterschieden werden. **a, b** Akute Basophilenleukämie mit hohem Anteil von Blasten. Man erkennt Zellen mit reichlich basophilen Granula, vereinzelt Auer-Stäbchen-ähnliche Einschlüsse. **a** Pappenheim-Färbung. **b** Toluidinblaufärbung. **c** Anderer Patient mit stärkerer Ausreifung. **d** Toluidinblaufärbung. **e** Anderer Patient mit distinkten, z. T. sehr großen Granula

– Schwache CD19-Expression mit wenigstens 2 der folgenden stark ausgeprägten Antigene: CD79a, zytoplasmatisches CD22, CD10

13.2.1 Akute undifferenzierte Leukämie (AUL)

Die AUL hat weder spezifische lymphatische noch myeloische Marker, wobei auch die ungewöhnlichen Formen wie die plasmozytoide dendritische Leukämie, die NK-Zell-Leukämie, die Basophilenleukämie und auch nichthämatologische Tumoren ausgeschlossen werden müssen.

13.2.2 Gemischter Phänotyp: AL mit t(9;22); BCR-ABL1

Diese Diagnose sollte nicht bei Patienten mit bekannter CML gestellt werden, da diese Patienten einen Blastenschub mit entsprechendem Phänotyp entwickeln können.

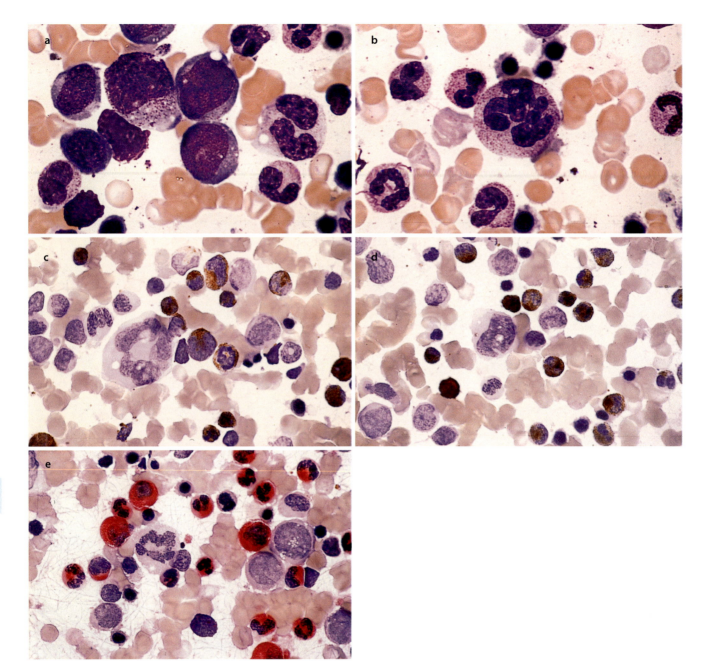

Abb. 13.40 AML-Rezidiv mit defekt ausreifenden Granulozyten. **a** Knochenmark zum Zeitpunkt des beginnenden Rezidivs mit vermehrten Blasten. **b** Unter den noch relativ reichlich vorhandenen ausgereiften Granulozyten finden sich erheblich dysplastische, polyploide Formen. **c, d** Durch Peroxidasereaktion kann man noch normale Granulozyten von Peroxidase-negativen, überwiegend dysplastischen Granulozyten unterscheiden. **e** Auch die CE-Reaktion ergab denselben Befund wie die Peroxidase

13.2 · Akute Leukämien unklarer Linienzugehörigkeit (AUL und gemischter Phänotyp, MPAL) ...

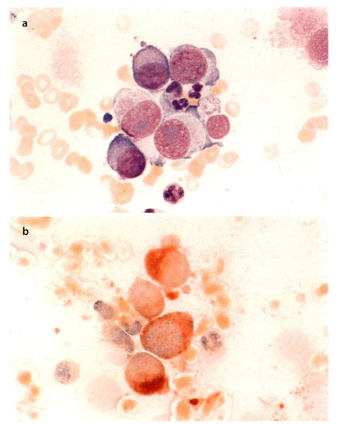

◘ **Abb. 13.41** Aspiration aus dem Beckenkamm im Bereich eines lokalisierten Prozesses bei Megakaryoblastom. **a** Gruppe von relativ großen Blasten mit dichtem, homogen erscheinendem Kernchromatin und breitem, mäßig basophilem Zytoplasma. CD61 und CD41 positiv. **b** ANAE-Reaktion. Recht kräftige Enzymaktivität im Zytoplasma

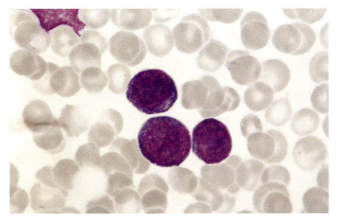

◘ **Abb. 13.42** 3 Blasten im peripheren Blut bei transienter Myeloproliferation (TAM): Alle 3 Zellen besitzen ein sehr schmales, intensiv basophiles Zytoplasma, das bei den beiden unteren kaum erkennbar ist. Morphologisch besteht kein Unterschied zur myeloischen Leukämie bei Down-Syndrom

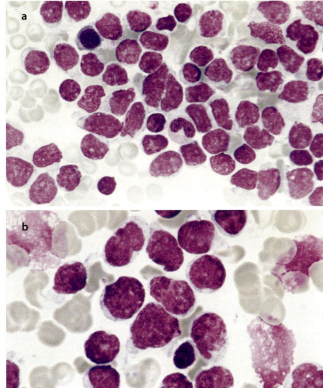

◘ **Abb. 13.43** **a,b** Knochenmarkausstrich bei Leukämie dendritischer Zellen. Überwiegend rundliche Zellen mit z. T. eingekerbten Kernen, kleinen Nucleoli und schmalen Zytoplasma. Bei anderen Fällen wurde auch breiteres Zytoplasma z. T. mit Vacuolen und pseudopodienartigen Ausläufern beobachtet. **b** Stärkere Vergrößerung. Grobe, z. T. schollige Chromatinstruktur. Die Zellen ähneln Lymphoblasten (Abb. freundlich überlassen von Frau Dr. M.-Th. Daniel, Paris)

13.2.3 Gemischter Phänotyp: AL mit t(v;11q23); *KMT2A* rearrangiert

Diese seltene Leukämie kommt häufiger bei Kindern vor. Meistens sind 2 Blastenpopulationen vorhanden, nämlich eine, die als Monoblasten, und eine zweite, die als Lymphoblasten erscheint. Immunologisch handelt es sich um eine Lymphoblastenpopulation, die CD19-positiv und CD10-negativ ist, häufig ist sie auch CD15-positiv. Daneben bestehen die Kriterien der myeloischen Reihe, meistens von Monoblasten.

■ Genetik

Alle AL dieses Phänotyps weisen ein Rearrangement des *KMT2A*-Gens auf, das häufigste Partnergen ist *AFF1 (AF4)*. Auch Translokationen t(9;11) und t(11;19) sind beobachtet worden.

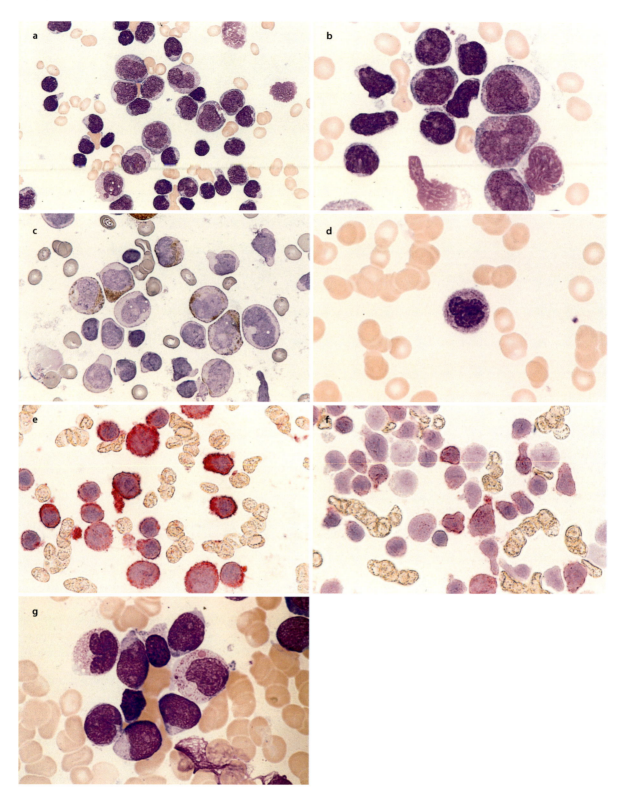

Abb. 13.44 Akute Leukämien mit Beteiligung der lymphatischen und granulozytären Zellreihe (hybrid, biphänotypisch, bilineär, „mixed lineage"). Am häufigsten tritt diese Konstellation bei frühen T-ALL mit myeloischen Markern auf, in dieser Kombination auch als echte bilineäre AL, gelegentlich auch bei Philadelphia-positiven ALL, die ebenfalls eine myeloische Komponente besitzen. **a** Nebeneinander finden sich lymphatische Blasten und einzelne reife lymphatische Zellen sowie große Blasten mit etwas polymorphen Kernen und hellerem Zytoplasma. **b** Bei starker Vergrößerung kann man im Zytoplasma der größeren Blasten rötliche Granula sehen (rechts unten von der Mitte). **c** Die Peroxidasereaktion zeigt, dass in einem beträchtlichen Teil der großen Blasten die Reaktion positiv ist, die Zellen gehören also zur granulozytären Reihe. **d** Ganz vereinzelt kann man im peripheren Blut reife Granulozyten mit Auer-Stäbchen finden. **e** Immunzytochemisch exprimieren fast alle Blasten CD13. **f** Zu mehr als 60 % sind v. a. die kleinen Blasten CD3-positiv. Es handelt sich in **a–f** um ein Beispiel für das Nebeneinander von T-ALL und AML. **g** Bei einem anderen Fall, der früher als T-ALL eingestuft worden war, fanden sich myeloische Vorstufen mit Atypien (Mitte rechts, links oben), so dass ebenfalls eine Beteiligung der Granulozytopoese nachgewiesen wurde

13.2 · Akute Leukämien unklarer Linienzugehörigkeit (AUL und gemischter Phänotyp, MPAL) ...

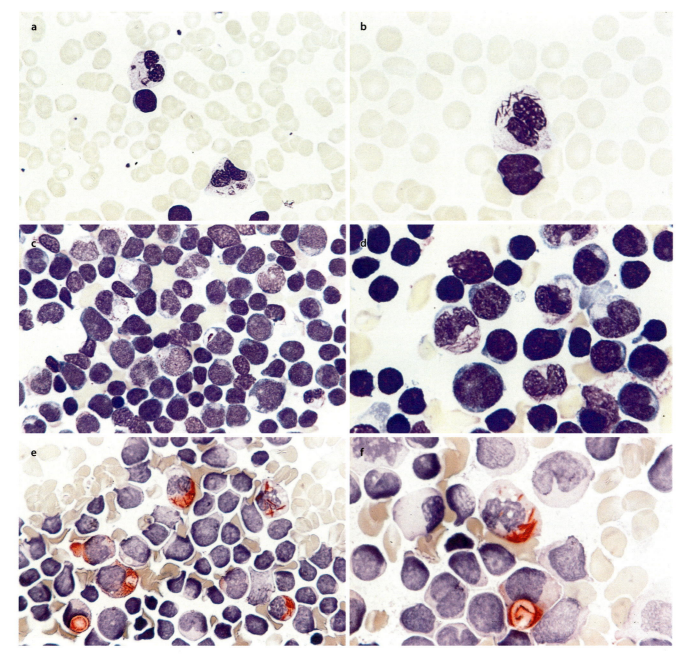

Abb. 13.45 Ein weiterer Fall, der ursprünglich als AML, dann nach Durchführung der Immunzytochemie als bilineäre AL mit Beteiligung der T-ALL-Reihe und der myeloischen Reihe diagnostiziert wurde. **a** Im peripheren Blut 1 rundkerniger Blast und reife Granulozyten mit Auer-Stäbchen. **b** Stärkere Vergrößerung eines Granulozyten mit mehreren Auer-Stäbchen. **c** Knochenmark in der Übersicht. Man sieht überwiegend rundkernige kleine Blasten, dazwischen große Blasten mit Pseudo-Chediak und splitterartigen Einschlüssen (diagonal von links oben nach rechts unten). **d** Bei stärkerer Vergrößerung sind auch zahlreiche feine Auer-Stäbchen erkennbar. **e** Übersicht, CE-Reaktion. Die Auer-Stäbchen und positiven Einschlüsse sind gut erkennbar (rot). **f** Stärkere Vergrößerung der CE-Reaktion. Man sieht Auer-Stäbchen und unten Einschlüsse mit Auer-Stäbchen

13.2.4 Gemischter Phänotyp: AL B/myeloisch, NOS

Auf diesen Phänotyp treffen alle Kriterien der B-lymphatischen und myeloischen Reihe zu, genetische Anomalien fehlen hingegen. Morphologisch verhält sich dieser Subtyp wie eine ALL.

13.2.5 Gemischter Phänotyp: AL T/myeloisch, NOS

Auf diesen Phänotyp treffen alle Kriterien der T-lymphatischen und myeloischen Reihe zu, genetische Anomalien fehlen hingegen. Morphologisch verhält sich dieser Subtyp wie eine ALL.

13.2.6 Gemischter Phänotyp: AL-NOS, seltene Formen

Bei diesem Phänotyp bestehen die Kriterien für eine T- und B-lymphatische Reihe, in einige Fällen sogar für die T-lymphatische, B-lymphatische und myeloische Reihe, es sind jedoch keine genetischen Anomalien vorhanden. Morphologisch verhält sich dieser Subtyp wie eine ALL.

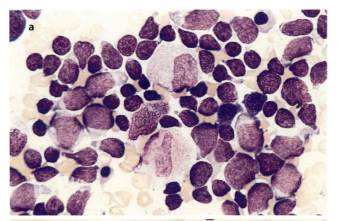
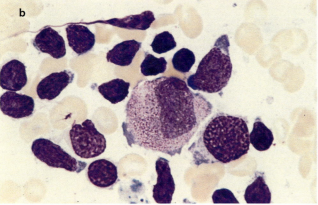

Abb. 13.46 Bei einer Ph-positiven ALL sieht man zwischen den Lymphoblasten eingestreut hochgradig dysplastische Granulozyten, so dass auch in diesem Fall eine Beteiligung der Granulozytopoese bestand. Eine Therapie war nicht vorausgegangen. Bei Ph-positiven ALL-Fällen findet man häufiger eine Koexpression myeloischer Marker, ohne dass morphologische Veränderungen der Granulozytopoese erkennbar wären. **a, b** Auffällig dysplastisch ausreifende granulozytopoetische Vorstufen

Lymphatische Neoplasien

14.1 Neoplasien lymphatischer Vorstufen – 139
14.1.1 B-lymphoblastische Leukämien/Lymphome ohne andere Einordnungsmöglichkeit – 139
14.1.2 B-lymphoblastische Leukämien/Lymphome mit speziellen genetischen Anomalien – 139
14.1.3 T-lymphoblastische Leukämien/Lymphome – 144

14.2 Reife B-Zell-Neoplasien – 146
14.2.1 Chronische lymphatische Leukämie/kleinzelliges lymphozytisches Lymphom (CLL/SLL) – 146
14.2.2 B-Zell-Prolymphozytenleukämie – 149
14.2.3 Splenisches B-Zell-Marginalzonenlymphom (SMZL) – 151
14.2.4 Haarzellleukämie – 152
14.2.5 Splenisches B-Zell-Lymphom/splenische B-Zell-Leukämie, unklassifizierbar – 153
14.2.6 Lymphoplasmozytisches Lymphom (LPL) – 155
14.2.7 Schwerkettenkrankheit (Heavy-Chain Disease, HCD) – 158
14.2.8 Plasmazellneoplasien – 159

14.3 Andere maligne Lymphome – 166
14.3.1 Follikuläres Lymphom (FL) – 166
14.3.2 Mantelzelllymphom (MCL) – 167
14.3.3 Diffuses großzelliges B-Zell-Lymphom, nicht anderweitig spezifiziert (DLBCL) – 168
14.3.4 Intravaskuläres großzelliges B-Zell-Lymphom – 170
14.3.5 Primäres Ergusslymphom (PEL) – 171
14.3.6 Burkitt-Lymphom (BL) – 172
14.3.7 Die Burkitt-Leukämie-Variante – 174

14.4 Reife T- und NK-Zell-Neoplasien – 174
14.4.1 T-Prolymphozytenleukämie (T-PLL) – 174
14.4.2 T-Zell-Leukämie der großen granulierten Lymphozyten (LGL) – 176
14.4.3 Chronische lymphoproliferative Erkrankungen der NK-Zellen (CLPD-NK) – 177
14.4.4 Aggressive NK-Zell-Leukämie – 177
14.4.5 Adulte T-Zell-Leukämie/adultes T-Zell-Lymphom – 178
14.4.6 Extranodales NK-/T-Zell-Lymphom, nasaler Typ – 178
14.4.7 Hepatosplenisches T-Zell-Lymphom (HSTL) – 180
14.4.8 Sézary-Syndrom (SS) – 180
14.4.9 Periphere T-Zell-Lymphome (PTCL), nicht anderweitig spezifiziert – 181

© Springer-Verlag Berlin Heidelberg 2020
T. Haferlach, *Hämatologische Erkrankungen*, https://doi.org/10.1007/978-3-662-59547-3_14

14.4.10 Anaplastisches großzelliges Lymphom (ALCL), ALK-positiv – 182

14.4.11 Anaplastisches großzelliges Lymphom (ALCL), ALK-negativ – 182

14.5 Hodgkin-Lymphome – 182

14.6 Mit HIV-Infektion assoziierte Lymphome – 184

14.7 Lymphoproliferative Erkrankungen nach Transplantation (PTLD) – 184

14.8 Polymorphe PTLD – 184

Die Arbeitsgruppe der WHO hat bei den lymphatischen Neoplasien 2 große Gruppen unterschieden
- Neoplasien der Vorstufen mit B- und T-lymphoblastischen Leukämien und Lymphomen, die sich vom zentralen lymphatischen Gewebe im Knochenmark (B-lymphatisch) bzw. von Knochenmark und Thymus (T-lymphatisch) ableiten, sowie
- die reifen lymphatischen Neoplasien, die dem peripheren lymphatischen Gewebe entsprechen. Bei den reifen lymphatischen B-Zell-Neoplasien korrespondieren die Neoplasien mit den Reifungsstadien der B-Zellen und lassen sich den follikulären, interfollikulären und perifollikulären Regionen der lymphatischen Gewebe zuordnen, bei den peripheren T-lymphatischen Neoplasien sind die normalen Partner nach Prägung im Thymus, in der Milz, in der Mukosa, im peripheren Blut, in der Haut und in den Lymphknoten zu finden.

14.1 Neoplasien lymphatischer Vorstufen

Zu den Neoplasien lymphatischer Vorstufen gehören
- B-lymphoblastische Leukämien/Lymphome ohne andere Einordnungsmöglichkeit
- B-lymphoblastische Leukämien/Lymphome mit speziellen genetischen Anomalien
- T-lymphoblastische Leukämien/Lymphome

Hinweis: Die Burkitt-Leukämie-Variante (reife B-ALL) wird beim Burkitt-Lymphom (▶ Abschn. 14.3.6) beschrieben.

14.1.1 B-lymphoblastische Leukämien/Lymphome ohne andere Einordnungsmöglichkeit

Die Zellen zeigen unterschiedliche Morphologien, es finden sich kleine bis größere Blasten mit verschieden geformten Kernen. Grobe Azurgranula kommen in einigen Blasten bei ca. 10 % der Fälle vor (◘ Abb. 14.1). Eine deutliche Granulation ist extrem selten und in <1 % der Fälle nachweisbar. Zum Teil finden sich Handspiegelformen der Kerne oder eine Pseudopodienbildung des Zytoplasmas. Meistens sind Unterschiede zu den normalen B-lymphatischen Vorstufen (Hämatogonen) erkennbar (◘ Abb. 14.2, 14.3 und 14.4).

■ Zytochemie

Die Peroxidasereaktion ist negativ, es können im Zytoplasma grobe PAS-Granula nachweisbar sein.

■ Immunologie

Die immunologischen Marker der B-Zell-Reihe wie CD19, zytoplasmatisches CD79a und CD22 sind ebenso nachweisbar wie PAX5, das als empfindlichster Marker der B-Zell-Reihe in histologischen Präparaten gilt.

Entsprechend dem Grad der Differenzierung der B-Reihe unterscheidet man eine sogenannte *Pro-B-ALL*, die CD19, zytoplasmatisches CD79a, CD22 und nukleäre TdT exprimiert, vom nächsten Subtyp, der als *Common-(c-)ALL* bezeichnet wird und neben den genannten B-Zell-Markern außerdem CD10 exprimiert, und dem dritten Subtyp *Prä-B* mit zytoplasmatischen µ-Ketten.

14.1.2 B-lymphoblastische Leukämien/Lymphome mit speziellen genetischen Anomalien

14.1.2.1 B-lymphoblastische Leukämien/Lymphome mit t(9;22)(q34;q11.2); *BCR-ABL1*

Dieser Typ umfasst etwa 25 % der Erwachsenen-ALL und 2 bis 4 % der kindlichen ALL. Immunologisch sind CD10 und CD19 sowie nukleäre TdT nachweisbar. Relativ häufig finden sich daneben myeloische Antigene, zum Beispiel CD13 und CD33. Vereinzelt ergeben sich bereits zytologische Hinweise (◘ Abb. 13.46).

14.1.2.2 B-lymphoblastische Leukämien/Lymphome mit t(v;11q23); *KMT2A* rearrangiert

Der häufigste Fusionspartner ist *AFF1* (*AF4*) auf 4q21. Eine Überexpression von *FLT3* ist häufig nachweisbar. Diese Leukämieformen können bereits *in utero* entstehen und haben eine kurze Latenzzeit zwischen Entstehung der Translokation und Entwicklung der Krankheit. Dies ist daraus abzuleiten, dass häufig bei sehr jungen Kleinkindern die Translokation im Blut gefunden wurde, die dann später die Leukämie bekamen. Es handelt sich um die häufigste Leukämieform bei Kleinkindern im ersten Lebensjahr. Typischerweise findet man bei diesen Patienten sehr hohe Leukozytenzahlen, häufig >100 G/l. Spezifische morphologische oder zytochemische Veränderungen sind nicht bekannt. In einigen Fällen von ALL mit *KMT2A*-Rearrangement finden sich nebeneinander Lymphoblasten und Monoblasten, die durch den Immunphänotyp bestätigt werden können. Solche Fälle kann man als B-lymphatische/myeloische Leukämien bezeichnen. ALL mit *KMT2A*-Translokation, speziell mit t(4;11), haben CD19-positive, CD10-negative und CD24-negative Blasten. Es handelt sich um einen Pro-B-Immunphänotyp, die Zellen können auch CD15- und CD65-positiv sein.

14.1.2.3 B-lymphoblastische Leukämien/Lymphome mit t(12;21)(p13;q22); *ETV6-RUNX1*

Dieser Leukämietyp ist häufig bei Kindern zu finden, er macht ungefähr 25 % der Fälle von B-ALL aus. Er wird nicht bei Kleinkindern beobachtet und nimmt bei älteren Kindern in der Häufigkeit ab; bei Erwachsenen ist er nur selten nachweisbar. Auch hier sind Morphologie und Zytochemie uncharakteristisch.

140 Kapitel 14 · Lymphatische Neoplasien

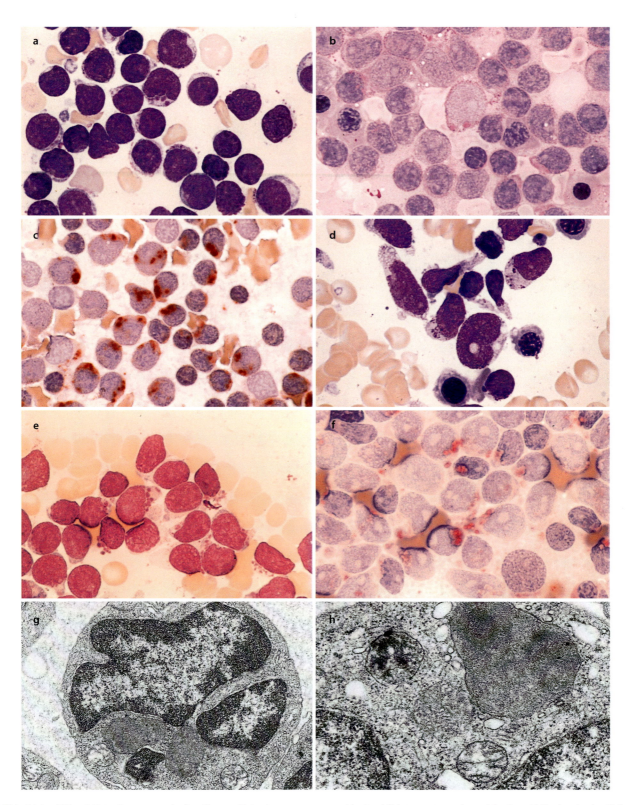

Abb. 14.1 ALL mit Zytoplasmagranula. Das Dogma, Zytoplasmagranula sprächen für AML, wird durch einen morphologischen Subtyp der ALL umgestoßen. Es handelt sich um eine zur B-ALL-Linie gehörende ALL mit Zytoplasmagranula, die Peroxidase-negativ sind und sich wie Lysosomen verhalten. **a** In Blasten oberhalb der Bildmitte grobe violette Granula, darunter einige feinere. **b** PAS-Reaktion. Die abnormen Granula sind rosa gefärbt, im Gegensatz zur burgunderroten Färbung der üblichen Glykogengranula. **c** ANAE-Reaktion. Man sieht distinkte, kräftig reagierende Granula im Zytoplasma, die den in **a** und **b** abgebildeten entsprechen. **d** Anderer Fall mit sehr deutlichen dunkelvioletten Granula, die man mit basophilen Granula verwechseln kann. Sie zeigen aber keine Metachromasie. **e** Kräftig gefärbte, relativ große Granula bei einem anderen Fall. **f** Saure-Phosphatase-Reaktion. Die Granula sind z. T. deutlich positiv. **g, h** Elektronenmikroskopie. Man sieht im Zytoplasma große, membranumgrenzte Einschlüsse mit feinkörnigem Inhalt, die den oben beschriebenen Granula entsprechen. (Aufnahme: H.-K. Müller-Hermelink, Würzburg)

14.1 · Neoplasien lymphatischer Vorstufen

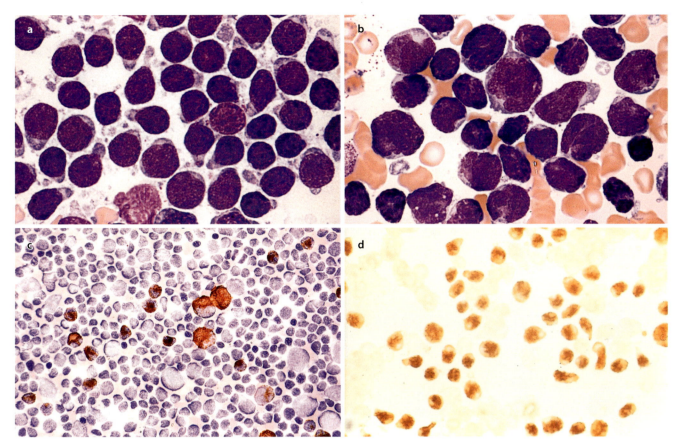

Abb. 14.2 Akute Lymphoblastenleukämie (ALL). **a** Kleine Blasten, die manchmal schwer von Lymphozyten zu unterscheiden sind. Die Chromatinstruktur ist aber feiner, man sieht gelegentlich Nucleoli. **b** Anderer Fall mit unterschiedlich großen Blasten und z. T. polymorphen Kernen. **a** und **b** sind ALL der B-Linie. **c** Peroxidasereaktion. Alle Lymphoblasten sind negativ, eingestreut findet man restliche Zellen der Granulozytopoese, deren Anteil mit der Peroxidasereaktion besser zu erkennen ist. **d** Terminale Deoxynucleotidyltransferase (TdT). Darstellung mittels Immunperoxidasereaktion in den Kernen. Die TdT ist für Lymphoblasten nicht spezifisch, dient aber zur Abgrenzung der ALL-Formen von reifzelligen lymphatischen Neoplasien, auch von großzelligen Lymphomen. Heute wird die Reaktion üblicherweise mittels Immunphänotypisierung durchgeführt

Immunologie

CD19 und CD10 sind positiv, meistens auch CD34. Myeloisch assoziierte Antigene, speziell CD13, werden häufig exprimiert, es besteht aber kein Hinweis auf einen gemischten Phänotyp. Die Translokationen wurden in neonatalen Blutproben von Kindern gefunden, die viele Jahre später Leukämie bekamen. Prinzipiell hat dieser Subtyp eine gute Prognose.

14.1.2.4 B-lymphoblastische Leukämien/Lymphome mit Hyperdiploidie

Die Blasten enthalten >50 und meistens <66 Chromosomen, typischerweise ohne Translokationen und andere strukturelle Alterationen. Dieser Subtyp macht 25 % der B-ALL bei Kindern aus, bei Kleinkindern ist er nicht nachweisbar. Sein Vorkommen nimmt mit steigendem Alter ab, bei Erwachsenen ist er selten. Morphologisch und zytochemisch sind die Zellen uncharakteristisch.

Immunologie

CD19 und CD10 sowie weitere B-ALL-Marker sind nachweisbar, meistens auch CD34. Die Prognose ist sehr gut.

14.1.2.5 B-lymphoblastische Leukämien/Lymphome mit Hypodiploidie (hypodiploide ALL)

Die Blasten enthalten <46 Chromosomen (<45 oder sogar <44). Kinder und Erwachsene sind betroffen, insgesamt beträgt der Anteil an der ALL 5 %; wenn man allerdings auf <45 Chromosomen einschränkt, liegt der Anteil bei knapp 1 %.

Immunologie

Es handelt sich um typische B-Vorstufen, CD19- und CD10-Positivität sind erkennbar, aber keine weiteren phänotypischen Kennzeichen. Dieser Subtyp hat eine schlechte Prognose.

14.1.2.6 B-lymphoblastische Leukämien/Lymphome mit t(5;14)(q31;q32); *IL3*-IGH

Bei diesen Patienten wird eine starke Eosinophilie nachgewiesen. Kinder und Erwachsene sind betroffen, insgesamt liegt der Anteil bei <1 % der ALL-Fälle. Im Blut und Knochenmark findet man neben uncharakteristischen Lymphoblasten reaktive Eosinophile, die nicht Teil des leukämischen Klons sind (Abb. 14.8g).

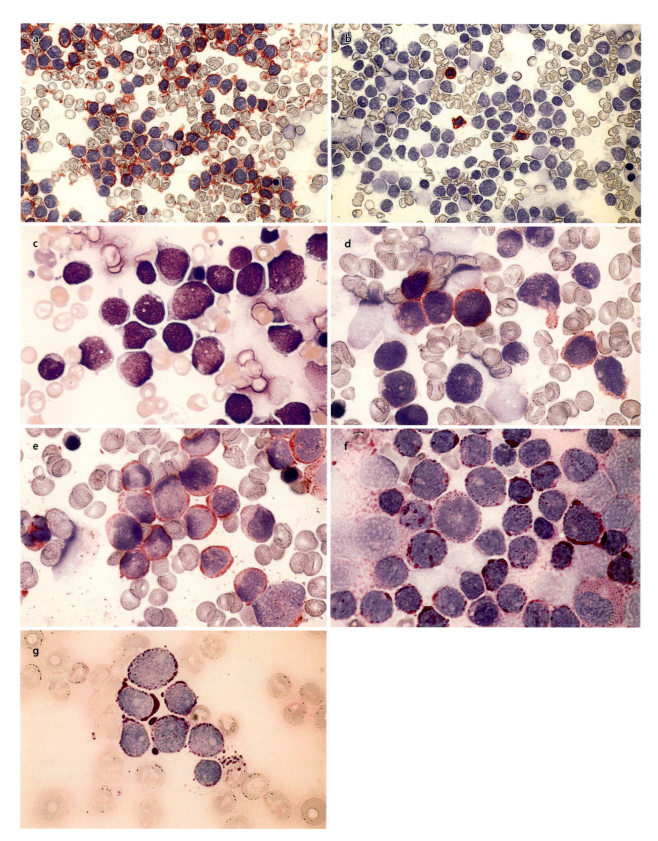

Abb. 14.3 B-Linien-ALL. **a** Für den immunzytochemischen Nachweis der B-Linien-Zugehörigkeit ist der Pan-B-Marker CD19 gut geeignet. Hier sind 100 % der Blasten positiv (rot). **b** Als Kontrast ist hier der T-Linien-Marker CD3 dargestellt. Die Blasten sind negativ, eingestreute reife T-Lymphozyten sind positiv (derselbe Fall wie **a**). **c** Anderer Fall mit unterschiedlich großen Lymphoblasten. **d** Derselbe Fall wie in **c**, Darstellung von CD19. **e** Derselbe Fall wie in **c** und **d**, Nachweis von CD10. Der Nachweis von CD19 und CD10 entspricht einer c-ALL. **f** Die PAS-Reaktion ergibt in einem unterschiedlichen Prozentsatz der Lymphoblasten eine granuläre Reaktion; in diesem Falle grobgranulär und schollig positiv. **g** Ein anderer Fall mit grobgranulärer und grobtropfiger PAS-Reaktion. Die in **f** und **g** dargestellte Art der PAS-Reaktion ist bei hellem Zytoplasmahintergrund und negativer Peroxidase und ANAE ein morphologisch-zytochemischer Hinweis für ALL

14.1 · Neoplasien lymphatischer Vorstufen

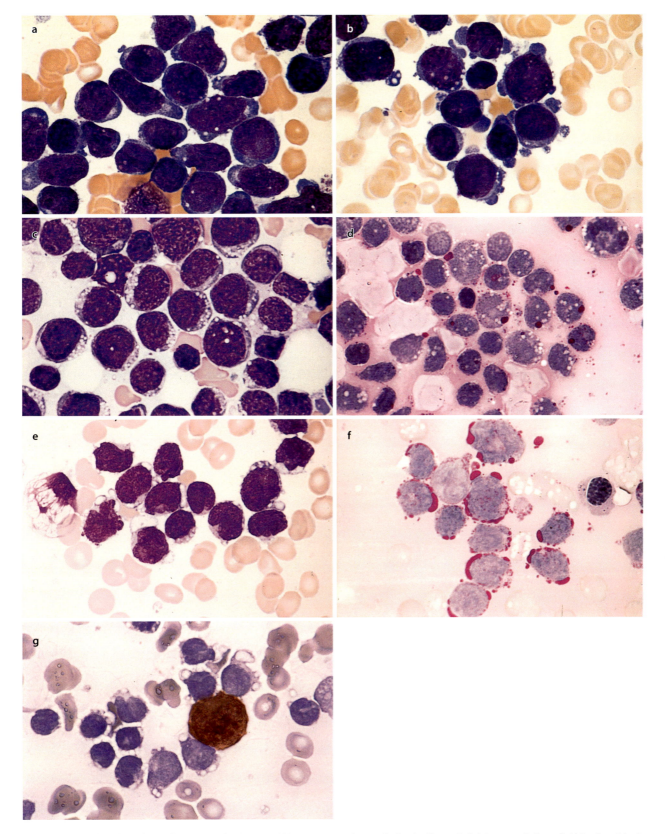

◘ **Abb. 14.4** Akute lymphatische Leukämien (ALL). **a** B-Linien-ALL können eine erhebliche morphologische Variationsbreite aufweisen. Hier sieht man relativ große Blasten mit intensiv basophilem Zytoplasma. **b** Große Blasten mit erheblicher Zytoplasmaknospung, so dass zunächst an eine Megakaryoblastenleukämie gedacht wurde. In beiden Fällen **a** und **b** handelt es sich um eine ALL der B-Reihe. **c** Vakuolisierung ist bei ALL nicht selten zu finden. In diesem Fall sieht man relativ große Vakuolen. **d** Anderer Fall mit Vakuolen und unabhängig davon grobgranulärer PAS-Reaktion im Zytoplasma. **e** Anderer Fall mit großen, z. T. zusammenfließenden Vakuolen. **f** PAS-Reaktion von demselben Fall wie in **e**. Man sieht, dass die Vakuolen mit Glykogen gefüllt sind. **g** Peroxidasereaktion desselben Falles wie in **e** und **f**. Man sieht in den Peroxidase-negativen Blasten sehr gut die Vakuolen

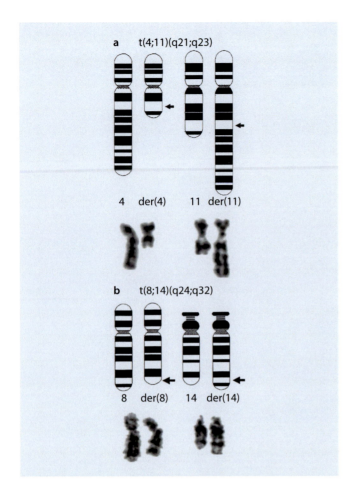

Abb. 14.5 Chromosomenaberrationen bei ALL. Die mit einer ungünstigen Prognose verknüpfte Translokation 4;11 zeigt **a**, die mit dem Burkitt-Lymphom/Leukämie und der reifen B-ALL verbundene Translokation t(8;14)(q24;q32) zeigt **b**

- **Immunologie**

Die Blasten sind CD19- und CD10-positiv.

14.1.2.7 B-lymphoblastische Leukämien/ Lymphome mit t(1;19)(q23;p13.3); TCF3-PBX1

Dieser Subtyp tritt vorwiegend bei Kindern auf, er macht etwa 6 % der B-ALL aus, seltener kommt er auch bei Erwachsenen vor. Morphologie und Zytologie sind unspezifisch.

- **Immunologie**

CD19 und CD10 sind positiv, außerdem sind zytoplasmatische μ-Ketten nachweisbar. Es handelt sich um einen Prä-B-Phänotyp. Bei einer Untergruppe der B-ALL, die meist hyperdiploid ist, findet sich zytogenetisch eine identische Translokation t(1;19), bei welcher jedoch weder TCF3 noch PBX1 involviert ist und die nicht mit der Entität mit TCF3-PGX1-Rearrangement verwechselt werden sollte.

Neu in der WHO-Klassifikation 2017 sind:

14.1.2.8 B-lymphoblastische Leukämien/ Lymphome, *BCR-ABL1*-like

Diese hier neu aufgeführte Gruppe der B-Linien-ALL hat ein ähnliches Genexpressionsmuster wie die *BCR-ABL1*-mutierte ALL, wobei diese Fälle dann weder *BCR-ABL1* noch eine t(9;22) aufweisen. Häufig sind hingegen Translokationen zu finden, die *CRLF2* oder auch *EPOR* involvieren. Es ist schwierig, diesen ALL-Subtyp zu diagnostizieren, eine Kombination von FISH und Molekulargenetik wird ebenso vorgeschlagen wie das Genexpressionsmuster. Morphologisch findet sich der klassische Phänotyp einer ALL.

Man findet diesen Subtyp bei 10 bis 25 % aller Patienten mit ALL der B-Linie, die Inzidenz ist bei Kindern mit Standardrisiko niedriger und steigt zunehmend bei Hochrisiko-ALL sowie bei Adoleszenten und Erwachsenen.

- **Immunologie**

Die Blasten zeigen klassischerweise CD19 und CD10, ein Teil der Fälle mit *CRLF2*-Translokationen zeigt eine hohe Expression dieses Proteins auf der Oberfläche, was auch zum Screening verwendet werden kann.

Das genetische Profil zeigt darüber hinaus auch andere molekulare Veränderungen wie zum Beispiel Mutationen in Tyrosin-Kinasen. Deswegen ist ein aufwändiges Screening therapieentscheidend.

14.1.2.9 B-lymphoblastische Leukämien/ Lymphome mit iAMP21

Bei diesem Subtyp findet sich eine partielle Amplifikation des Chromosoms 21. Man findet dabei mittels FISH und einer Probe für *RUNX1* entweder ≥5 Kopien des Gens oder ≥3 Extrakopien auf einem der beiden Chromosomen 21. Man sieht gehäuft Deletionen in *RB1* und *ETV6*. Dieser Subtyp ist häufiger bei Kindern und macht etwa 2 % alle B-ALL aus. Mikroskopisch entspricht das Bild einer klassischen ALL.

14.1.3 T-lymphoblastische Leukämien/ Lymphome

Die Grenze zwischen Lymphom und Leukämie wird in der Regel bei einem Blastenanteil von 25 % im Knochenmark angesetzt. T-ALL bzw. T-Lymphome machen 15 % der kindlichen ALL aus, sie treten häufiger bei Adoleszenten als bei jüngeren Kindern auf und sind beim männlichen Geschlecht häufiger als beim weiblichen. Der Anteil der Erwachsenen-ALL liegt bei ca. 25 %. Ca. 85 bis 90 % aller lymphoblastischen Lymphome sind T-lymphoblastische Lymphome. Klinisch sind hohe Leukozytenzahlen, Lymphknotenpakete und Hepatosplenomegalie typisch, häufig findet sich ein Mediastinaltumor. Die normale Hämatopoese im Knochenmark ist oftmals noch relativ gut erhalten.

- **Morphologie, Zytochemie**

Der Befund ist sehr variabel, manchmal erinnern die Zellen an reife Lymphozyten, man findet meistens mehr Mitosen als bei akuten lymphatischen Leukämien der B-Reihe.

14.1 · Neoplasien lymphatischer Vorstufen

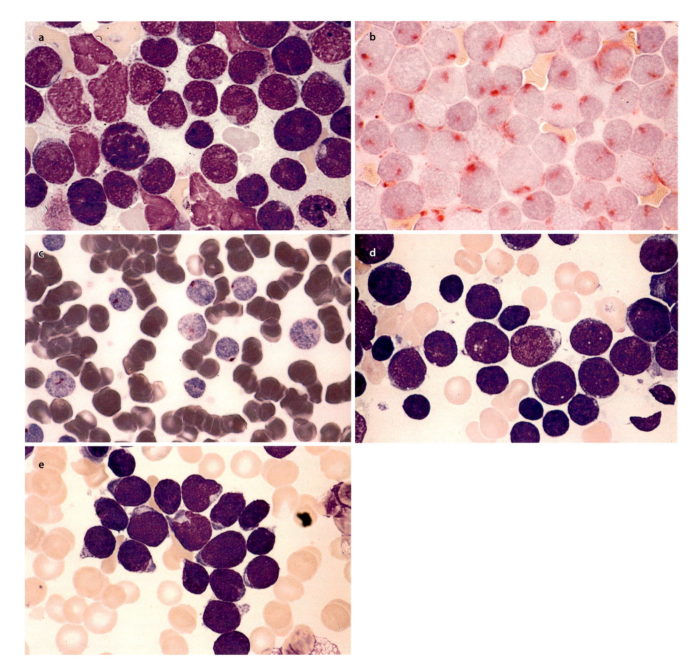

◘ **Abb. 14.6** T-ALL-Linie. Morphologisch können B- und T-ALL-Formen meistens nicht voneinander abgegrenzt werden. Bei T-ALL kann eine stärkere Unregelmäßigkeit der Kernkontur (convoluted) und eine hohe Mitoserate hinweisend sein. **a** Pappenheim-Färbung bei einem Fall von T-ALL. **b** Die hier abgebildete besondere Art der Saure-Phosphatase-Reaktion als fokale oder paranukleäre Lokalisation ist typisch für die ALL der T-Reihe. **c** Saure-Phosphatase-Nachweis mit anderer Technik (Sigma). **d** Ein Fall von T-ALL mit völlig runden Kernen. **e** Anderer Fall mit z. T. unregelmäßiger Kernkontur

T-lymphoblastische Leukämien mit deutlichen Infiltraten durch eosinophile Granulozyten können assoziiert sein mit 8p11.2, wobei das *FGFR1*-Gen involviert ist. Zytochemisch ist fokale saure Phosphatase nachweisbar (◘ Abb. 14.6- 14.7).

■ **Immunologie**

Die TdT ist nukleär positiv, in unterschiedlichem Grade sind CD1a, CD2, CD3, CD4, CD5, CD7 und CD8 nachweisbar. Davon sind am häufigsten CD7 und cCD3 vorhanden, aber nur CD3 ist linienspezifisch. Zusätzlich zur TdT sprechen CD99, CD34 und CD1a für die Vorläufernatur der T-Lymphoblasten, die Positivität von CD1a definiert die kortikale T-ALL. Eines der myeloisch assoziierten Antigene CD13 oder CD33 wird bei 20 bis 30 % der Fälle exprimiert, dies ist aber kein ausreichender Hinweis auf einen gemischten Phänotyp.

■ **Genetik**

Bei T-ALL/T-Lymphomen bestehen praktisch immer klonale Rearrangements der TCR, in ca. 20 % der Fälle besteht simultan auch ein Gen-Rearrangement von IGHα. Bei 50 bis 70 %

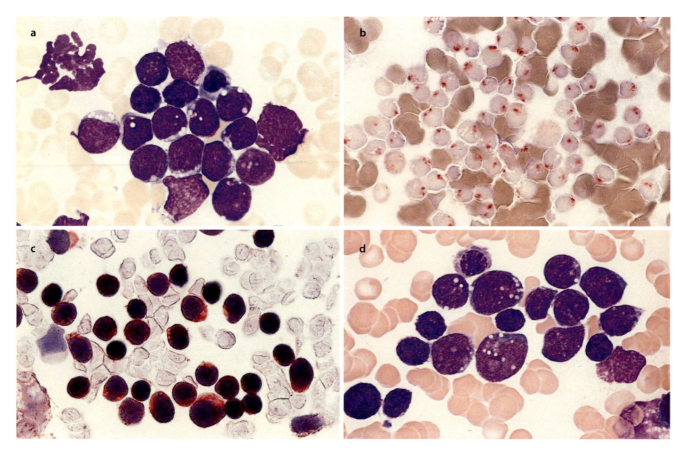

◻ **Abb. 14.7** T-ALL-Linie. **a** Auch bei T-ALL gibt es Fälle mit vakuolisiertem Zytoplasma. **b** Saure-Phosphatase-Reaktion in typischer Lokalisation desselben Falles wie in **a**. **c** CD3-Nachweis desselben Falles wie in **a** und **b**. **d** Anderer Fall mit basophilem Zytoplasma und Vakuolen

ist ein abnormer Karyotyp nachweisbar, am häufigsten sind die α- und δ-TCR-Loci auf 14q11.2, der β-Locus auf 7q35 und der γ-Locus auf 7p14-15 mit verschiedenen Partnergenen betroffen. Am häufigsten beteiligte Gene sind *HOX11 (TLX1)*(10q24) bei 7 % der Kinder- und 30 % der Erwachsenen-T-ALL und *HOX11L2 (TLX3)*(5q35) bei 20 % der Kinder und 10 bis 15 % der Erwachsenen. Andere Transkriptionsfaktoren, die betroffen sein können, sind: *MYC, TAL1, RBTN1 (LMO1), RBTN2 (LMO2)* und *LYL1*. Auch die zytoplasmatische Tyrosinkinase LCK kann beteiligt sein. Bestimmte Aberrationen können oftmals nur mit molekulargenetischen Untersuchungen gefunden werden, ein Beispiel sind Alterationen des *TAL1*-Locus, welcher bei ca. 20 bis 30 % der T-ALL Fälle betroffen ist. In nur 3 % der Fälle kann eine t(1;14)(p32;q11) nachgewiesen werden, viel häufiger fusioniert *TAL1* mit dem *SIL*-Gen als Ergebnis einer zytogenetisch kryptischen Deletion. Auch Deletionen kommen bei T-ALL vor. Die wichtigste ist del(9p), die zu einem Verlust des Tumorsuppressorgens *CDKN2A* führt (ein Inhibitor der zyklinabhängigen Kinase *CDK4*), die zytogenetisch bei 30 %, molekulargenetisch noch häufiger gefunden wird. Dies führt zu einem Verlust der G1-Kontrolle im Zellzyklus. Ca. 50 % der Fälle mit T-ALL zeigen aktivierende Mutationen, die das *NOTCH1*-Gen oder *FBXW7* betreffen (kritisch für frühe T-Zell-Entwicklung). Patienten, die eine dieser beiden Mutationen tragen, weisen eher eine günstige Prognose auf. Häufig finden sich bei der T-ALL auch *RUNX1*- (16 %) und *DNMT3A*-Mutationen (19 %) und selten eine *FLT3*-ITD (3 %), was die relative Nähe der T-ALL zur AML widerspiegelt.

14.2 Reife B-Zell-Neoplasien

14.2.1 Chronische lymphatische Leukämie/ kleinzelliges lymphozytisches Lymphom (CLL/SLL)

Es handelt sich um die häufigste Leukämieform bei Erwachsenen in westlichen Ländern. Die Häufigkeit beträgt 2 bis 6 Fälle pro 100.000 Einwohner im Jahr. In zunehmendem Alter nimmt die Häufigkeit zu: Bei einem mittleren Alter von 65 Jahren beträgt der Anteil 13 pro 100.000 Einwohner.

Morphologisch finden sich üblicherweise <2 % Prolymphozyten. Bei einem Anteil von >15 % Prolymphozyten, morphologisch veränderten Zellen mit weniger kondensiertem Chromatin und Kernunregelmäßigkeiten spricht man von einer *atypischen CLL*, bei >55 % Prolymphozyten handelt

14.2 · Reife B-Zell-Neoplasien

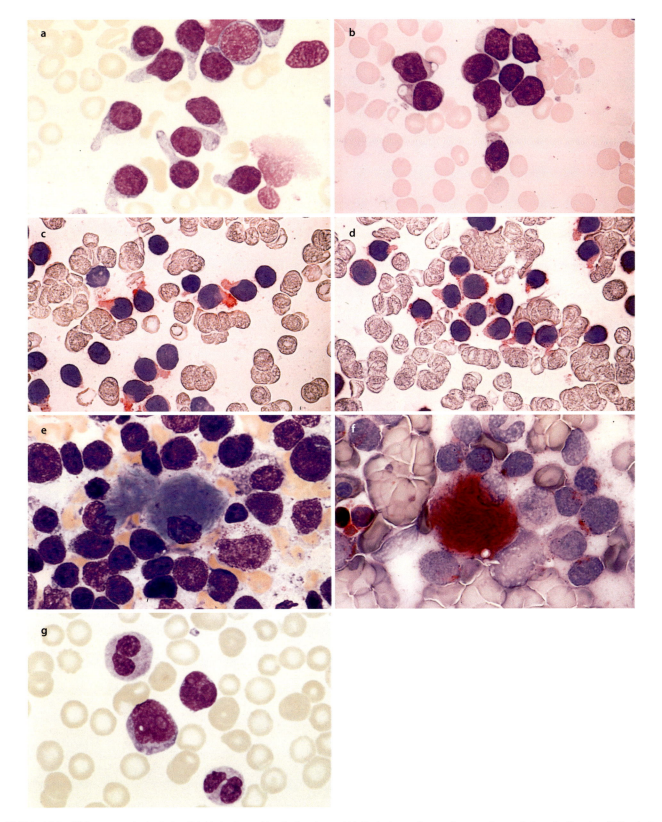

◻ **Abb. 14.8** Weitere morphologische ALL-Varianten. **a** Handspiegelform mit griffartig ausgezogenem Zytoplasma. Dieser morphologische Subtyp der ALL hat keine besondere Bedeutung, wegen der Verwechslungsmöglichkeit mit Monoblasten wird aber darauf hingewiesen. **b** Anderer Fall mit feinen Granula und handspiegelartig ausgezogenem Zytoplasma. **c** CD19-Nachweis in Ausstrichen desselben Patienten wie in **b**. **d** CD10-Nachweis in einem Ausstrich desselben Patienten wie in **b** und **c**. Es handelt sich damit um eine c-ALL. Weitere morphologische ALL-Varianten. **e** Ganz selten werden auch Pseudo-Gaucher-Zellen bei ALL gefunden. In diesem Fall liegt eine T-ALL vor. **f** Saure-Phosphatase-Reaktion. Starke Aktivität im Zytoplasma einer Pseudo-Gaucher-Zelle, fokale Reaktion in Lymphoblasten. Ausstrich desselben Falles wie in **e**. **g** Knochenmarkausstrich eines Patienten mit c-ALL und Eosinophilie bei der seltenen Translokation t(5;14). In der Mitte 1 Blast und der Kern eines Blasten, darüber und darunter je 1 Eosinophiler

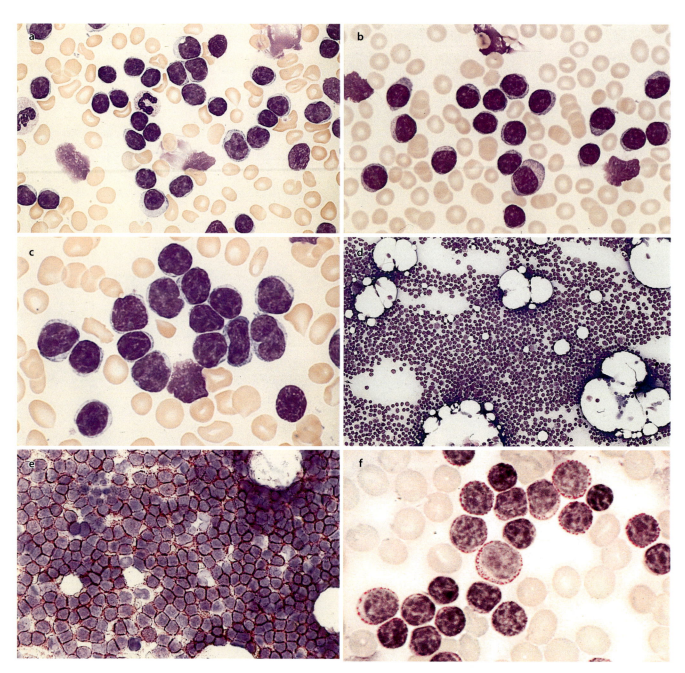

Abb. 14.9 Chronische lymphatische Leukämie der B-Linie (B-CLL). **a–c** Periphere Blutausstriche mit vorwiegend reifen Lymphozyten, z. T. mit scholliger Chromatinstruktur (**c**). Vereinzelt sieht man zerquetschte Kerne (Gumprecht-Kernschatten). **d** Knochenmarkausstrich einer B-CLL mit diffuser Infiltration des Knochenmarks. **e** Knochenmarkausstrich desselben Falles wie in **d**. Immunozytochemischer Nachweis von CD5. Alle Lymphozyten sind positiv (rot). Dieser Befund ist charakteristisch für B-CLL, daneben findet man die Standard-B-Marker. **f** Peripheres Blut, PAS-Reaktion. Zahlreiche Zellen mit starker, feinkörniger PAS-Reaktion.

g Schema und Interphase-FISH einer 13q-Deletion. Bei der chronischen lymphatischen Leukämie werden häufig Deletionen in der Chromosomenbande 13q14 beobachtet. Diese lassen sich mittels FISH an Interphase-Zellkernen nachweisen. Während eine normale Zelle 2 Signale aufweist, zeigt eine Zelle mit einer Deletion 13q lediglich 1 Signal. **h** Interphase-FISH einer Trisomie 12. Bei der chronischen lymphatischen Leukämie wird häufig eine Trisomie 12 beobachtet. Diese lässt sich mittels FISH an Interphase-Zellkernen nachweisen. Während eine normale Zelle 2 Signale aufweist, zeigt eine Zelle mit einer Trisomie 12 3 Signale

14.2 · Reife B-Zell-Neoplasien

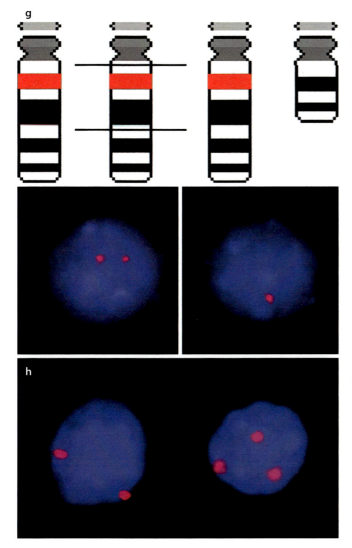

◻ Abb. 14.9 (Fortsetzung)

es sich um eine *B-Prolymphozytenleukämie* (◻ Abb. 14.9, 14.10 und 14.11). Die atypische CLL gibt es häufiger bei Trisomie 12 und anderen Chromosomenanomalien. Die Knochenmarkinfiltration kann interstitiell, nodulär und/oder diffus sein.

■ **Immunologie**
Positiv sind: abgeschwächtes Oberflächen-IgM/IgD, CD20, CD22 (schwach exprimiert), CD5, CD19, CD79a, CD23 und CD43 sowie CD11c (schwach nachweisbar). CD10 ist negativ, FMC7 und CD79b sind üblicherweise negativ oder schwach positiv. Einige Fälle können einen atypischen Phänotyp aufweisen (z. B. CD5-negativ). Die chronische lymphatische Leukämie wird bei 5 bis 10 % der Patienten in familiärer Häufung beobachtet.

■ **Zytogenetik, FISH**
Bei ca. 80 % der Patienten sind Anomalien nachweisbar: Ca. 50 % haben eine del(13)(q14.3), ca. 20 % eine Trisomie 12, seltener werden del(11)(q22-23), del(17)(p13) und del(6)(q21) beobachtet. CLL-Patienten mit einem mutierten IGHV-Status haben eine bessere Prognose als solche mit einem unmutierten IGHV-Status. Nachweise von einer del(11)(q22-23), del(17p13) oder del(6q) (q21) gehen mit der schlechtesten Prognose einher. Isolierte 13q14.3-Deletionen weisen auf einen besseren Verlauf hin. Mittlerweile sind aber auch eine Reihe von konkreten Mutationen bei der CLL bekannt. 5 % aller unbehandelten CLL und bis zu 15 % der fortgeschrittenen CLL weisen *TP53*-Mutationen auf, die mit einer ungünstigen Prognose und komplexerer Zytogenetik einhergehen. Ein komplexer Karyotyp ist prognostisch ungünstig. Weitere 15 % haben *SF3B1*-Mutationen. Aber auch *NOTCH1* und *FBXW1* (jeweils 4 %) können bei der CLL vorkommen. Außerdem wurden *MYD88*-, *BIRC3*- und *ATM*-Mutationen beschrieben. Der Nachweis einer *ATM*-, *NOTCH1*-, *SF3B1*- oder *BIRC3*-Mutation ist ebenso ungünstig. Die Häufigkeiten hängen stark vom Erkrankungsstadium ab.

2 bis 8 % der Patienten mit CLL entwickeln ein diffus großzelliges B-Zell-Lymphom (DLBCL, Richter-Syndrom) und <1 % bekommen ein klassisches Hodgkin-Lymphom. Die Mehrzahl der sich entwickelnden DLBCL entspricht klonal der vorherigen CLL und ist unmutiert, während die klonal unverwandten Fälle bei mutierter CLL auftreten. Hodgkin-Lymphome treten überwiegend bei mutierter CLL auf.

Abzugrenzen von der klassischen CLL ist eine B-Zell-Expansion (monoklonale B-Zell-Lymphozytose, MBL) mit dem charakteristischen Phänotyp der CLL in einer Konzentration von weniger als 5 G/l. Man unterscheidet entsprechend den Befunden der Immunphänotypisierung eine low-count (monoklonale B-Zellen <0,5 G/l) von einer high-count (≥0,5 G/l) MBL. Die Morphologie ist wie bei der klassischen CLL.

14.2.2 B-Zell-Prolymphozytenleukämie

Voraussetzung für die Diagnose sind mindestens 55 % Prolymphozyten im Blut, die doppelt so groß sind wie die kleinen Lymphozyten, runde Kerne mit mäßig kondensiertem Chromatin besitzen, einen prominenten zentralen Nucleolus sowie ein relativ schmales, schwach basophiles Zytoplasma (◻ Abb. 14.12). Die Differenzialdiagnose erfordert den Nachweis des Immunphänotyps und eine genetische Untersuchung, um eine t(11;14)(q13;q32) oder eine Zyklin-D1-Überexpression auszuschließen. In einem solchen Fall wäre die Diagnose Mantelzelllymphom zu stellen.

■ **Immunologie**
Nachweisbar sind stark ausgeprägtes Oberflächen-IgM, -IgD und B-Zell-Antigene (CD19, CD20, CD22, CD79a und b, FMC7). CD5 und CD23 sind nur bei 20 bis 30 % bzw. 10 bis 20 % der Fälle positiv.

■ **Genetik**
Früher wurde in 20 % der Fälle die t(11;14) gefunden, diese Fälle werden jetzt aber als leukämische Varianten des Mantelzelllymphoms angesehen. Komplexe Karyotypen sind häufig, del(17p) und assoziierte *TP53*-Genmutationen werden in 50 % der Fälle gefunden; dies dürfte Ursache für den progredienten Verlauf und die relative Therapieresistenz der B-PLL sein.

150 Kapitel 14 · Lymphatische Neoplasien

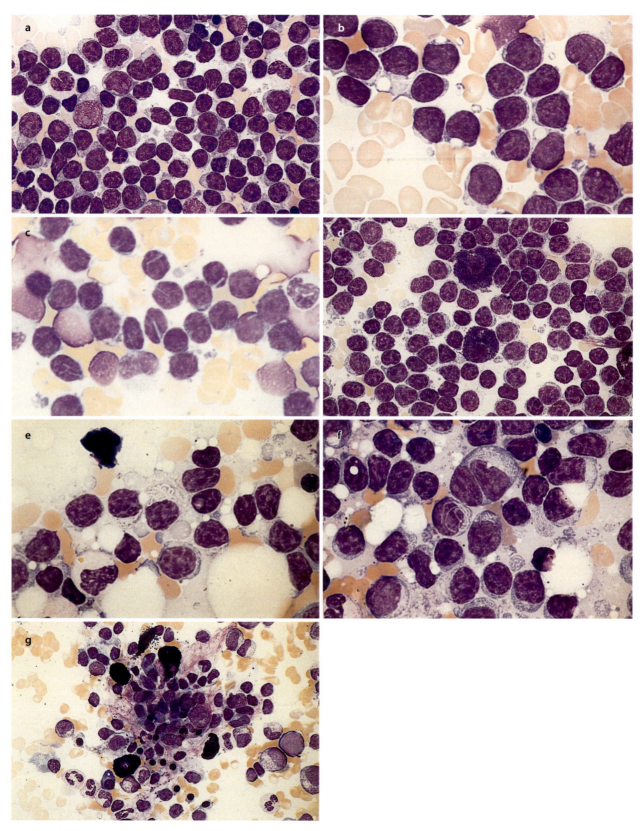

Abb. 14.10 Atypische chronische lymphatische Leukämie. **a** Stärkergradige Polymorphie der Zellen als in Abb. 14.9, einzelne jüngere Formen mit deutlichen Nucleoli. Es handelt sich um eine atypische CLL. **b** Anderer Fall mit Vakuolen im Zytoplasma. **c** Anderer Fall mit stäbchenförmigen kristallinen Einschlüssen im Zytoplasma. **d** 2 reife Gewebsmastzellen inmitten von Lymphozyten, die häufig ein etwas breiteres und stärker basophiles Zytoplasma aufweisen. Solche Befunde werden auch bei Morbus Waldenström gefunden. **e, f** Spaghettiähnliche, fadenförmige Einschlüsse im Zytoplasma. **g** Knochenmarkausstrich mit granulomartiger Infiltration, die 5 Gewebsmastzellen enthält. Präparat von einem Patienten mit Morbus Waldenström

14.2 · Reife B-Zell-Neoplasien

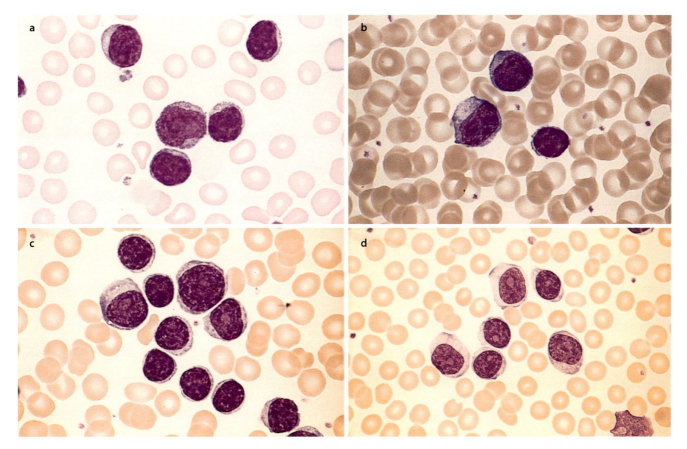

◘ **Abb. 14.11** Übergangsform zwischen CLL und PLL. **a** Neben kleinen Lymphozyten mehr als 10 % Prolymphozyten mit deutlichem Nucleolus. **b** Größere Zellen mit breiterem und basophilem Zytoplasma. **c** Anderer Fall mit kleinen Lymphozyten und größeren mit deutlichem Nucleolus (Prolymphozyten). **d** Andere Stelle des Ausstriches von **c**, hier alle Zellen mit Nucleolus. Dies zeigt, dass die Verteilung der Zellen im Ausstrich sehr ungleichmäßig sein kann

14.2.3 Splenisches B-Zell-Marginalzonenlymphom (SMZL)

Dieses Lymphom macht <2 % der lymphatischen Neoplasien aus, die meisten Patienten sind älter als 50 Jahre. Der Großteil der Fälle der anderweitig nicht klassifizierbaren CD5-negativen CLL gehört in diese Kategorie. Es besteht Milzbefall, auch Knochenmark und peripheres Blut sind oft betroffen. Klinisch imponiert vor allem die Splenomegalie, manchmal bestehen Autoimmunthrombopenien oder -anämien. Periphere Lymphknoten und extranodaler Befall sind äußerst ungewöhnlich. Ca. ein Drittel der Patienten hat eine geringgradige monoklonale Gammopathie. In Südeuropa besteht eine Assoziation mit Hepatitis C.

▪ Morphologie
Im peripheren Blut finden sich lymphatische Zellen mit kurzen, polar angeordneten Villi, daneben auch einige plasmozytoide lymphatische Formen und unauffällige Lymphozyten (◘ Abb. 14.13). Bei der Knochenmarkhistologie fällt ein noduläres Muster auf. Die Unterscheidung zu anderen „typischen" Lymphomen ist morphologisch schwierig. Immunphänotyp von Blut und Knochenmark müssen gemeinsam mit der Morphologie betrachtet werden.

▪ Immunologie
Oberflächen-IgM und meistens auch IgD sind nachweisbar, CD20, CD79a und CD11c sind positiv, CD5, CD10, CD23 und CD43 sowie Annexin A1 sind negativ. CD103 ist gewöhnlich, aber nicht immer negativ, CCND1 fehlt. Das Fehlen von CCND1 und das meist fehlende CD5 sind wertvoll zum Ausschluss von Mantelzelllymphomen und CLL. Das Fehlen von Annexin A1 schließt eine Haarzellleukämie aus.

▪ Genetik
Immunglobulin-Schwer- und Leichtkettengene sind rearrangiert. Es finden sich Mutationen in *NOTCH2* und *KLF2*.

▪ Zytogenetik
In bis zu 30 % findet sich ein allelischer Verlust von Chromosom 7q31-32. Die t(11;18) ist nur beim extranodalen Marginalzonenlymphom des MALT („mucosa associated lymphoid tissue"), nicht bei SMZL nachweisbar.

Der Verlauf ist in der Regel indolent, eine Splenektomie führt zum Teil zu guten Ergebnissen. Eine Transformation in ein großzelliges B-Zell-Lymphom kann eintreten.

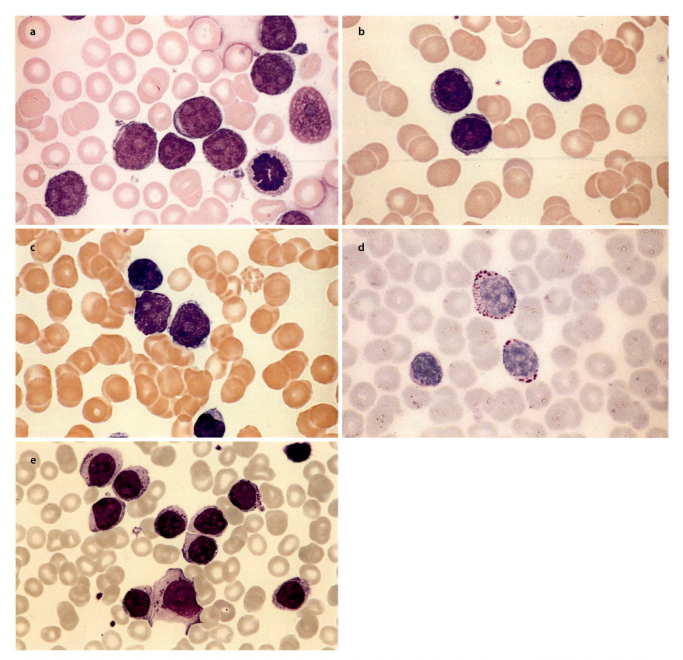

Abb. 14.12 B-Prolymphozytenleukämie. Die Zellen sind größer als Lymphozyten und besitzen runde Kerne mit deutlichen, meist scharf begrenzten Nucleoli. **a** Typische Prolymphozyten mit scharf begrenzten Nucleoli. **b** Anderer Fall. Peripheres Blut. **c** Anderer Fall mit 2 typischen Prolymphozyten und 1 Lymphozyten. **d** PAS-Reaktion. Man sieht relativ grobe Granula im Zytoplasma, ähnlich wie bei ALL. Die Reaktion ist daher für die Differenzialdiagnose zwischen B-PLL und ALL nicht geeignet. **e** Äußerst ungewöhnlicher Fall mit groben Azurgranula im Zytoplasma. Immunologisch eindeutige B-Marker nachweisbar

14.2.4 Haarzellleukämie

Haarzellleukämien (HCL) (Abb. 14.14, 14.15, 14.16 und 14.17) machen 2 % der lymphatischen Neoplasien aus, das Haupterkrankungsalter liegt bei etwa 50 Jahren, das Verhältnis von Männern zu Frauen beträgt 5:1. Klinisch imponiert in der Regel eine ausgeprägte Splenomegalie, im Blut besteht eine Panzytopenie mit wenigen Haarzellen im Ausstrich. Typischerweise findet sich eine Monozytopenie bis hin zum Fehlen der Monozyten. Selten wird eine Vaskulitis beobachtet. Die Knochenmarkpunktion ist wegen Fibrose häufig eine *punctio sicca*.

Morphologie
Im peripheren Blut finden sich Zellen mit ovalen bis bohnenförmigen Kernen, bei denen das Chromatin geringer verklumpt ist als bei Lymphozyten, Nucleoli fehlen oder sind unauffällig. Das Zytoplasma ist unterschiedlich breit, manchmal reichlich vorhanden, blassblau; es finden sich diskrete feine Vakuolen, gelegentlich sieht man bei längerem Suchen stäbchenförmige Einschlüsse, die elektronenmikroskopisch Ribosomen-Lamellenkomplexen entsprechen. Typisch sind feine, „haarige" Ausläufer des Zytoplasmas.

14.2 · Reife B-Zell-Neoplasien

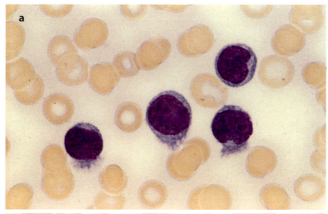
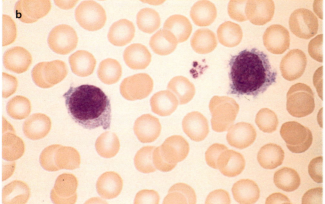

◘ **Abb. 14.13** Splenisches Marginalzonenlymphom (SMZL). Die Zellen im Blutausstrich sind vielgestaltiger als bei HCL, die Kerne besitzen meistens einen deutlichen Nucleolus und erinnern manchmal an die Kerne der B-Prolymphozytenleukämie, das Zytoplasma ist unterschiedlich basophil. Charakteristisch sind Zytoplasmaunregelmäßigkeiten („Haare") an *einem* Zellpol. **a, b** Typische Beispiele im peripheren Blut

Die Knochenmarkbiopsie ergibt eine interstitielle, fleckenförmige, lockere Infiltration mit relativ weit auseinanderliegenden Zellen (im Gegensatz zu den anderen lymphatischen Neoplasien mit dicht gepackten Zellen). Mitosen fehlen. Bei fortgeschrittener Krankheit besteht eine diffuse Infiltration. Häufig sind die Gewebsmastzellen vermehrt. Diese Vermehrung von Retikulinfasern führt dann zu einer trockenen Aspiration *(punctio sicca)*. Manchmal ist das Mark hypozellulär, dann wird gelegentlich irrtümlich eine aplastische Anämie diagnostiziert. CD20 ist zur Identifikation der abnormen B-Zell-Infiltrate histologisch sehr gut geeignet. Zytochemisch war die tartratresistente saure Phosphatase typisch, sie wurde aber inzwischen durch die immunphänotypische Untersuchung weitgehend ersetzt.

■ **Immunologie**

Es findet sich deutlich monotypisches Oberflächen-Ig. CD20, CD22, CD103, CD25, CD11c und CD123 sind ebenso positiv wie Annexin A1 (ANXA1), DBA44, FMC7 und (schwach) CCND1. Meistens fehlen CD5 und CD10. Annexin A1 ist am spezifischsten, da es in keiner anderen B-Zell-Neoplasie außer der Haarzellleukämie vorkommt, auch nicht bei der Haarzellvariante (HCL-V).

■ **Genetik**

Mehr als 85 % der Betroffenen haben VH-Gene mit somatischen Hypermutationen. Es bestehen keine spezifischen zytogenetischen Befunde. Eine ganz spezifische, erst 2011 entdeckte Mutation der Haarzellleukämie ist die *BRAF* V600E-Mutation, die sich praktisch bei 100 % aller Erkrankten findet. Man findet diese nicht bei der Variante der Haarzellleukämie.

14.2.5 Splenisches B-Zell-Lymphom/ splenische B-Zell-Leukämie, unklassifizierbar

Unter dieser Bezeichnung werden 2 provisorische Entitäten aus einer Gruppe von schlecht definierten Lymphomen mit Milzbefall zusammengefasst, von denen bisher unklar ist, ob sie zusammengehören:
1. splenisches diffus kleinzelliges Lymphom der roten Pulpa
2. Haarzellvariante (HCL-V)

14.2.5.1 Splenisches diffus kleinzelliges Lymphom der roten Pulpa

Dieses Lymphom ist schlecht definiert und nur nach Ausschluss der definierten Entitäten zu diagnostizieren. Die rote Pulpa der Milz ist befallen und das Knochenmark intrasinusoidal, im peripheren Blut kann man einzelne villöse Lymphozyten finden.

14.2.5.2 Haarzellvariante (HCL-V)

Die Haarzellvariante (◘ Abb. 14.18) steht in keiner verwandtschaftlichen Beziehung zur typischen Haarzellleukämie. Es besteht eine Leukozytose, Monozyten sind im peripheren Blut vorhanden. Die Zellen haben prominente Nucleoli sowie ein mäßig basophiles, relativ weites Zytoplasma mit villösen Projektionen (weniger als bei typischer Haarzellleukämie). Die Kerne erinnern an die Kerne von Prolymphozyten. Histologisch ist das Knochenmark ähnlich infiltriert wie bei Haarzellleukämie, man findet aber keine wesentliche Fibrose. Im Gegensatz zur klassischen Haarzellleukämie findet sich die *BRAF* V600E-Mutation bei der HCL-V nie.

■ **Immunologie**

CD25 und Annexin A1 sind negativ, die tartratresistente saure Phosphatase (TRAP) ist negativ oder allenfalls schwach positiv, DBA44 ist positiv, Pan-B-Zell-Antigene sind vorhanden. CD123 und HC2 sind ebenfalls negativ. Neben Pan-B-Zell-Antigenen sind CD11c und in der Regel CD103 sowie FMC7 positiv. Man kann diesen Subtyp als prolymphozytische Variante der Haarzellleukämie bezeichnen, sie ist aber biologisch wohl nicht verwandt mit der typischen Haarzellleukämie. Dieses Lymphom spricht nicht auf die typische Behandlung der klassischen Haarzellleukämie an, der Verlauf ist aber relativ indolent, von einem guten Ansprechen auf Antikörper gegen CD20 und CD22 wird berichtet.

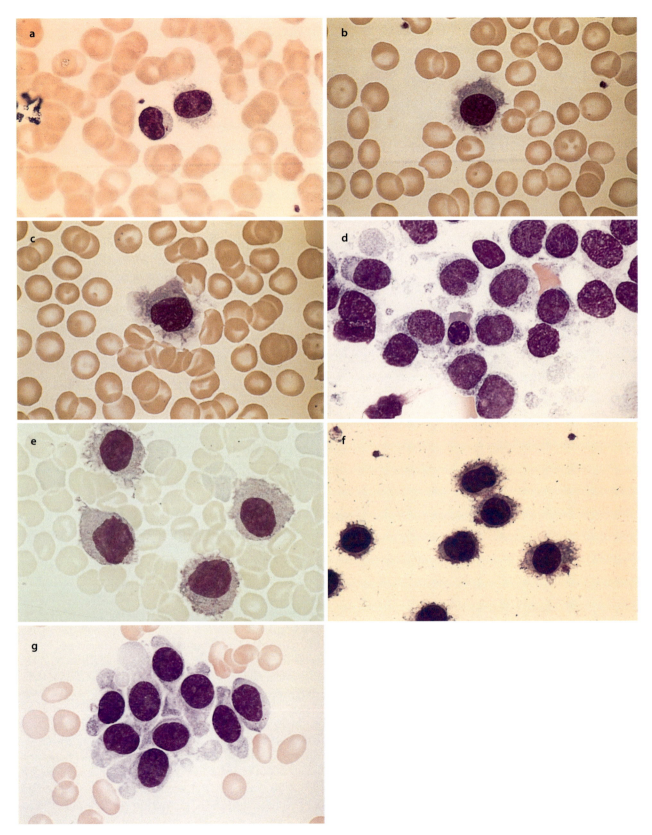

Abb. 14.14 Haarzellleukämie („hairy cell leukemia", HCL). **a** Eine typische haarige Zelle und ein normaler Lymphozyt zum Vergleich. **b** Haarzellen mit ausgebreitetem, sehr „haarigem" Zytoplasma. **c** Haarzellen ebenfalls mit ausgebreitetem Zytoplasma, das wie zerrissen erscheint. **d** Knochenmarkausstrich einer HCL, der ausnahmsweise zellreich ist. Die Kerneinkerbung in der Mitte ist nicht ungewöhnlich. Das Zytoplasma erscheint feinwabig. **e** Großzelliger Typ einer HCL mit weitem Zytoplasma. **f** Leukozytenkonzentrat eines anderen Falles mit besonders deutlich ausgeprägten „Haaren". **g** Anderer Fall mit breitem, aber glatt begrenztem Zytoplasma

14.2 · Reife B-Zell-Neoplasien

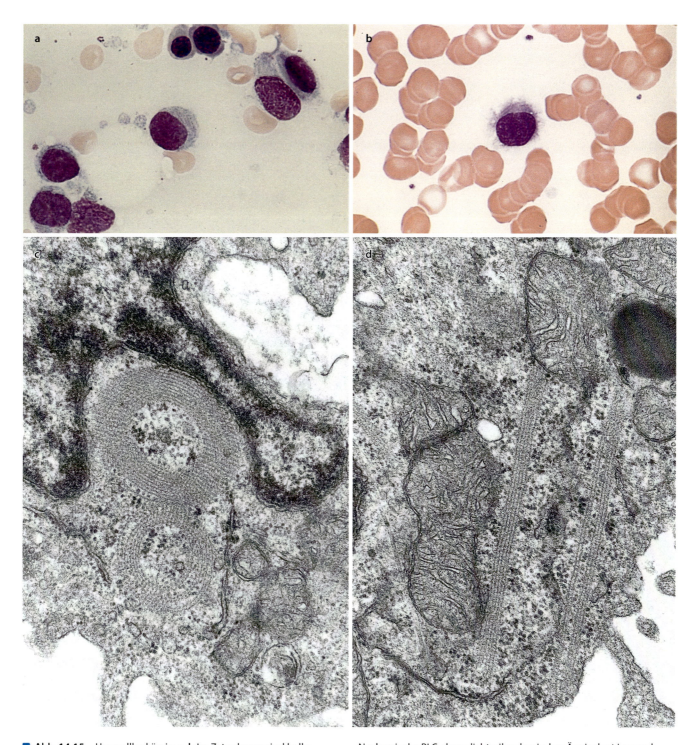

◘ **Abb. 14.15** Haarzellleukämie. **a, b** Im Zytoplasma sind helle, streifige und relativ scharf begrenzte Strukturen erkennbar, die den elektronenmikroskopisch nachweisbaren Ribosomenlamellenkomplexen (RLC) entsprechen, in **b** oben links. **c, d** Elektronenmikroskopischer Nachweis der RLC, deren lichtmikroskopisches Äquivalent in **a** und **b** zu sehen ist. **c** RLC im Querschnitt. **d** RLC im Längsschnitt. Man sieht parallel gelegene, aus jeweils 5 Linien bestehende Strukturen (**c, d**: Aufnahme: F. Gudat, Basel)

14.2.6 Lymphoplasmozytisches Lymphom (LPL)

Man findet im peripheren Blut und Knochenmark plasmozytoide Lymphozyten neben reifen lymphatischen Zellen. Häufig wird ein monoklonales IgM gefunden, das aber für die Diagnose nicht erforderlich ist. Bei vielen Patienten mit LPL besteht allerdings eine Makroglobulinämie Waldenström, die definiert ist als LPL mit Knochenmarkbefall *und* monoklonalem IgM. Der Grad der Konzentration ist nicht ausschlaggebend. Bei bis zu 20 % der Patienten besteht eine familiäre Prädisposition. Mit Typ-II-Kryoglobulinämie und LPL ist je nach geographischer Verteilung Hepatitis C assoziiert. Einige der Hepatitis-C-Virus-assoziierten lympho-

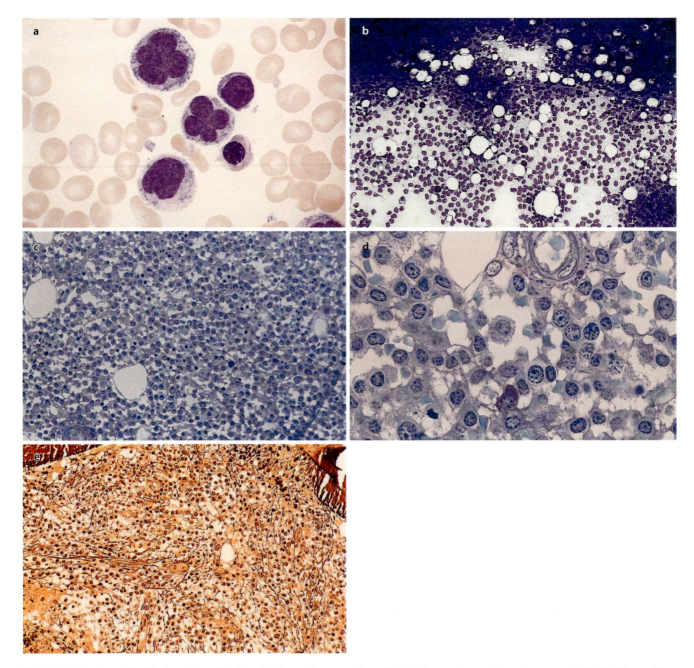

Abb. 14.16 Haarzellleukämie. **a** Ungewöhnliche Kernform („flower cell"), die man normalerweise bei HCL nicht sieht. An anderer Stelle dieses Präparates waren typische Haarzellen zu sehen. **b** Knochenmarkausstrich eines Falles von HCL mit locker liegenden Kernen von Haarzellen und eingestreuten Gewebsmastzellen (violette „Kleckse"). **c** Knochenmarkschnittpräparat. Man erkennt die lockere Verteilung der Haarzellen im Gegensatz zur dichten Lagerung bei B-CLL. Giemsa-Färbung. **d** Stärkere Vergrößerung. Frei liegende Haarzelle in der Mitte, unten Gewebsmastzelle. **e** Gitterfaserdarstellung im histologischen Schnitt. Man sieht, dass die Haarzellen in dem Gitterfasergerüst gefangen sind. Dies erklärt die im Allgemeinen schlechte Aspirierbarkeit des Knochenmarks *(punctio sicca)*

plasmozytischen Proliferationen, auch wenn sie monoklonal sind, sind nicht progressiv, andere verhalten sich ähnlich wie eine CLL. Bei diesen Patienten führt eine Behandlung mit Virostatika zur Rückbildung der Zellproliferation. Bei typischer LPL könnten Gewebsmastzellen, die in der Regel etwas vermehrt sind, die Proliferation fördern (Abb. 14.10d, g).

Im peripheren Blut sind meistens weniger Zellen als bei CLL nachweisbar. Im histologischen Schnitt findet man sogenannte „Dutcher bodies", wobei es sich um PAS-positive intranukleäre Pseudoeinschlüsse handelt.

■ Immunologie

Die Oberflächenimmunglobuline sind positiv, Plasmazellen mit zytoplasmatischen Immunglobulinen, meist IgM, sind nachweisbar. Typische B-Zell-Antigene wie CD20, CD19, CD22 und CD79a werden gefunden, CD5 ist ebenso negativ wie CD10, CD103 und CD23. Häufig sind CD25 und CD38 positiv, Plasmazellen sind CD138-positiv.

■ Genetik

Die Immunglobulingene sind rearrangiert.

14.2 · Reife B-Zell-Neoplasien

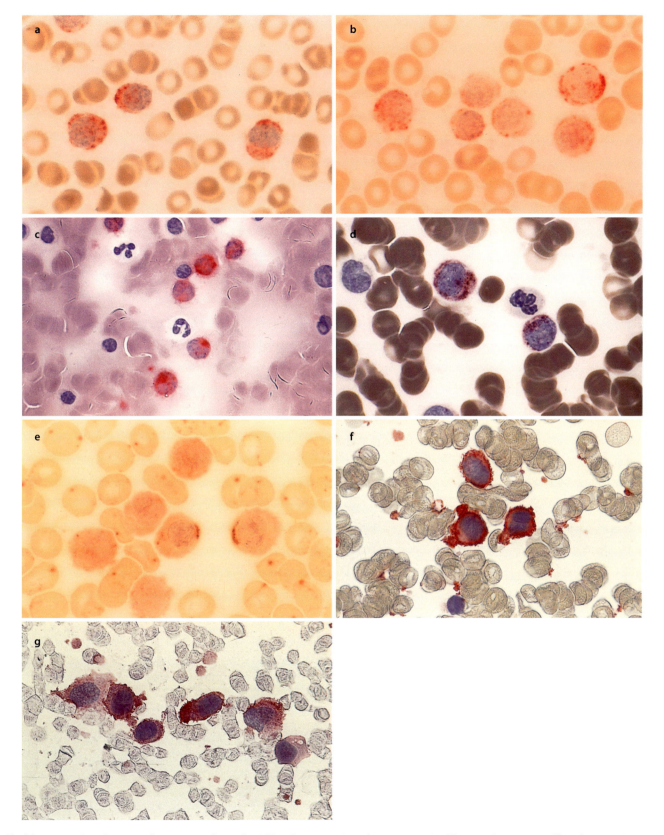

◘ **Abb. 14.17** Zytochemie und Immunzytochemie bei HCL. **a** Drei Haarzellen mit tartratresistenter saurer Phosphatase (wird heute kaum noch verwendet, stattdessen Immunphänotypisierung und/oder Molekulargenetik). **b** Anderer Ausstrich mit tartratresistenter saurer Phosphatase unterschiedlicher Stärke. **c** Knochenmark eines anderen Patienten mit tartratresistenter saurer Phosphatase. Neutrophile und Lymphozyten negativ. **d** Tartratresistente saure Phosphatase, mit anderer Technik nachgewiesen (Sigma). **e** Esterasereaktion (pH 7,4). Schwach diffuse und polkappenartige Reaktion. **f** Immunzytochemischer Nachweis von CD11c. **g** Immunzytochemischer Nachweis von CD103. APAAP-Technik

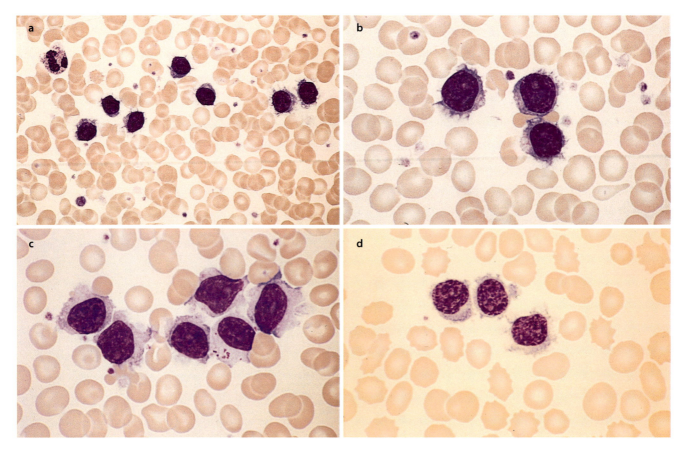

Abb. 14.18 Haarzellleukämie-Variante (HCL-V). Es handelt sich dabei um eine ebenfalls zur B-Zellreihe gehörende Verlaufsform, meistens mit deutlicher Leukozytose. Die Kernstruktur erinnert eher an Prolymphozyten mit Nucleoli, das Zytoplasma ist etwas weniger „behaart" und weiter als bei der klassischen Haarzellleukämie. **a, b** Typische Zellen, in den Kernen sind distinkte kleine Nucleoli erkennbar. **c** Zwischen den pathologischen Zellen liegt 1 Lymphozyt mit Azurgranula. **d** Anderer Fall mit HCL-V

Es finden sich keine spezifischen Chromosomenanomalien. Allerdings wurde in 90 % der Patienten mit LPL eine *MYD88*- und bei 30 % eine *CXCR4*-Mutation beschrieben. Die Analyse auf beide Mutationen hat bei der Wahl der heute möglichen Therapien klinische Relevanz.

- **Variante**

Eine Variante ist die γ-Schwerkettenkrankheit. Gelegentlich werden bei LPL-Lymphomen die γ-Schwerketten sezerniert. Manche Fälle gleichen einem multiplen Myelom.

14.2.7 Schwerkettenkrankheit (Heavy-Chain Disease, HCD)

Bei der Schwerkettenkrankheit handelt es sich um 3 seltene B-Zell-Neoplasien:
1. γ-Schwerkettenkrankheit (Franklin-Krankheit)
2. μ-Schwerkettenkrankheit
3. α-Schwerkettenkrankheit

Allen 3 Typen gemeinsam ist die Produktion monoklonaler Schwerketten und die fehlende Produktion von Leichtketten. Die monoklonale Immunglobulinkomponente besteht entweder aus IgG (γ-HCD), IgA (α-HCD) oder IgM (μ-HCD). Die schwere Kette ist gewöhnlich inkomplett. Da unterschiedlich große Proteine gebildet werden, benötigt man Immunelektrophorese oder Immunfixation zum Nachweis. Die α-HCD wird als Variante des extranodalen Marginalzonenlymphoms des MALT angesehen, die (γ-HCD) besteht morphologisch aus einer lymphoplasmozytären Zellpopulation und ähnelt dem lymphoplasmozytischen Lymphom, die (μ-HCD) ist charakterisiert durch vakuolisierte Plasmazellen, untermischt mit Lymphozyten.

14.2.7.1 γ-Schwerkettenkrankheit

Im peripheren Blut besteht evtl. eine Lymphozytose mit oder ohne plasmozytoide Lymphozyten, ähnlich der CLL oder dem lymphoplasmozytischen Lymphom. Auch im Knochenmark finden sich entweder lymphoplasmozytoide Zellen, oder es imponiert eine nur geringe Vermehrung von Plasmazellen.

- **Immunologie**

CD79a und CD20 sind auf Lymphozyten nachweisbar, CD138 auf Plasmazellen.

- **Genetik**

Es sind keine spezifischen Anomalien bekannt.

14.2.7.2 μ-Schwerkettenkrankheit
Im Knochenmark finden sich vakuolisierte Plasmazellen, untermischt mit kleinen Lymphozyten.

- **Immunologie**

B-Zell-Antigene sind nachweisbar.

- **Genetik**

Die Immunglobulingene sind klonal rearrangiert.

14.2.7.3 α-Schwerkettenkrankheit
Bei dieser immunoproliferativen Dünndarmerkrankung (IPSID) handelt es sich um eine Variante des extranodalen Marginalzonenlymphoms des MALT, bei der defekte α-Schwerketten sezerniert werden. Die Diagnostik erfolgt durch histologische Untersuchungen von Dünndarmbiopsien.

14.2.8 Plasmazellneoplasien

> **Plasmazellneoplasien**
> - Nicht-IgM monoklonale Gammopathie unklarer Signifikanz (Nicht-IgM MGUS)
> - Plasmazellmyelom (multiples Myelom)
>   - Asymptomatisches („smoldering") Plasmazellmyelom
>   - Nichtsekretorisches Myelom
>   - Plasmazellleukämie
> - Plasmozytom
>   - Solitäres Plasmozytom des Knochens
>   - Extraossäres (extramedulläres) Plasmozytom
> - Speicherkrankheit von monoklonalen Ig (MIDD)
>   - Primäre Amyloidose
>   - monoklonale Ablagerungskrankheit von Leicht- und Schwerketten
> - Plasmazellneoplasien mit assoziiertem paraneoplastischem Syndrom
>   - POEMS-Syndrom (osteosklerotisches Myelom)
>   - TEMPI-Syndrom (provisorische Entität)

14.2.8.1 Monoklonale Gammopathie unklarer Signifikanz (MGUS)
Die MGUS ist definiert durch ein Serum-M-Protein von <30 g/l, klonale Plasmazellen im Knochenmark von <10 %, den Ausschluss einer Organschädigung (Hyperkalzämie, Niereninsuffizienz, Anämie, Knochenherde, = CRAB) sowie fehlende Hinweise auf andere Grundkrankheiten, die ein M-Protein bilden könnten. Eine MGUS kann in ein multiples Myelom oder in einen Morbus Waldenström übergehen.

14.2.8.2 Plasmazellmyelome (multiple Myelome)
- **Diagnostische Kriterien**

Diagnostische Kriterien für ein symptomatisches multiples Myelom (Plasmazellmyelom) sind: klonale Plasmazellen im Knochenmark (≥10 %) (◘ Abb. 14.19, 14.20, 14.21, 14.22, 14.23, 14.24, 14.25, 14.26, 14.27, 14.28 und 14.29) oder ein histologisch gesichertes Plasmozytom und ≥1 der folgenden Myelom-definierenden Ereignisse:
- myelomabhängige Organ- oder Gewebsschädigungen:
  - Hyperkalzämie: Kalzium im Serum >0,25 mmol/l (>1 mg/dl) über dem oberen Referenzwert oder >2,75 mmol/l (>11 mg/dl)
  - renale Insuffizienz: Kreatinin-Clearance <40 ml/Minute oder Serum-Kreatinin >177 μmol/l (>2 mg/dl)
  - Anämie: Hämoglobin-Wert liegt >20 g/l unter dem unteren Referenzwert oder bei <100 g/l
  - Knochenherde: ≥1 osteolytische Läsion(en), detektiert mittels Röntgen, CT oder PET/CT
- ≥1 der folgenden Anzeichen für eine maligne Erkrankung:
  - klonale Plasmazellen im Knochenmark ≥60 %
  - Ratio der involvierten zu nicht-involvierten freien Leichtketten im Serum ≥100
  - >1 fokale Läsion im MRT

- **Asymptomatisches („smoldering") Myelom**

Beide diagnostischen Kriterien müssen erfüllt sein:
- M-Protein in Serum (IgG oder IgA) (≥30 g/l) oder im Urin ≥500 mg/24 h und/oder 10–60 % klonale Plasmazellen im Knochenmark
- Fehlen von Myelom-definierenden Ereignissen bzw. einer Amyloidose

- **Nichtsekretorisches Myelom**

Mittels Immunelektrophorese oder Immunfixation kann bei ca. 4 % der multiplen Myelome kein monoklonales Protein (Paraprotein) nachgewiesen werden, allerdings gelingt der Nachweis von zytoplasmatischem Paraprotein in ca. 85 % der Plasmazellen dieser Patienten durch Immunhistochemie, bei 15 % der Patienten wird keine zytoplasmatische Immunglobulinsynthese gefunden. Klinisch unterscheiden sich die nichtsekretorischen multiplen Myelome von anderen MM lediglich durch eine geringere Rate von Niereninsuffizienz und Hyperkalzämie sowie durch eine geringere Unterdrückung der normalen Immunglobulinproduktion.

- **Plasmazellleukämie (PCL)**

Im peripheren Blut sind die klonalen Plasmazellen auf >2 G/l oder 20 % der Leukozyten erhöht. Sie kommen auch extramedullär z. B. in Milz, Leber, Pleuraergüssen, Aszites und Liquor cerebrospinalis vor. PCL können primär zum Zeitpunkt der Diagnose auftreten oder entwickeln sich im Verlaufe der Erkrankung sekundär. Der Anteil der primären PCL an den MM liegt bei 2 bis 5 %. IgG- oder IgA-Myelome entwickeln sich seltener zu PCL, dagegen entstehen bei Leichtkettenmyelomen, IgD- oder IgE-Myelomen häufiger PCL. Zytologisch sind die Plasmazellen bei PCL häufig klein und weisen ein relativ schmales Zytoplasma auf, wobei sie dann zum Teil an plasmazytoide Lymphozyten erinnern. Immunphänoytpisch unterscheiden sich die Plasmazellen bei PCL durch ein Fehlen der CD56-Expression. Häufig besteht ein abnormer Karyotyp mit hohem Anteil

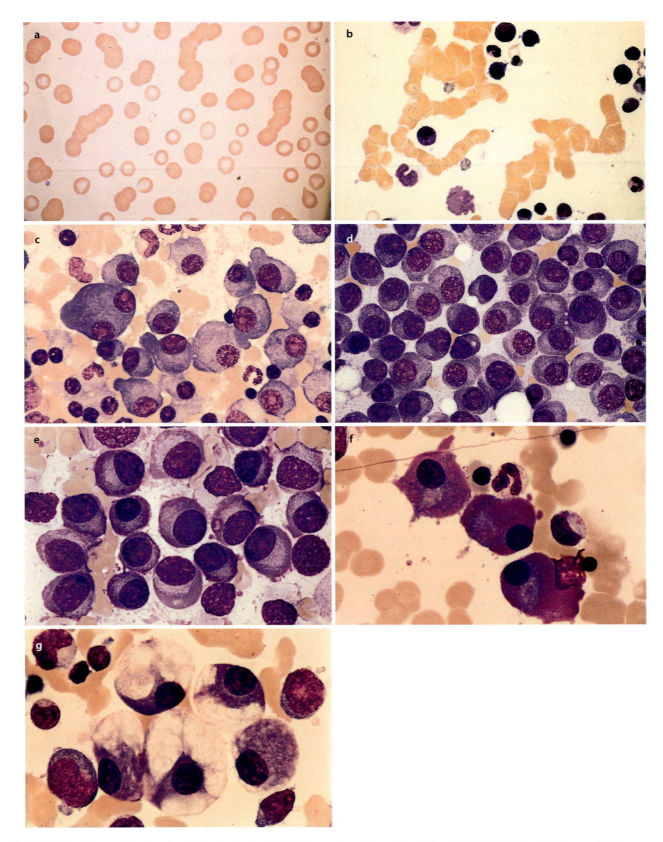

Abb. 14.19 Plasmazellmyelom (multiples Myelom). **a, b** Geldrollenbildung der Erythrozyten im Blutausstrich. Dies tritt auf, wenn das pathologische Immunglobulin stark vermehrt ist. In **b** eine kleine Plasmazelle. **c** Mäßiggradig polymorphe Plasmazellen mit Nucleoli, 1 zweikernige Form. **d** Weitgehend ausgereift erscheinende Plasmazellen, aber mit deutlichen Nucleoli. **e** Anderer Fall eines reifzelligen Myeloms. **f** Sog. flammende Myelomzellen mit rötlich gefärbtem, homogen erscheinendem Zytoplasma. Man findet diesen Typ von Myelomzellen v. a. bei IgA-Gammopathie. **g** Riesige Vakuolen in Myelomzellen

14.2 · Reife B-Zell-Neoplasien

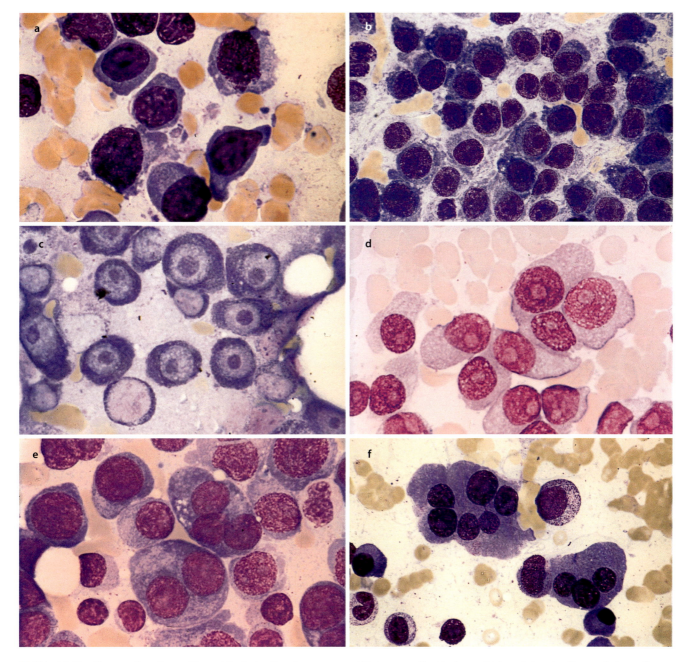

◘ **Abb. 14.20** Plasmazellmyelom. **a** Plasmoblastischer Typ des multiplen Myeloms. **b** Deutlich erkennbare Nucleoli. **c** Die großen Nucleoli sind bei spezifischer Nukleolenfärbung gut zu erkennen. **d** Extrem unreifes Myelom. **e** Viele mehrkernige Formen bei unreifem Myelom. **f** Plasmazelluläre Riesenzellen (mehrkernig)

ungünstiger Karyotypen. Klinisch bestehen neben den bekannten Befunden häufiger Lymphadenopathie, Organomegalie und Niereninsuffizienz. Der Verlauf ist meist aggressiv und kurz.

■ Internationale Stadieneinteilung für das multiple Myelom

Zur Einteilung der Stadien beim multiplen Myelom findet heute das in 2015 überarbeitete International Staging System der International Myeloma Working Group Anwendung (◘ Tab. 14.1). Neben den Parametern des Serum-β-2-Mikroglobulin und des Serumalbumin-Gehalts fließen auch die Chromosomenanalyse mittels Interphase-Fluoreszenz-in-situ-Hybridisierung nach CD138+ Separation der Plasmazellen (iFISH) sowie der Lactatdehydrogenase (LDH)-Wert in die überarbeitete Stadieneinteilung ein. In der iFISH-Analyse detektierte del(17p) und/oder Translokation t(4;14) und/oder Translokation t(14;16) werden als Hochrisiko-Chromosomen-Aberration (CA) kategorisiert. Fehlen die aufgezählten Chromosomenveränderungen, fällt der Fall in die Kategorie der Standardrisiko-CA. Als Grenzwert für den LDH-Wert wird die obere Grenze des LDH-Normwertbereiches herangezogen. Als normal gelten LDH-Werte < oberer Normwert, als hoch gelten LDH-Werte > oberer Normwert.

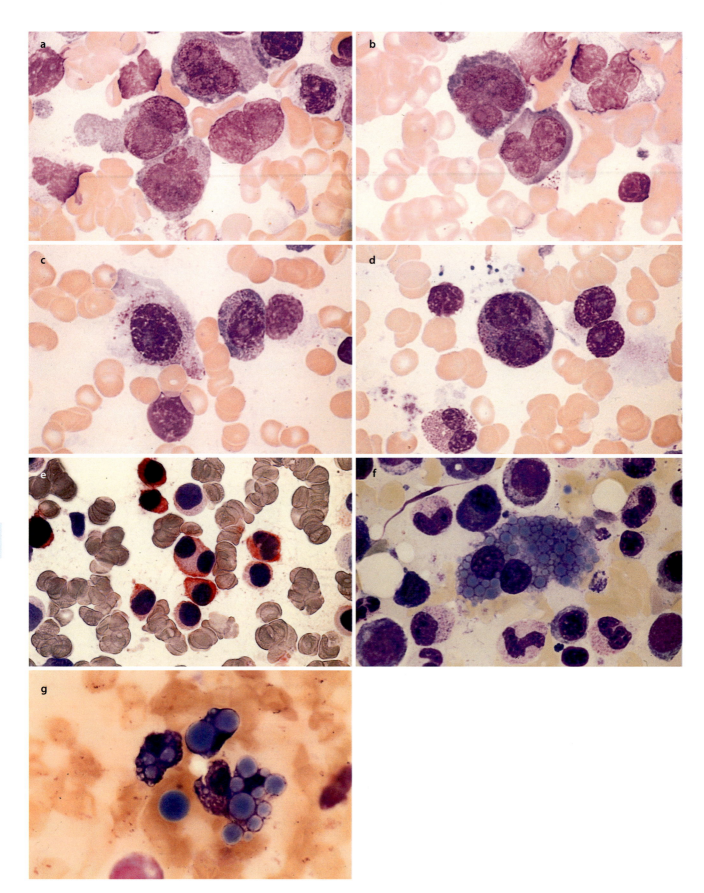

Abb. 14.21 Plasmazellmyelom. **a, b** Polymorphkernige unreife Plasmazellen bei Myelom. **c, d, e** Myelom mit granulierten Plasmazellen. Man sieht in den Plasmazellen z. T. reichlich violette Granula, die keine Peroxidasereaktion zeigen, aber den myeloischen Marker CD33 exprimieren (**e**). **e** Nachweis von CD33. **f** Zweikernige Myelomzelle mit kleinen Russell-Körpern im Zytoplasma. **g** Große Russell-Körper im Zytoplasma von Myelomzellen, z. T. auch extrazellulär

14.2 · Reife B-Zell-Neoplasien

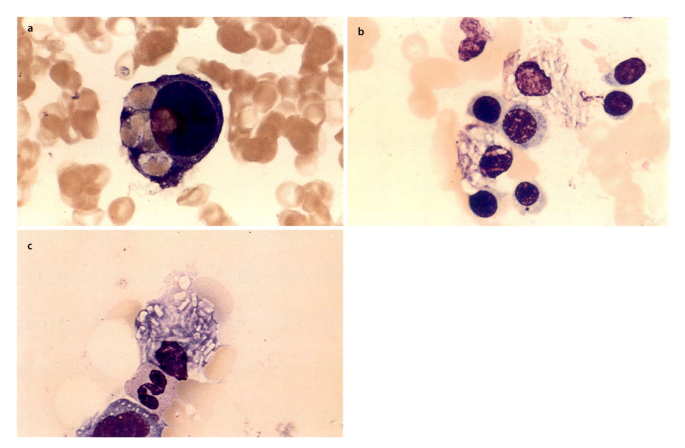

○ **Abb. 14.22** Plasmazellmyelom. **a** Erythrophagozytose in Myelomzellen. **b, c** Kristalline Einschlüsse in Myelomzellen

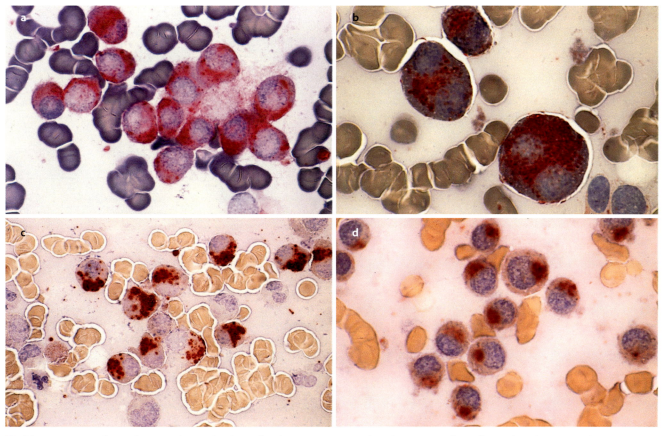

○ **Abb. 14.23** Zytochemie beim Myelom. **a, b** Sehr starke Aktivität von saurer Phosphatase in Myelomzellen. **c, d** Starke Esteraseaktivität (ANAE) in Myelomzellen

164 Kapitel 14 · Lymphatische Neoplasien

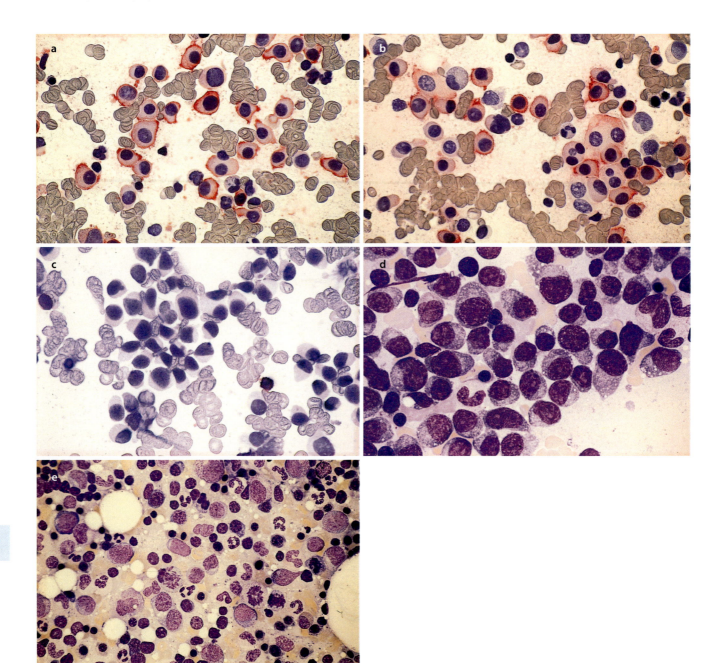

Abb. 14.24 Immunzytochemie bei Myelom. **a** CD38-positive Myelomzellen. **b** CD56-positive Myelomzellen. **c** Die Myelomzellen sind CD19-negativ. Dies ist in den meisten Fällen von Myelom der Fall. **d** Anderer Fall von Myelom, Knochenmark des Patienten vor Therapie. **e** Knochenmark desselben Patienten wie in **d**, 6 Monate nach Chemotherapie mit Erreichen einer kompletten zytomorphologischen Remission

- **Zytogenetische prognostische Gruppen beim multiplen Myelom**

Ungünstig
- t(14;16) oder t(14;20), nachgewiesen durch FISH-Analyse
- del(17p13) (FISH)
- Hypodiploidie

Günstig
- Fehlen ungünstiger genetischer Risiken und Vorhandensein von Hyperdiploidie, t(11;14) oder t(6;14), nachgewiesen durch FISH-Untersuchung an Interphase-Kernen nach CD138+ Aufreinigung

- **Morphologie**

Bei MGUS beträgt der Prozentsatz der Plasmazellen im Mittel 3 % oder er ist minimal vermehrt. Diagnostisch verwertbare Abweichungen von der Norm sind zytologisch nicht nachweisbar.

Beim „smoldering" Myelom (asymptomatisch) liegt der Anteil der Plasmazellen meistens bei 10 bis 20 %, es finden sich

14.2 · Reife B-Zell-Neoplasien

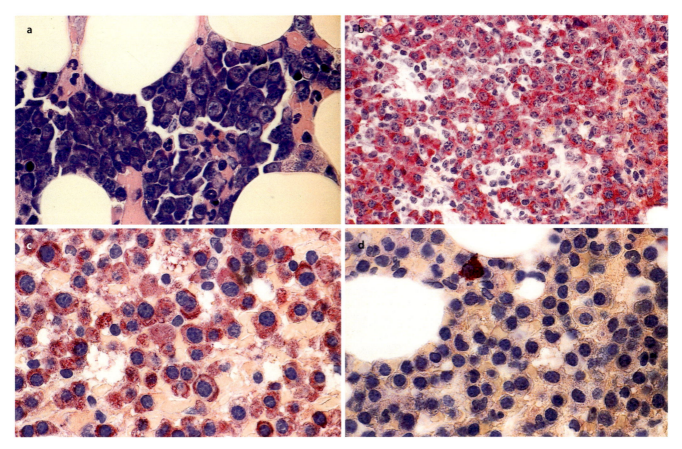

◘ **Abb. 14.25** Histologisches Schnittpräparat eines Plasmazellmyeloms. **a** Myelomzellen mit intensiv basophilem Zytoplasma. Giemsa-Färbung. **b** Immunhistochemischer Nachweis von monoklonalen κ-Ketten. **c** Dasselbe wie **b** mit starker Vergrößerung. **d** Schnittpräparat desselben Patienten wie in **a–c**, λ-Ketten-Nachweis. Die Myelomzellen sind negativ, es finden sich nur wenige eingestreute (normale) Plasmazellen mit λ-Ketten-Nachweis (rot)

bereits morphologische Abweichungen von der Norm. Beim Plasmazellmyelom (multiples Myelom) schwankt der Prozentsatz der mehr oder weniger abnormen Plasmazellen im Knochenmark zwischen einer geringen Vermehrung und einer Vermehrung um fast 100 %. Zytologisch erstreckt sich die Bandbreite von reifen, von normalen Formen kaum unterscheidbaren Zellen bis zu hochgradig unreifen, plasmoblastischen bzw. pleomorphen Plasmazellen. Kernunreife, deutliche Nucleoli und Pleomorphie sind die besten Indikatoren für neoplastische Plasmazellen. Im weiten Zytoplasma können neben Vakuolen zahlreiche Einschlüsse vorkommen. Neben Russell-Körperchen und Zellen, die vollgestopft sind mit blassbläulichen Einschlüssen (Mott-Zellen, Morula-Zellen) finden sich kristalline und fibrilläre Einschlüsse und eine rötlich-violette Färbung des Zytoplasmas, die auf der Speicherung von glykogenreichem IgA beruhen. Außer den (seltenen) kristallinen Einschlüssen können alle anderen Einschlüsse auch bei reaktiven Plasmazellen auftreten.

■ **Immunologie**

Auf Plasmazellen werden CD138 und stark CD38 exprimiert. Pathologische Plasmazellen zeigen typischerweise eine fehlende oder reduzierte Expression von CD45 und CD19 sowie häufig eine aberrante Expression von CD56 und/oder CD117. Eine Leichtkettenrestriktion lässt sich zytoplasmatisch nachweisen.

■ **Zytogenetik, Molekulargenetik**

Durch die FISH-Technik werden nach CD138+ Separation in >90 % der Fälle Chromosomenanomalien an Interphase-Kernen erfasst. Die häufigste Chromosomentranslokation betrifft den Schwerkettenlocus auf Chromosom 14q32 bei 55 bis 70 % der Fälle. Die 5 wichtigsten beteiligten Onkogene sind: *CCND1* (11q13), *C-MAF* (16q23), *FGFR3/MMSET* (4p16.3), *CCND3* (6p21) und *MAFB* (20q11).

14.2.8.3 Speicherkrankheit von monoklonalen Ig (MIDD)

Zu diesen Speicherkrankheiten gehören die primäre Amyloidose sowie die monoklonale Ablagerungskrankheit von Leicht- und Schwerketten. Beiden liegt entweder eine Plasmazellneoplasie oder (selten) eine lymphoplasmozytoide Neoplasie zugrunde. Die Immunglobulinmoleküle akkumulieren in Geweben vor der Entstehung größerer Tumormengen. Die Patienten haben also keine erkennbaren Myelome oder lymphoplasmozytoiden Lymphome.

166   Kapitel 14 · Lymphatische Neoplasien

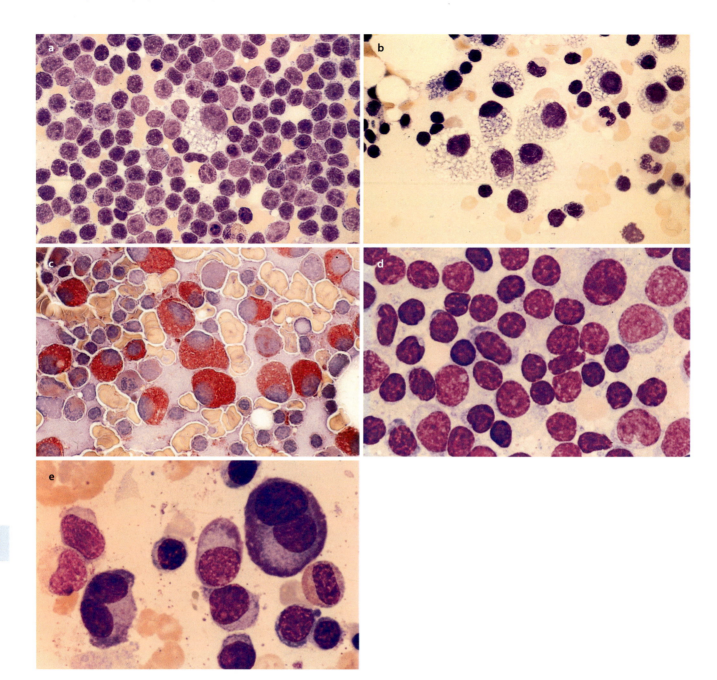

Abb. 14.26 Nebeneinander von lymphozytischem Lymphom und Plasmazellmyelom. **a** Inmitten von Lymphozyten sieht man große Plasmazellen mit schaumigem Zytoplasma. **b** Andere Stelle desselben Falles wie in **a** mit fast ausschließlich schaumigen Plasmazellen. **c** Saure-Phosphatase-Reaktion der Plasmazellen desselben Falles wie in **a** und **b**. **d** Ein anderer Patient mit 2 verschiedenen monoklonalen Proteinen: IgA und IgM. Knochenmarkregion mit reiner lymphatischer Infiltration. **e** Derselbe Fall wie in **d**. An dieser Stelle plasmazelluläre Infiltrate

■ Morphologie

Am häufigsten findet man eine geringe Vermehrung von unauffälligen Plasmazellen. Amyloid-Ablagerungen in Gefäßen und Geweben werden mit Spezialfärbungen oder Polarisationsmikroskopie erkannt.

14.3 Andere maligne Lymphome

14.3.1 Follikuläres Lymphom (FL)

Es handelt sich um eine Neoplasie der Follikelzentrumszellen. Das Grading ist abhängig vom Anteil der Zentroblasten

14.3 · Andere maligne Lymphome

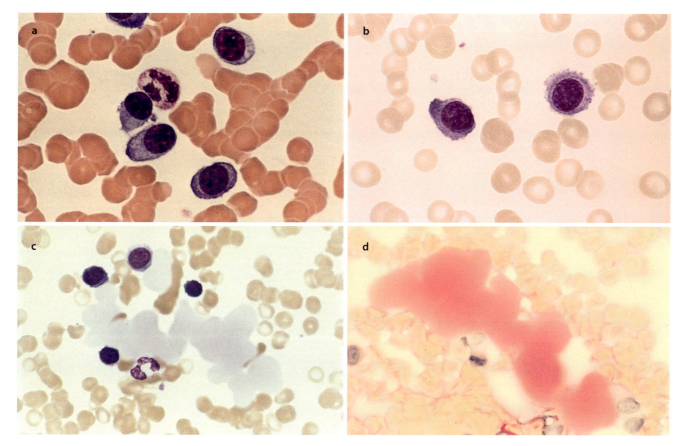

Abb. 14.27 Plasmazellleukämie. **a** Kleine Plasmazellen im peripheren Blut und Geldrollenbildung der Erythrozyten. **b** Anderer Fall von Plasmazellleukämie, ebenfalls kleine Plasmazellen. **c** Blutausstrich desselben Falles wie in **b** mit eigentümlichen, z. T. zusammengeflossenen Eiweißkugeln, dem Paraprotein entsprechend. **d** Blutausstrich desselben Patienten wie in **b** und **c** nach PAS-Reaktion. Man sieht, dass sich die Eiweißmassen rosa anfärben, was für einen Kohlenhydratanteil des Proteins spricht, es handelt sich also nicht um ein Färbeartefakt

im histologischen Schnitt. Dieses Grading kann im Blut- oder Knochenmarkausstrich nicht durchgeführt werden. Follikuläre Lymphome treten am häufigsten bei Erwachsenen in den USA und in Westeuropa auf, sie kommen selten bei Kindern vor.

■ Morphologie

Es finden sich kleine bis mittelgroße Zellen mit eingekerbten Kernen und seltener Zentroblasten (3mal so groß wie Lymphozyten) im Knochenmark und peripheren Blut (Abb. 14.30).

■ Immunologie

Die Oberflächenimmunglobuline sind positiv, ebenso CD19, CD20, CD22, CD79a, BCL2, BCL6 sowie CD10. CD5 und CD43 sind negativ.

■ Zytogenetik, Molekulargenetik

In ungefähr 90 % der Fälle finden sich eine t(14;18)(q32;q21) (Abb. 14.30f) sowie ein *BCL2*-IGH-Rearrangement, das am besten mit der FISH-Technik nachgewiesen werden kann. Daneben finden sich häufig auch andere genetische Veränderungen. Mutationen in den Genen *EZH2*, *KMT2A* und *CREBBP* spielen eine wichtige Rolle bei diesem Lymphom.

14.3.2 Mantelzelllymphom (MCL)

Dieses Lymphom weist die Translokation t(11;14)(q13;q32) auf und kann ebenfalls molekulargenetisch abgegrenzt werden durch den Nachweis des korrespondierenden IGH-*CCND1*-Rearrangements. Immunzytochemisch wird CD5 nachgewiesen, was manchmal die Unterscheidung von der B-CLL erschwert, v. a. wenn die Zellen sehr klein sind. Morphologisch haben die Kerne häufig eine etwas unregelmäßige Oberfläche, ein dichtes Chromatin sowie ein schmales Zytoplasma (Abb. 14.31). Unreife Formen mit deutlichen Nucleoli sind manchmal schwer von Blasten abzugrenzen, es gibt auch sehr polymorphe Formen mit zerklüftetem, „felsig" erscheinendem Chromatin der Kerne. Man unterscheidet 2 morphologische Varianten:

1. eine kleinzellige Variante mit kleinen, runden, lymphatischen Zellen mit verklumptem Chromatin und nur gering veränderter Kernkontur (Abb. 14.31a)
2. eine blastoide Form mit hoher Mitoserate und pleomorphen, auch großen Zellen mit irregulärer Kernkontur (Abb. 14.31b)

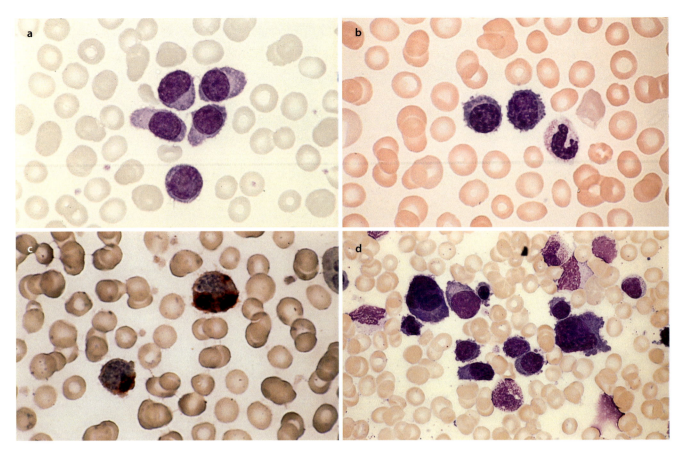

□ **Abb. 14.28** Plasmazellleukämie. **a, b** Anderer Fall von Plasmazellleukämie im peripheren Blut. **c** Esterasereaktion (ANAE) in den ausgeschwemmten Myelomzellen. **d** Knochenmark desselben Falles wie in **b** und **c**

■ Immunologie

CD5, FMC7 und CD43 sind positiv, CD10 und BCL6 sind negativ, CD23 ist negativ oder schwach positiv. Bei der blastischen oder pleomorphen Variante gibt es auch abweichende Immunologien.

■ Zytogenetik, Molekulargenetik

Es findet sich typischerweise die t(11;14)(q13;q32) zwischen IGH und Zyklin D1 (*CCND1*) (□ Abb. 14.31f). Bei der pleomorphen und blastoiden Variante finden sich tetraploide Kerne. Bei seltenen MCL kann *CCND1* negativ sein und auch t(11;14) kann fehlen, diese Fälle exprimieren in hohem Ausmaß Cyclin D2 oder Cyclin D3, einige dieser Fälle weisen eine t(2;12)(p12;p13) auf. Auch eine hohe *SOX11*-Expression kann als Marker für t(11;14)-negative MCL dienen. Mutationen finden sich in *ATM*, *CCND1*, *KMT2D* und *NOTCH1*.

14.3.3 Diffuses großzelliges B-Zell-Lymphom, nicht anderweitig spezifiziert (DLBCL)

Dieser Subtyp umfasst alle Lymphome, die nicht zu den spezifischen Subtypen gehören. Die Zellen sind in der Regel doppelt so groß wie Lymphozyten. Die Varianten und Subgruppen zeigt der Überblick unten. Diese Lymphome entstehen überwiegend *de novo* (primär), können sich aber auch aus reifzelligeren, weniger aggressiven Lymphomen (sekundär) entwickeln. Es ist eher unwahrscheinlich, dass die vielen Varianten Bestand haben werden – eher ist zu vermuten, dass molekulare Befunde zu neuen Entitäten führen werden. Die zentroblastische Variante (□ Abb. 14.32) wird am häufigsten diagnostiziert, sie besteht entweder aus einer fast reinen Zentroblastenpopulation oder aus einer Mischung von Zentroblasten und Immunoblasten. Ferner unterscheidet man eine immunoblastische (□ Abb. 14.33) und eine anaplastische Variante.

■ Immunologie

B-Zell-Marker sind nachweisbar. Bei der anaplastischen Variante kann CD30 exprimiert werden. Bei ca. 10 % der Fälle findet sich auch CD5. Zur Unterscheidung der blastoiden Variante des MCL kann man den Nachweis von CCND1 verwenden. CD10 ist bei 30 bis 60 % der Fälle nachweisbar, BCL6 bei 60 bis 90 %. Eine hohe Proliferationsfraktion ist durch Nachweis von Ki67 feststellbar.

■ Zytogenetik

Bis zu 30 % der Fälle zeigen Aberrationen der 3q27-Region unter Involvierung des *BCL6*-Gens. Eine Translokation des *BCL2*-Gens entsprechend der t(14;18) als Marker von follikulären Lymphomen ist bei 20 bis 30 % der DLBCL nachweisbar. Ein *MYC*-Rearrangement findet sich in bis zu 10 % der Fälle.

14.3 · Andere maligne Lymphome

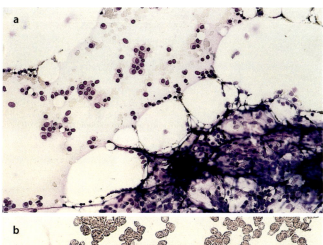

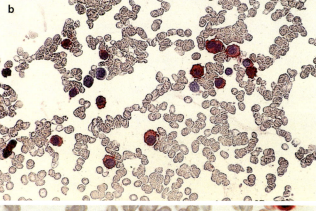

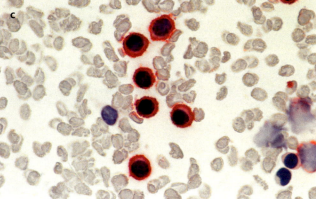

○ **Abb. 14.29** Hypoplastisches Plasmazellmyelom. **a** Knochenmarkausstrich eines Patienten mit hypoplastischem Myelom. Man sieht fettreiche Markbröckel, daneben eine Gruppe von Plasmazellen. **b** Stärkere Vergrößerung desselben Falles wie in **a** mit CD56-positiven Myelomzellen. **c** Blutausstrich einer Plasmazellleukämie mit CD138-positiven Zellen

Man unterscheidet mittels Genexpression oder anderer Testverfahren einen sogenannten „germinal centre (GCB) Subtyp" von einem „post-germinal centre (ABC) Subtyp" des DLBCL. Eine Vielzahl unterschiedlicher genetischer Charakteristika führen zu einer unterschiedlichen Klinik und Prognose. Der ABC-Subtyp ist bei der aktuellen Therapie prognostisch ungünstiger. Die klinische Anwendbarkeit ist aufgrund der aufwändigeren Diagnostik nicht generell möglich. Studien zur bestmöglichen Diagnostik und darauf aufbauenden spezifischen Therapie werden durchgeführt.

○ **Tab. 14.1** Internationale Stadieneinteilung für das multiple Myelom nach dem Revised International Staging System (R-ISS) der International Myeloma Working Group (Palumbo et al. 2015)

	Kriterien	5-Jahres-Gesamtüberleben
Stadium I	- Serum-β-2-Mikroglobulin <3,5 mg/l und - Serumalbumin ≥3,5 g/dl und - Standardrisiko-CA und - LDH < oberer Normwert (normal)	82 %
Stadium II	Nicht Stadium I oder III	62 %
Stadium III	- Serum-β-2-Mikroglobulin >5,5 mg/l und - Hochrisiko-CA oder - LDH > oberer Normwert (hoch)	40 %

Hochrisiko-CA: del(17p) und/oder t(4;14) und/oder t(14;16)
Standardrisiko-CA: alle anderen

Abkürzungen: CA: Chromosomenaberration, LDH: Lactatdehydrogenase

Varianten und Subgruppen großzelliger B-Zell-Lymphome

Diffuse großzellige B-Zell-Lymphome, nicht anderweitig klassifiziert (DLBCL–NOS)
Morphologische Varianten
– Zentroblastisch
– Immunoblastisch
– Anaplastisch
– Andere seltene morphologische Varianten

Molekulare Subtypen
– Keimzentrums-B-Zell-Ähnliche (GCB)
– Aktivierte B-Zell-Ähnliche (ABC)

Andere großzellige B-Zell-Lymphome
– T-Zell-/Histiozyten-reiches großzelliges B-Zell-Lymphom
– Primäres DLBCL des ZNS
– Primär kutanes DLBCL, Beintyp
– EBV-positives DLBCL–NOS
– DLBCL, verbunden mit chronischer Entzündung
– Lymphomatoide Granulomatose
– Großzelliges B-Zell-Lymphom mit *IRF4*-Rearrangement (○ Abb. 14.35)
– Primäres mediastinales (thymisches) großzelliges B-Zell-Lymphom
– Intravaskuläres großzelliges B-Zell-Lymphom
– ALK-positives großzelliges B-Zell-Lymphom (ALK: anaplastische Lymphomkinase)
– Plasmoblastisches Lymphom
– HHV8-positives DLBCL
– Primäres Ergusslymphom

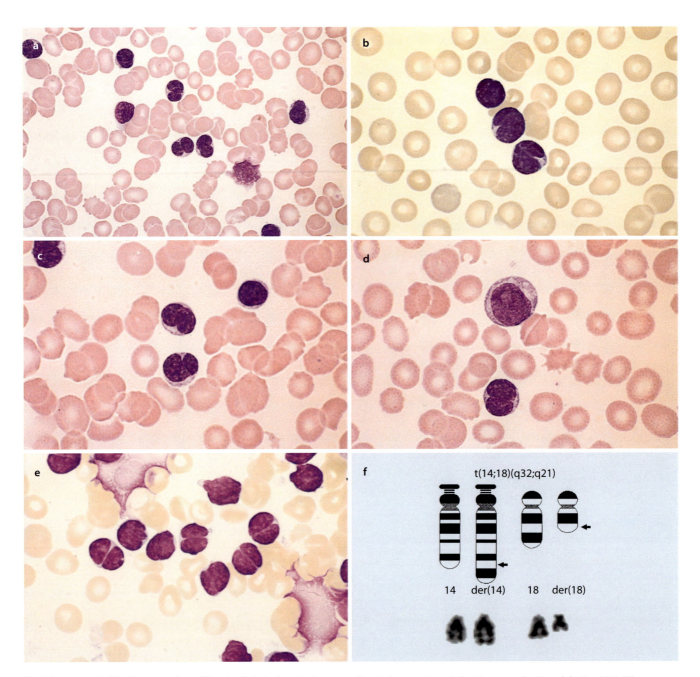

Abb. 14.30 Follikuläres Lymphom (FL). **a–c** Einfach eingekerbte Kerne in typischen Fällen, kleine Zellen. **d** Zentroblast. Zentroblasten sind im Blutausstrich nur äußerst selten zu finden. **e** Tief durchgeschnürte Kerne bei einem follikulären Lymphom. **f** Schematische Darstellung und partieller Karyotyp der Translokation t(14;18)(q32;q21), die bei follikulären und zentroblastischen Lymphomen beobachtet wird. Die *Pfeile* markieren die Bruchpunkte

Hochmaligne B-Zell-Lymphome
- Hochmaligne B-Zell-Lymphome mit *MYC*- und *BCL2*- und/oder *BCL6*-Rearrangements
- Hochmaligne B-Zell-Lymphome, nicht anderweitig klassifiziert (NOS)

Unklassifizierbare B-Zell-Lymphome
- B-Zell-Lymphom, unklassifizierbar, mit Eigenschaften zwischen diffusem großzelligem B-Zell-Lymphom und klassischem Hodgkin-Lymphom

14.3.4 Intravaskuläres großzelliges B-Zell-Lymphom

Die Lymphomzellen wachsen selektiv in Gefäßlumina, speziell in Kapillaren. Deshalb ist die Kenntnis dieses Lymphoms auch für Hämatologen wichtig, weil es zu Knochenmarkbefall kommen kann und dann die Lymphomzellen ähnlich wie nicht-hämatologische Tumorzellen in Aggregaten liegen (Abb. 14.34). Nur selten kommt es zur Ausschwemmung von Zellen ins periphere Blut. Immunologisch weisen die Lymphomzellen B-Zell-Antigene auf.

14.3 · Andere maligne Lymphome

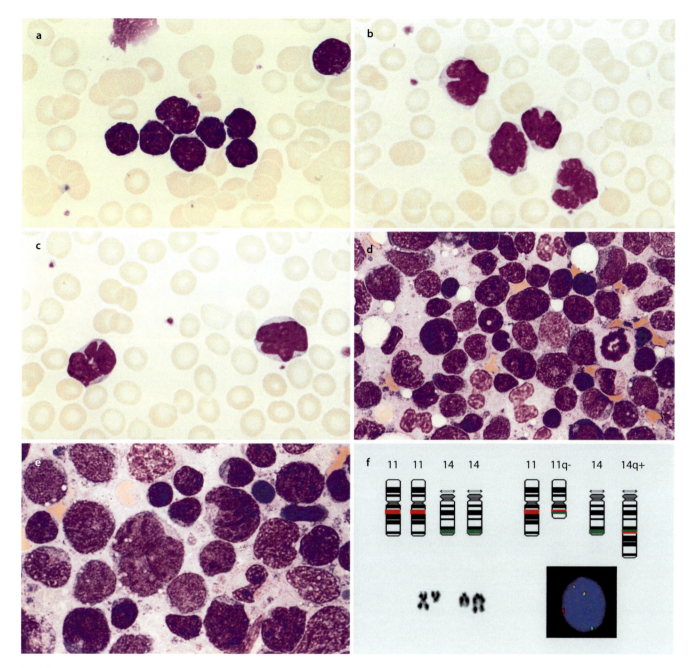

◘ Abb. 14.31 Mantelzelllymphom. a Sehr kleiner Zelltyp mit unregelmäßiger Kernkontur. b Blutausstrich eines anderen Falles mit größeren, an der Kernoberfläche zerklüfteten Zellen. c Blutausstrich eines anderen Falles mit mehrfach eingekerbten Kernen. d Knochenmark eines weiteren Falles mit sehr polymorphen Kernen. e Derselbe Fall wie in d in stärkerer Vergrößerung. Man sieht relativ große Zellen mit zerklüfteter Chromatinstruktur. f Schematische Darstellung und partieller Karyotyp einer Translokation t(11;14)(q13;q32) und Interphase-FISH mit einer IGH/CCND1-Sonde. Durch die reziproke Translokation kommt es zu einer Splittung der Signale beider Sonden (rot: CCND1, grün: IGH-Locus), so dass folgende Signalkonstellation in einer Zelle mit t(11;14)/IGH-CCND1-Rearrangement entsteht: je 1 rotes und 1 grünes Signal auf dem jeweils unveränderten Chromosom 11 bzw. 14 sowie je 1 rotgrünes „Kolokalisationssignal" auf den derivativen Chromosomen 11 und 14. Die t(11;14)(q13;q32) wird sowohl bei Mantelzelllymphomen als auch bei Plasmozytomen beobachtet, selten auch bei CLL

14.3.5 Primäres Ergusslymphom (PEL)

Beim primären Ergusslymphom handelt es sich um eine großzellige B-Zell-Neoplasie, die bei Ergüssen auftritt. Sie ist assoziiert mit dem HHV8-Virus. Dieses Lymphom tritt bei schwerer Immundefizienz auf, z. B. bei HIV-Infektionen. Die Diagnose wird im Erguss durch Zytologie oder histologische Untersuchung gestellt.

▪ Immunologie
CD45 ist positiv, die Pan-B-Zell-Marker fehlen, häufig sind plasmazelluläre Marker nachweisbar.

▪ Morphologie
Die Zellen erinnern oftmals an Immunoblasten oder Plasmoblasten mit anaplastischen Zeichen. Das Zytoplasma ist stark basophil.

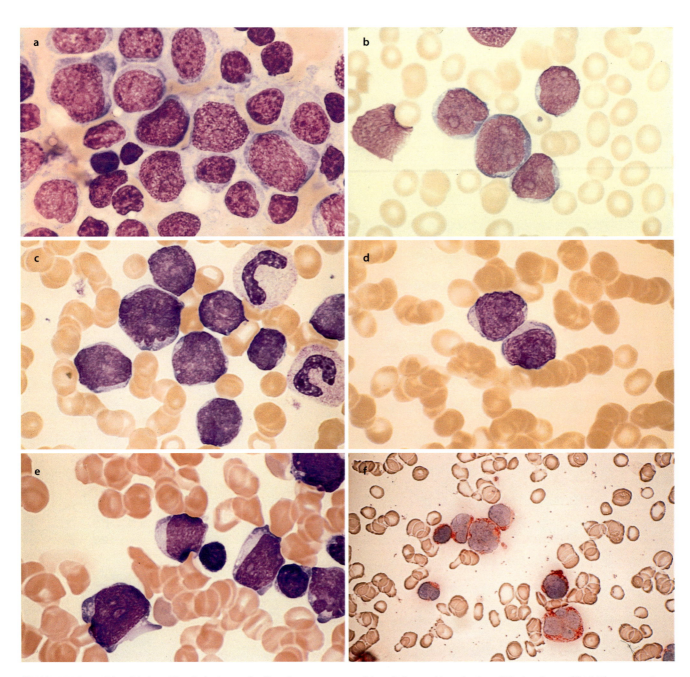

Abb. 14.32 a–f Verschiedene Morphologien großzelliger Lymphome, zentroblastische Variante (großzellig diffus) mit fein strukturiertem Chromatin und hellen Nucleoli. Die Zellen können aber auch eine stärkere Polymorphie aufweisen. f Nachweis von CD10. Dieser ursprünglich für die c-ALL verwendete Marker ist auch bei der zentroblastischen Variante des diffusen großzelligen B-Zell-Lymphoms exprimiert

14.3.6 Burkitt-Lymphom (BL)

Das *endemische Burkitt-Lymphom* kommt in Äquatorialafrika und Papua-Neuguinea vor, dort ist es der häufigste Tumor bei Kindern. Der Erkrankungsgipfel liegt zwischen dem 4. und 7. Lebensjahr. Das *sporadische Burkitt-Lymphom* kommt überall vor, meistens bei Kindern und Jugendlichen.

Das *immundefizienzassoziierte Burkitt-Lymphom* ist mit HIV assoziiert. Beim endemischen Burkitt-Lymphom spielen das Epstein-Barr-Virus (EBV), Malaria und andere lokale Kofaktoren eine gemeinsame Rolle bei der Entstehung. Die Diagnose stützt sich auf die Kombination verschiedener Methoden: Morphologie, Zytogenetik und Molekulargenetik sowie Immunphänotypisierung.

- **Morphologie**

Es handelt sich um mittelgroße Zellen mit meistens runden, seltener unregelmäßigen Kernen mit fein verteiltem Chromatin und multiplen mittelgroßen Nucleoli. Das Zytoplasma

14.3 · Andere maligne Lymphome

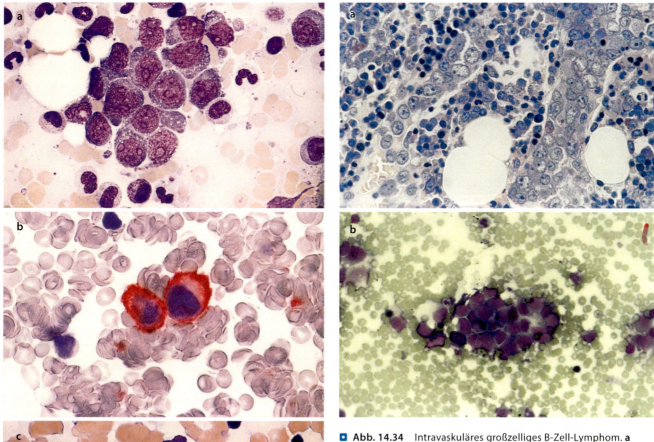

Abb. 14.33 Diffuses großzelliges B-Zell-Lymphom. **a** Großzelliges Lymphom der B-Zell-Reihe mit intensiv basophilem Zytoplasma und deutlichen Nucleoli. **b** Immunzytochemischer Nachweis des B-Zell-Markers CD19 bei demselben Fall wie in **a**. **c** Großzelliges B-Zell-Lymphom mit großen Nucleoli (immunoblastische Variante)

Abb. 14.34 Intravaskuläres großzelliges B-Zell-Lymphom. **a** Knochenmarkhistologie, Giemsa-Färbung. Man sieht zapfenförmig die Gefäßlumina ausfüllende Zellen mit großen hellen Kernen und distinkten Nucleoli. (Aufnahme: H. E. Schaefer, Freiburg). **b** Im Knochenmarkausstrich liegen die großen Zellen in Verbänden, sodass sie leicht mit den Zellen eines Karzinoms oder Sarkoms verwechselt werden können. Immunphänotypisch sind sie durch Nachweis von B-Zell-Markern abzugrenzen. (Aufnahme: H. E. Schaefer, Freiburg)

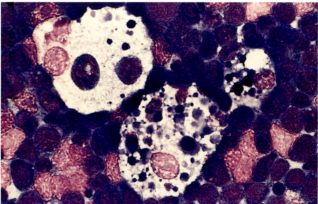

Abb. 14.35 Großzelliges Lymphom. Lymphknotentupfpräparat bei B-Zell-Lymphom vom Burkitt-Typ mit 3 „Sternhimmelzellen" (Makrophagen) zwischen den Lymphoblasten

ist tief basophil mit gleichförmig verteilten Fettvakuolen von mittlerer Größe (Abb. 14.36).

■ **Immunologie**

Membranständiges IgM ist nachweisbar, ebenso B-Zell-assoziierte Antigene. TdT ist negativ. Das Lymphom zeigt eine hohe Proliferationsrate.

■ **Zytogenetik**

Die meisten Patienten haben eine *MYC*-Translokation mit Beteiligung der Chromosomenbande 8q24. Am häufigsten findet ein Rearrangement mit dem Locus für die schwere Kette der Immunglobuline auf 14q32 oder (seltener) mit den Loci für die leichten Ketten statt: λ auf 22q11 oder κ auf 2p12. Die *MYC*-Translokationen sind nicht spezifisch für Burkitt-Lymphome.

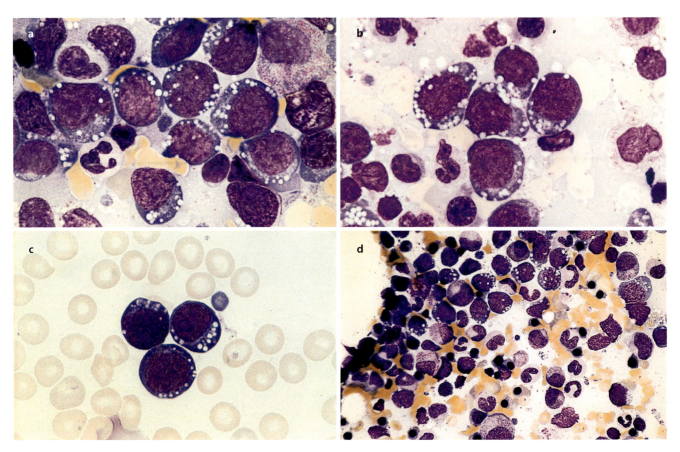

◘ **Abb. 14.36** Burkitt-Leukämie/Lymphom, reife B-ALL. Dieser Subtyp der ALL ist selten, die Erkennung aber wichtig, weil die Prognose durch eine spezifische Therapie erheblich verbessert werden konnte. Morphologisch findet man meistens ziemlich einheitliche, runde, mittelgroße Blasten mit intensiv basophilem Zytoplasma und scharf begrenzten (fetthaltigen) Vakuolen. **a–c** Verschiedene Beispiele dieses Subtyps der ALL. **d** Knochenmarkausstrich mit nur partieller Infiltration im oberen Bildabschnitt

14.3.7 Die Burkitt-Leukämie-Variante

Diese akute lymphatische Leukämie vom Burkitt-Typ (◘ Abb. 14.5 und 14.36) tritt vorwiegend bei männlichen Patienten auf und führt häufig zu ZNS-Befall. Molekulargenetisch finden sich z. B. Mutationen in *TCF3*, *ID3*, *CCND3*, *TP53*, *RHOA*, *SMARCA4* und *ARID1A*.

14.4 Reife T- und NK-Zell-Neoplasien

14.4.1 T-Prolymphozytenleukämie (T-PLL)

Bei den T-PLL-Patienten bestehen eine Hepatosplenomegalie und eine generalisierte Lymphknotenvergrößerung, 20 % zeigen Hautinfiltrate. Meistens wird eine ausgeprägte Leukozytose beobachtet, die >100 G/l beträgt. Im peripheren Blut finden sich kleine bis mittelgroße Zellen mit ungranuliertem, basophilem Zytoplasma, runden bis ovalen oder deutlich irregulären Kernen. Nucleoli sind zum Teil erkennbar, bei kleinen Zellen jedoch kaum. Zytoplasmaknospungen kommen nicht selten vor (◘ Abb. 14.37 und 14.38). Die histologische Diagnose ist schwierig, weil die Zellen relativ klein erscheinen.

■ Zytochemie
Saure Esterase (Substrat: α-Naphthylacetat) und saure Phosphatase sind typischerweise punktförmig positiv.

■ Immunologie
TdT und CD1a sind negativ, CD2, CD3 und CD7 positiv. CD52 ist meistens stark positiv. 60 % der Patienten sind CD4-positiv und CD8-negativ, 25 % sind CD4-positiv und CD8-positiv; dies ist ein besonderer Befund bei T-PLL. Das Onkogen *TCL1* wird überexprimiert. Die T-Zell-Rezeptor-Gene TRBα und TRGα sind klonal rearrangiert.

■ Zytogenetik
Am häufigsten finden sich inv(14)(q11q32), seltener – in ca. 10 % der Fälle – die Translokation t(14;14)(q11;q32). Beide führen auf molekularer Ebene zu einem TCRA/D-TCL1-Rearrangement. Außerdem bestehen bei 70 bis 80 % der Patienten Anomalien von Chromosom 8 und andere Veränderungen.

14.4 · Reife T- und NK-Zell-Neoplasien

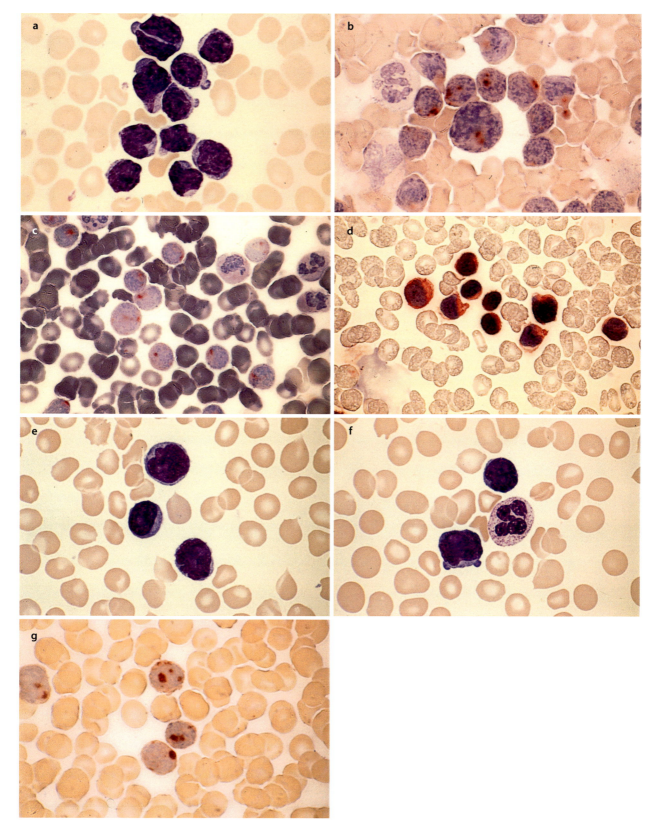

Abb. 14.37 T-Prolymphozytenleukämie (T-PLL). Im Gegensatz zur B-PLL sind die Kerne meistens unregelmäßig, die Nucleoli nicht so deutlich zu erkennen. Zytochemisch sind sie durch eine sehr distinkte Saure-Esterase-Reaktion (ANAE) charakterisiert. **a** Polymphe Kerne, Nucleoli nicht gut zu erkennen. **b** Man sieht die charakteristische punktförmige Saure-Esterase-Reaktion. **c** Saure-Phosphatase-Reaktion ähnlich wie bei T-ALL. **d** Immunzytochemischer Nachweis von CD3. **e** Anderer Fall von T-PLL mit deutlichen Nucleoli und unregelmäßiger Kernkontur. **f** 2 Prolymphozyten im peripheren Blut. **g** Sehr starke ANAE-Aktivität bei demselben Fall wie in **f**

176 Kapitel 14 · Lymphatische Neoplasien

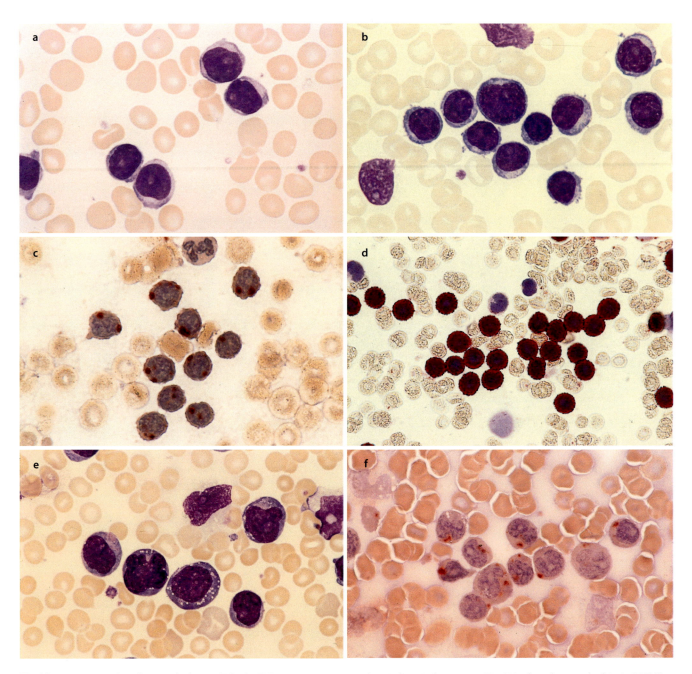

◘ **Abb. 14.38** T-Prolymphozytenleukämie (T-PLL). **a** T-PLL mit rundlichen Kernen und deutlichen Nucleoli. **b** Anderer Fall, bei dem die Verwechslung mit einer B-PLL möglich wäre. **c** ANAE-Esterase desselben Falles wie in b, typische punktförmige Reaktion. **d** Immunzytochemischer Nachweis von CD3. T-Prolymphozytenleukämie (T-PLL). **e** und **f** Großzellige T-PLL mit kräftig basophilem Zytoplasma. **f** Punktförmige Saure-Esterase-Reaktion

14.4.2 T-Zell-Leukämie der großen granulierten Lymphozyten (LGL)

Bei den Betroffenen besteht eine persistierende (>6 Monate andauernde) Zunahme der großen granulierten Lymphozyten im peripheren Blut, meistens zwischen 2 bis 20 G/l, die ohne erkennbare Ursache bleibt. Außerdem findet sich eine hochgradige Neutropenie.

■ Morphologie

Die großen granulierten Lymphozyten haben ein mäßig bis deutlich breites Zytoplasma und feine oder grobe Granula (◘ Abb. 14.39). Der Knochenmarkbefall ist variabel.

■ Immunologie

CD3, CD8 und TCRαβ sind bei den zytotoxischen T-Zellen positiv. CD57 und CD16 sind bei >80 % positiv. Es ist keine typische Zytogenetik nachweisbar.

14.4 · Reife T- und NK-Zell-Neoplasien

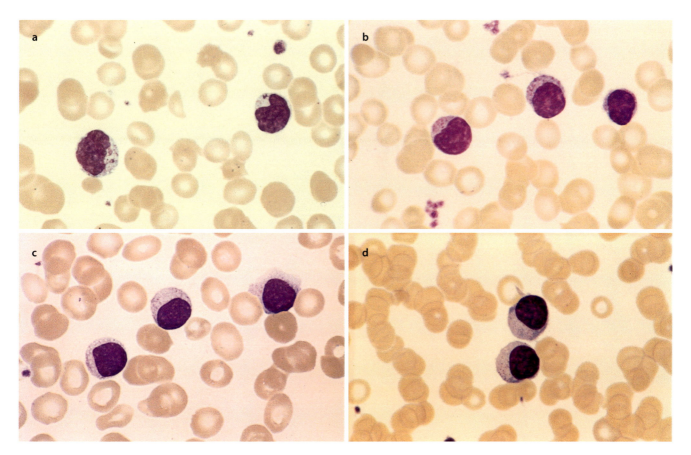

■ **Abb. 14.39** LGL-Leukämie. **a–d** Deutliche, z. T. aber auch sehr feine Azurgranula. Zur diagnostischen Sicherung sollte möglichst eine molekulargenetische Untersuchung durchgeführt werden

■ Genetik

Als LGL-typische molekulare Mutationen wurden neben den T-Zell-Rezeptor-Rearrangements *STAT3*-Mutationen beschrieben, die bei 30 bis 50 % der Patienten auftreten und neben der Zytomorphologie und dem Immunphänotyp als diagnostisch relativ spezifisch gelten können.

14.4.3 Chronische lymphoproliferative Erkrankungen der NK-Zellen (CLPD-NK)

Bei dieser seltenen Erkrankung besteht eine persistierende (>6 Monate andauernde) Zunahme der NK-Zellen im peripheren Blut (meistens ≥2 G/l). Differenzialdiagnostisch muss man Virusinfektionen, Autoimmunerkrankungen etc. ausschließen. Bei den Patienten besteht Neutropenie und Anämie.

■ Morphologie

Man findet mäßig große Zellen mit runden Kernen, leicht basophilem Zytoplasma und feinen oder auch groben Azurgranula (wie bei der Large Granular Lymphocyte Leukemia, LGL). Ohne immunologische Untersuchung ist die Erkrankung im Knochenmark schwer zu erkennen.

■ Immunologie

Oberflächen-CD3 ist negativ, zytoplasmatisches CD3ε ist oft positiv, ebenso CD16. CD56 wird schwach exprimiert. Zytotoxische Marker sind ebenfalls positiv.

■ Zytogenetik

Meistens ist der chromosomale Befund normal, es finden sich keine Rearrangements der Immunglobulin- und T-Zell-Rezeptoren. Hingegen zeigen 30 % der Fälle *STAT3*-Mutationen, womit die Neoplasie nachgewiesen ist.

14.4.4 Aggressive NK-Zell-Leukämie

Die aggressive NK-Zell-Leukämie (■ Abb. 14.41, siehe auch ▶ Abschn. 14.4.6) ist fast immer assoziiert mit dem Epstein-Barr-Virus (EBV). Die Erkrankung kommt am häufigsten in Asien vor, befallen sind peripheres Blut, Knochenmark, Leber und Milz, es kann aber auch jedes andere Organ befallen sein.

■ Morphologie

Die Zellen können den LGL ähneln, aber auch bis zu sehr atypischen blastären Formen mit gering basophilem Zytoplasma und feinen oder groben Azurgranula variieren. Das Knochenmark ist unterschiedlich stark infiltriert, man findet eine Hämophagozytose.

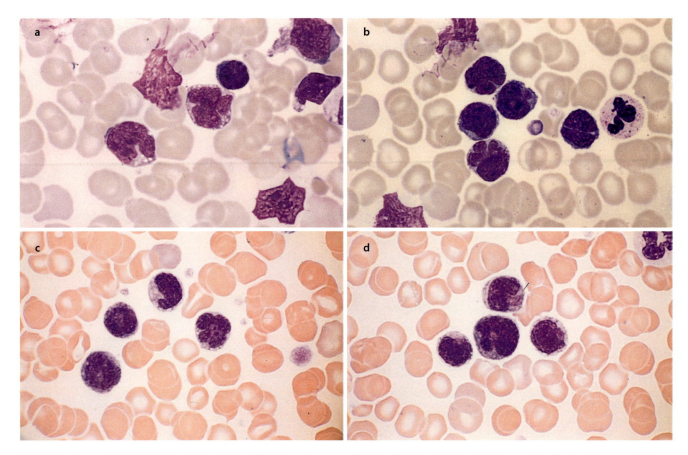

□ **Abb. 14.40** **a, b** Adulte T-Zell-Leukämie/adultes T-Zell-Lymphom (ATLL). Charakteristisch sind die vielgestaltigen, blumenartigen Kerne („flower cells", Aufnahme: D. Catovsky, London). **c–d** Morphologisch ähnliche T-Zell-Leukämie, die in Deutschland beobachtet wurde. Der HTLV-1-Nachweis gelang nicht. **c, d** Peripheres Blut, Pappenheim-Färbung

■ **Immunologie**

CD2, CD3ε und CD56 sind positiv, Oberflächen-CD3 ist negativ. Zytotoxische Moleküle sind positiv wie beim extranodalen NK-/T-Zell-Lymphom.

■ **Zytogenetik**

Es sind keine spezifischen Chromosomenveränderungen erkennbar. Man findet aber z. B. del(6)- und auch 11q-Deletionen.

14.4.5 Adulte T-Zell-Leukämie/adultes T-Zell-Lymphom

Ursache dieser Erkrankung ist das humane T-Zell-Leukämievirus 1 (HTLV-1), ein Retrovirus. Die Erkrankung tritt endemisch speziell in Südwestjapan, in der Karibik und in Teilen Zentralafrikas auf. Die Erkrankungshäufigkeit ist eng verknüpft mit der Prävalenz des HTLV-1 in der Bevölkerung. Es besteht eine lange Inkubationszeit. Von den HTLV-1-Trägern erkranken 2,5 %, es sind nur Erwachsene betroffen. Befallen sind Lymphknoten, peripheres Blut und die Haut als häufigstes befallenes extralymphatisches Organ. Bei systemischem Befall findet man häufig eine Hyperkalzämie.

■ **Klinische Varianten**

Klinische Varianten sind die schwelende Verlaufsform, der chronische und der akute Verlauf.

■ **Morphologie**

Es finden sich meistens kleine pleomorphe Zellen, es gibt aber auch mittelgroße und große Zelltypen. Typisch sind seltene Formen mit erheblicher Kernpolymorphie und anaplastische Zellen. Im peripheren Blut finden sich häufig mehrlappige Kerne („flower cells") mit tief basophilem Zytoplasma (□ Abb. 14.40).

■ **Immunologie**

CD2, CD3 und CD5 sind positiv, CD7 fehlt meistens, überwiegend ist CD4 positiv und CD8 negativ. CD25 ist fast immer stark positiv. Große transformierte Zellen können CD30-positiv, aber ALK-negativ sein (ALK: anaplastische Lymphomkinase). Es sind keine typischen zytogenetischen Veränderungen nachweisbar.

14.4.6 Extranodales NK-/T-Zell-Lymphom, nasaler Typ

Beim extranodalen NK-/T-Zell-Lymphom, nasaler Typ (□ Abb. 14.41) handelt es sich um ein vorwiegend extranoda-

14.4 · Reife T- und NK-Zell-Neoplasien

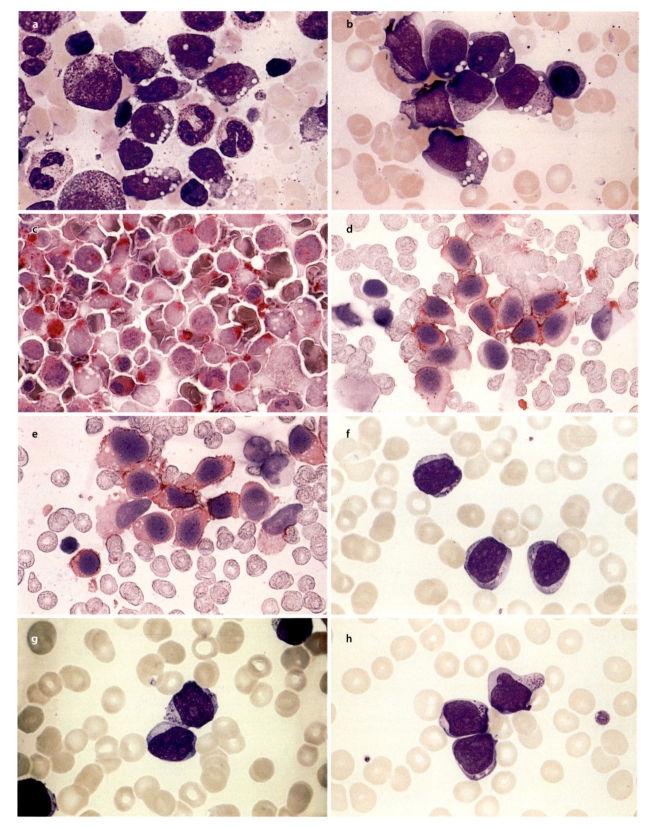

Abb. 14.41 Extranodales NK-/T-Zell-Lymphom, nasaler Typ mit Knochenmarkbefall. **a, b** Relativ große Blasten mit weitem Zytoplasma, das deutliche rötliche Granula enthält. **c** Kräftige perinukleäre Saure-Phosphatase-Reaktion im Knochenmarkausstrich desselben Patienten wie in **a** und **b**. **d** Die Blasten sind CD56-positiv. **e** Immunzytochemisch ist in den Blasten auch CD7 nachweisbar. Es handelt sich um eine akute NK-Zell-Leukämie, die rein morphologisch leicht mit einer AML zu verwechseln ist. **f–h** Anderer Fall einer akuten NK-Zell-Leukämie. **f, g, h** Ähnliche Blasten wie in **a–e** mit etwas weniger breitem Zytoplasma. Die Blasten sind ebenfalls CD56-positiv

les Lymphom, das durch Gefäßzerstörungen mit prominenten Nekrosen charakterisiert ist. Die Zellen haben einen zytotoxischen Phänotyp und sind assoziiert mit dem Epstein-Barr-Virus (EBV). Die meisten Fälle sind genuine NK-Zell-Neoplasien, einige haben den Phänotyp von zytotoxischen T-Zellen. Die Erkrankung kommt besonders in Asien und Mexiko, in Zentral- und Südamerika vor. Überwiegend erkranken Erwachsene. Eine pathogenetische Rolle des EBV wird vermutet. Der extranodale Befall ist bevorzugt im aerodigestiven Trakt lokalisiert (Nasennebenhöhlen, Nasopharynx, paranasale Sinus, Gaumen), wobei die Nasenhöhle der prototypische Befall ist. Außerdem kommt es zum Befall von Haut, Weichteilen, Gastrointestinaltrakt und Hoden.

- Morphologie

Es besteht ein breites morphologisches Spektrum, meistens handelt es sich um mittelgroße Zellen oder eine Mischung aus kleinen und großen Zellen, öfter mit gefalteten oder länglichen Kernen sowie unauffälligen, kleinen Nucleoli. Das Zytoplasma ist mäßig breit, blass basophil und enthält häufig Azurgranula.

- Immunologie

CD2, CD56, zytoplasmatisches CD3ε und zytotoxische Moleküle sind positiv. Wenn das Epstein-Barr-Virus negativ ist, ist Skepsis gegenüber der Diagnose angebracht.

- Zytogenetik

Bisher sind keine spezifischen Aberrationen bekannt, am häufigsten ist del(6)(q21q25) oder i(6)(p10). Molekulargenetisch finden sich u. a. Veränderungen in *DDX3X* und Genen des *JAK/STAT*-Pathways.

14.4.7 Hepatosplenisches T-Zell-Lymphom (HSTL)

Üblicherweise handelt es sich beim hepatosplenischen T-Zell-Lymphom (HSTL) (◘ Abb. 14.42) um den γδ-T-Zell-Rezeptor-Typ. Dieses Lymphom ist sehr selten und tritt nach chronischer Immunsuppression (nach Organtransplantation), auch nach Immunsuppression bei Morbus Crohn auf. Bei den Patienten besteht eine deutliche Splenomegalie und meistens auch eine Hepatomegalie ohne Lymphknotenbefall, das Knochenmark ist praktisch immer infiltriert.

- Morphologie

Man findet ein monotones Zellbild von mittelgroßen Zellen mit schmalem, blassen Zytoplasma. Im Knochenmark kommen die Zellen intrasinusoidal vor, sie können in Gruppen zusammenliegen, so dass sie mit nichtlymphatischen Tumorzellen zu verwechseln sind.

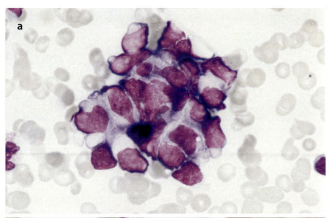
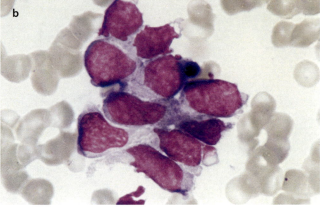

◘ **Abb. 14.42** Hepatosplenisches T-Zell-Lymphom. **a** Zellkomplexe im Knochenmarkausstrich. Die großen polymorphen Zellen sind wegen ihrer Anordnung in Verbänden leicht mit Zellen eines Karzinoms oder Sarkoms zu verwechseln. Auch hier ist die Immunphänotypisierung notwendig, welche die T-Zell-Eigenschaften nachweist. (Präparat: M.-T. Daniel, Paris). **b** Stärkere Vergrößerung. Man sieht die homogene Chromatinstruktur und helle Nucleoli. (Präparat: M.-T. Daniel, Paris)

- Immunologie

CD3 und TCRδ1 sind positiv, TCRαβ ist negativ. Ein kleiner Teil gehört zum sogenannten αβ-Typ, üblich ist der γδ-Typ. Das immunologische Muster entspricht reifen, nicht aktiven zytotoxischen T-Zellen.

- Zytogenetik

In fast allen Fällen findet sich ein Isochromosom 7q. Vielfach liegt zusätzlich eine Trisomie 8 vor. 40 % zeigen Mutationen in *STAT5B* oder *STAT3*, 60 % in *SETD2*, *INO80* oder *ARID1B*.

14.4.8 Sézary-Syndrom (SS)

Klinisch imponieren eine ausgeprägte Erythrodermie und eine generalisierte Lymphadenopathie. Sézary-Zellen sind in der Haut, in Lymphknoten und im peripheren Blut nachweisbar. Erkrankt sind Erwachsene, meistens älter als 60

14.4 · Reife T- und NK-Zell-Neoplasien

Jahre. Das Knochenmark ist häufig ausgespart. Wenn es befallen ist, dann in geringem Ausmaß. Die Histologie ähnelt der Mycosis fungoides, die Zellinfiltrate sind aber monotoner. Die typischen Sézary-Zellen sind mittelgroße, selten große Zellen mit hochgradig gefalteten (zerebriformen) Kernen. Die Kerne erscheinen wie von Rillen durchzogen (Abb. 14.43 und 14.44).

- **Immunologie**

TCRβ und CD5, CD2 und CD3 sind positiv, meistens gilt das auch für CD4. Die Zellen exprimieren das sogenannte kutane Lymphozytenantigen (CLA). Typischerweise fehlt CD7.

- **Genetik**

Die T-Zell-Rezeptoren sind klonal rearrangiert. Man sieht ein spezifisches Genexpressionsmuster. Neben einer genomischen Instabilität finden sich Mutationen in *PLCG1*, *CD28*, *TNFRSF1B*, *ARID1A*, *TP53*, *DNMT3A* und *RHOA*.

14.4.9 Periphere T-Zell-Lymphome (PTCL), nicht anderweitig spezifiziert

Diese Lymphome machen 30 % der peripheren T-Zell-Lymphome (PTCL) aus. Betroffen sind überwiegend Erwachsene. Die peripheren Lymphknoten, aber auch alle anderen Gewebe können infiltriert sein. Der generalisierte Befall geht häufig mit Knochenmarkbefall einher, auch Leber, Milz und extranodales Gewebe sind befallen. Manchmal finden sich die typischen Zellen im peripheren Blut, ein leukämischer Beginn ist aber ungewöhnlich. Morphologisch sind die Zellen durch ein breites Zytoplasma ausgezeichnet, sie haben meistens unregelmäßige, pleomorphe Kerne mit prominenten Nucleoli. Mitosen sind häufig, es können Reed-Sternberg-ähnliche Zellen vorkommen.

- **Immunologie**

Es handelt sich um einen aberranten T-Zell-Phänotyp, CD4-Positivität und CD8-Negativität überwiegen bei nodalen Fäl-

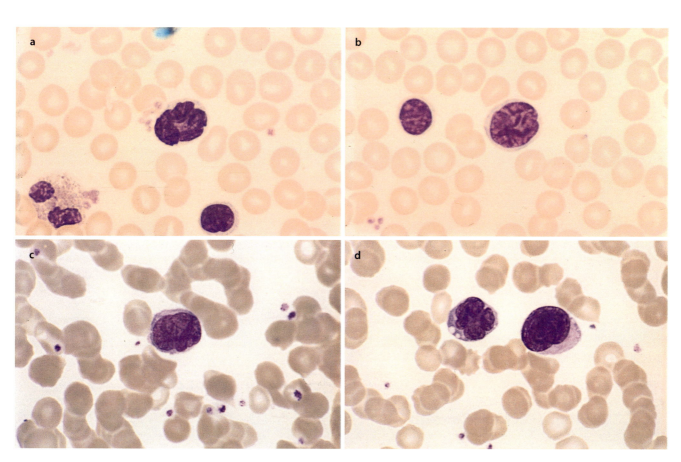

Abb. 14.43 Sézary-Syndrom. Im peripheren Blut findet man lymphatische Zellen mit eigenartig durchfurchten, wie von Rillen durchzogenen Kernen, z. T. ist die Kernkontur zerklüftet. Im Elektronenmikroskop sieht man, dass die Kerne mehrfach gefaltet sind, so dass sie an Gehirnwindungen (zerebriform) erinnern (**f**). **a** Sehr stark zerklüfteter Kern. **b** Anderer Fall mit vielfach von Furchen durchzogenem Kern. **c** Der Kern ist ebenfalls von vielen hellen Rillen durchzogen. **d** Links vielgestaltiger Kern, rechts große Sézary-Zelle. **e** Leukozytenkonzentrat eines Falles mit zahlreichen kleinen und 1 größeren Sézary-Zelle. **f** Elektronenmikroskopie einer Sézary-Zelle. Man sieht die typische bizarre, „zerebriforme" Kernfaltung

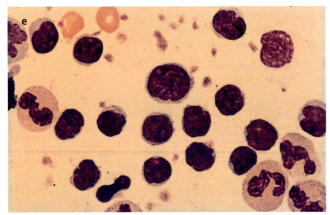

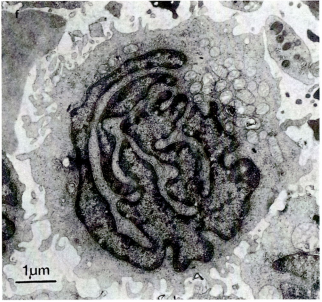

◘ Abb. 14.43 (Fortsetzung)

len, es kommen aber auch CD4-positive und CD8-positive sowie CD4-negative und CD8-positive Fälle vor. Meistens wird die TCRβ-Kette (βF1) exprimiert, und es besteht eine hohe Proliferationsrate, die mit Ki67 in >70 % nachgewiesen wird.

- **Zytogenetik**

Es existieren komplexe Karyotypen, jedoch keine spezifischen Veränderungen. Man findet allerdings typische Genexpressionsmuster.

14.4.10 Anaplastisches großzelliges Lymphom (ALCL), ALK-positiv

Dieses Lymphom tritt bei Kindern und Erwachsenen auf. Befallen sind Lymphknoten und extranodulär Haut, Knochen, Weichteile, Lunge und Leber. Das Knochenmark ist in 10 bis 30 % der Fälle infiltriert. Bei der kleinzelligen Variante kann ein leukämischer Verlauf vorkommen.

- **Morphologie**

Man findet ein breites Spektrum, bei allen Fällen aber einen unterschiedlichen Anteil von Zellen mit exzentrisch gelegenen, hufeisen- oder nierenförmigen Kernen mit einer „eosinophilen" Region nahe dem Kern (◘ Abb. 14.45). Diese spezielle Region ist ein Kennzeichen, da sie bei allen morphologischen Varianten vorkommt. Typische Zellen sind meistens groß, es können aber auch kleinere Zellen mit den gleichen Charakteristika vorkommen. „Doughnut cells" entstehen durch Invagination von Kernmembranen. Es sind 5 verschiedene histologische Muster beschrieben worden.

- **Immunologie**

CD30 ist positiv, ALK ist immunhistochemisch mit monoklonalen Antikörpern nachweisbar. CD3 ist in >75 % der Fälle negativ, CD2, CD5 und CD4 sind in ca. 70 % der Fälle positiv. Die meisten Fälle zeigen eine Positivität für zytotoxisch assoziierte Antigene.

- **Zytogenetik**

Ca. 85 % der Fälle haben eine t(2;5)(p23;q35), was zu einem *NPM1-ALK*-Fusionsgen führt, daneben gibt es in geringem Prozentsatz andere Aberrationen unter Beteiligung von Chromosom 2. Andere Translokationen mit *ALK* (auf 2p23) sind bekannt. Die Prognose ist besser, wenn *ALK* involviert ist. 90 % zeigen Rearrangements der T-Zell-Rezeptor-Gene.

14.4.11 Anaplastisches großzelliges Lymphom (ALCL), ALK-negativ

Morphologisch verhält sich dieses Lymphom wie das *ALK*-positive, eine kleinzellige Variante ist hier aber nicht bekannt. Auch dieses Lymphom ist stark CD30-positiv, es fehlt jedoch die Lymphomkinase ALK, T-Zell-assoziierte Marker sowie die zytotoxischen Granula-assoziierten Proteine sind positiv. Spezifische zytogenetische Anomalien sind nicht nachweisbar.

14.5 Hodgkin-Lymphome

Da bei den Hodgkin-Lymphomen (◘ Abb. 14.46, 14.47 und 14.48) nur in sehr seltenen Fällen, meistens in Spätstadien, das Knochenmark befallen sein kann, erfolgt die Diagnose immer durch Histologie, vor allem aus Lymphknoten.

14.5 · Hodgkin-Lymphome

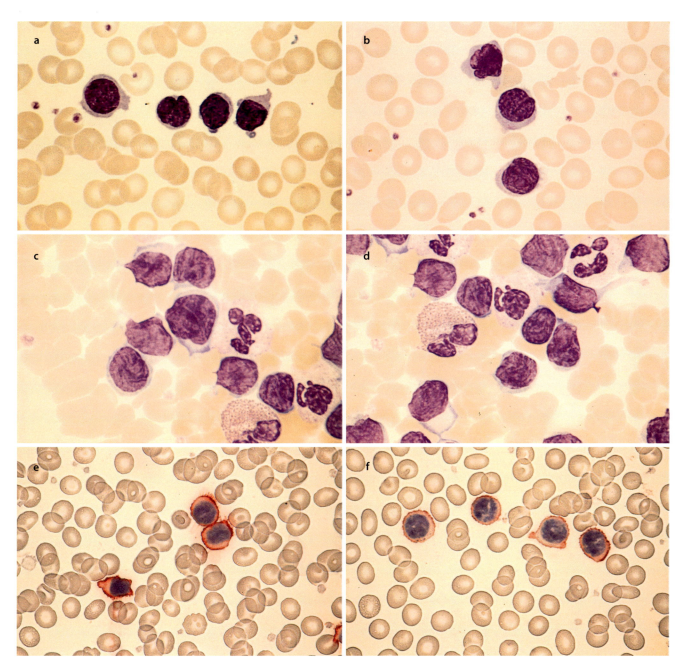

◘ **Abb. 14.44** Sézary-Zell-Leukämie. Bei diesen Patienten besteht in der Regel keine Erythrodermie wie beim Sézary-Syndrom, man findet aber eine ausgeprägte Leukozytose. **a–d** Leukozytose im peripheren Blut mit vielen kleinen Sézary-Zellen mit der typischen Kernstruktur. **e** Immunzytochemischer Nachweis von CD3. **f** Immunzytochemischer Nachweis von CD4. Die Zellen exprimieren also typische T-Marker, sie haben z. T. Eigenschaften wie T-Helferzellen

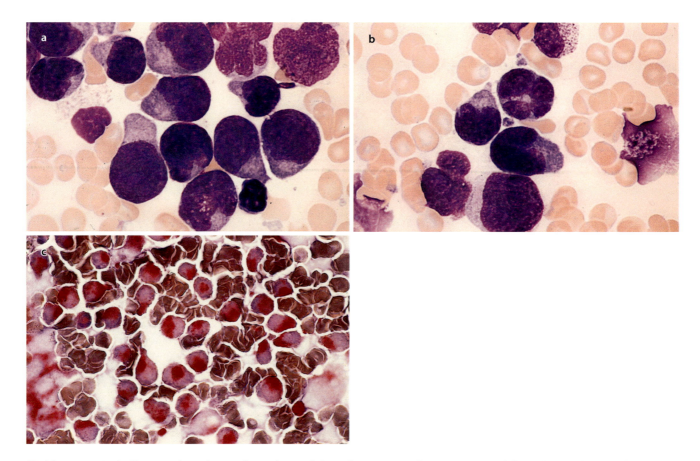

◘ **Abb. 14.45** Großzelliges anaplastisches T-Zell-Lymphom. **a, b** Die Zellen weisen große, meistens eingedellte, gelegentlich stärker lobulierte Kerne und ein deutlich basophiles Zytoplasma auf. **c** Extrem starke paranukleär lokalisierte Saure-Phosphatase-Aktivität

14.6 Mit HIV-Infektion assoziierte Lymphome

Meistens handelt es sich um aggressive B-Zell-Lymphome. Die häufigsten sind das Burkitt-Lymphom (BL, ► Abschn. 14.3.6), diffuse großzellige B-Zell-Lymphome (DLBCL, ► Abschn. 14.3.3), häufig mit Befall des ZNS, das primäre Ergusslymphom (PEL, ► Abschn. 14.3.5) und plasmoblastische Lymphome. Auch Hodgkin-Lymphome (► Abschn. 14.5) kommen vermehrt vor. Morphologisch entsprechen diese Lymphome den Lymphomen bei immunkompetenten Patienten. Zwei Drittel der Burkitt-Lymphome zeigen plasmozytoide Differenzierungen.

14.7 Lymphoproliferative Erkrankungen nach Transplantation (PTLD)

Es handelt sich um ein Spektrum von EBV-induzierten polyklonalen Proliferationen vom infektiösen Mononukleose-Typ. Frühe Veränderungen sind plasmazelluläre Hyperplasie und infektiöse mononukleoseähnliche Veränderungen.

14.8 Polymorphe PTLD

Polymorphe PTLD werden nach dem Lymphom klassifiziert, dem sie entsprechen. Es handelt sich um die bekannten B-Zell- und T-Zell-Neoplasien.

14.8 · Polymorphe PTLD

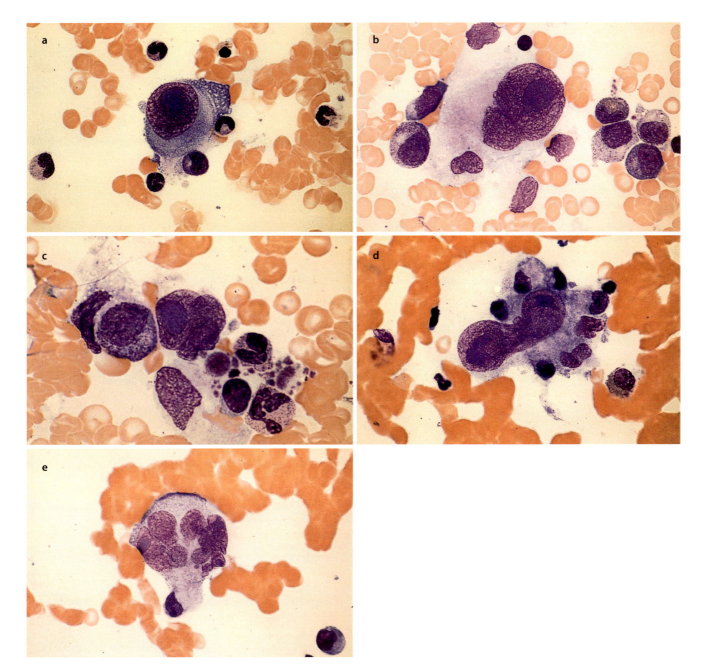

◘ **Abb. 14.46** Knochenmarkinfiltration bei Hodgkin-Lymphom (selten zu beobachten in der Zytomorphologie). **a–c** Einkernige Hodgkin-Zellen mit charakteristischen riesigen Nucleoli. **d** Eingeschnürter, langgezogener Kern einer Hodgkin-Zelle mit großem Nucleolus. **e** Mehrkernige Sternberg-Reed-Zelle

186 Kapitel 14 · Lymphatische Neoplasien

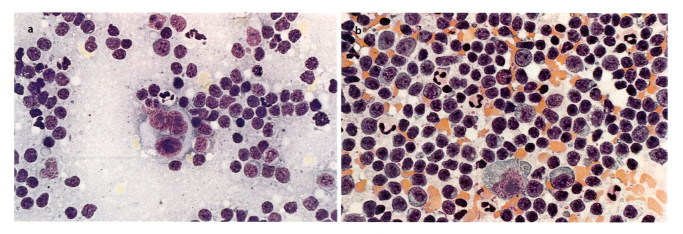

Abb. 14.47 Hodgkin-Lymphom. **a** Lymphknoten. In der Bildmitte eine mehrkernige Sternberg-Reed-Riesenzelle. Typisch die großen dunklen Kernkörperchen, zahlreiche Eosinophile. **b** Milz. Mitte unten einkernige Hodgkin-Zelle, mehrere gereizte Immunoblasten, links 1 Plasmoblast, zahlreiche neutrophile und eosinophile Granulozyten

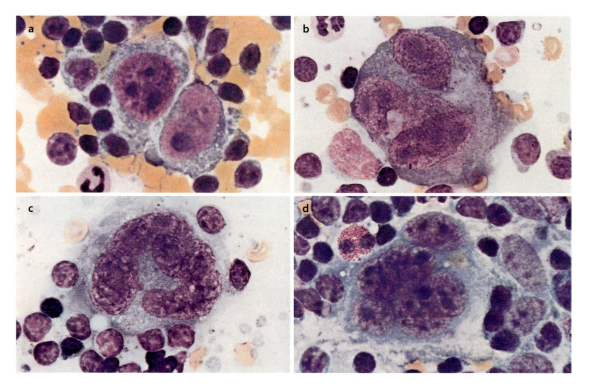

Abb. 14.48 Hodgkin-Lymphom. **a** 2 nebeneinander liegende einkernige Hodgkin-Zellen. **b** Mehrkernige Sternberg-Reed-Riesenzelle. **c** Mehrkernige Sternberg-Reed-Riesenzelle. **d** Mehrkernige Sternberg-Reed-Riesenzelle, 1 eosinophiler Granulozyt darüber

Histiozytäre Neoplasien und Neoplasien der dendritischen Zellen

Bei den histiozytären Neoplasien und den Neoplasien der dendritischen Zellen (siehe auch ▶ Kap. 13.1.14) handelt es sich um seltene Tumoren, die abgeleitet sind von Makrophagen und dendritischen Zellen oder Histiozyten. ◘ Tab. 15.1 zeigt eine Zusammenstellung der möglichen Varianten. Echte histiozytäre Malignome sind eine wahrscheinlich verschwindende Diagnose. In aller Regel werden diese Tumoren histologisch diagnostiziert.

Histiozytäre Neoplasie, abgeleitet von Langerhans-Zellen Bei histiozytären Neoplasien, abgeleitet von Langerhans-Zellen (◘ Abb. 15.1), findet man große Zellen mit weitem, graublauem Zytoplasma und runden bis ovalen Kernen, die als Marker CD11c, CD1 und S-100-Protein besitzen. Elektronenmikroskopisch sind die für die sogenannten Langerhans-Zellen spezifischen Birbeck-Granula nachweisbar. Charakteristisch sind vielkernige Riesenzellen.

◘ **Tab. 15.1** Echte histiozytäre maligne Neoplasien

Originaldiagnose	In Betracht kommend
Histiozytisches Lymphom, nodulär und diffus	Diffuses großzelliges B-Zell-Lymphom
	Follikuläres Lymphom, Grad 3
	Peripheres T-Zell-Lymphom
	Histiozytenreiche Varianten von B-Zell-, T-Zell- und Hodgkin-Lymphomen
	Anaplastisches großzelliges Lymphom (ALCL)
Histiozytäre medulläre Retikulose	Hämophagozytische Syndrome
Maligne Histiozytose	Anaplastisches großzelliges Lymphom
	Hämophagozytische Syndrome
Regressive atypische Histiozytose	Primär-kutane CD30-positive T-Zell-lymphoproliferative Erkrankungen
Intestinale maligne Histiozytose	Enteropathie-assoziiertes T-Zell-Lymphom
Histiozytäre zytopathische Pannikulitis	Subkutanes pannikulitisähnliches T-Zell-Lymphom mit Hämophagozytose

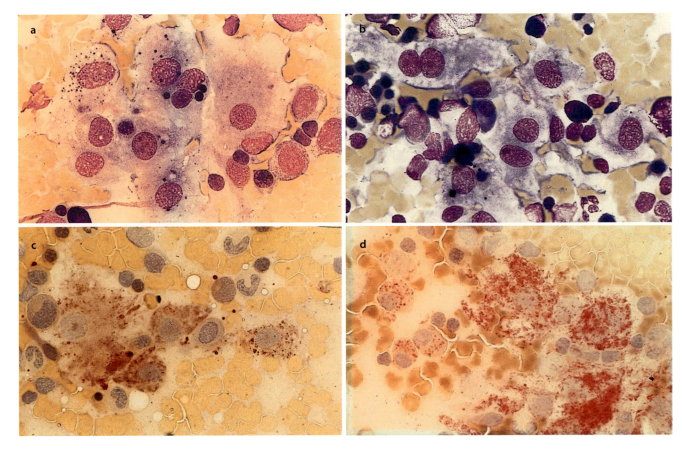

◘ **Abb. 15.1** Histiozytäre Neoplasie, abgeleitet von Langerhans Zellen. **a, b** Knochenmarkbefall bei Langerhans-Zell-Histiozytose. Man sieht große Zellen mit breitem, graublauem Zytoplasma und runden bis ovalen Kernen. **c** Zytochemischer Nachweis von unspezifischer Esterase (ANAE): feingranuläre Reaktion im Zytoplasma. **d** Nachweis von saurer Phosphatase im Zytoplasma der malignen Zellen. Die Reaktion ist im Vergleich zu Makrophagen deutlich schwächer

Tumoraspirate bei Knochenmarkbefall

Kapitel 16 · Tumoraspirate bei Knochenmarkbefall

Bei zahlreichen nicht-hämatologischen malignen Tumoren kommt es zur Knochen- und Knochenmarkmetastasierung. Für die Stadieneinteilung ist die Klärung der Frage wichtig, ob ein Knochenmarkbefall vorliegt, nicht selten wird aber eher zufällig bei Untersuchung wegen unklarer Krankheitssymptome oder auch bei Verdacht auf Leukämie eine Knochenmarkinfiltration durch Tumorzellen entdeckt. Die Abgrenzung morphologisch undifferenzierter Tumorzellen von Zellen einer akuten Leukämie oder eines malignen Lymphoms kann morphologisch erhebliche Schwierigkeiten bereiten. Für die genaue Einordnung stehen heute immunzytologische und -histologische Methoden zur Verfügung, die auch eine Zuordnung der Tumorzellen zum Primärtumor erleichtern. Weiterhin werden zunehmend auch molekulare Analysen, z. B. nach Mikrodissektion der Tumorzellen am Paraffin-eingebetteten Material (FFPE), durchgeführt (◘ Abb. 16.1, 16.2, 16.3, 16.4, 16.5, 16.6 und 16.7).

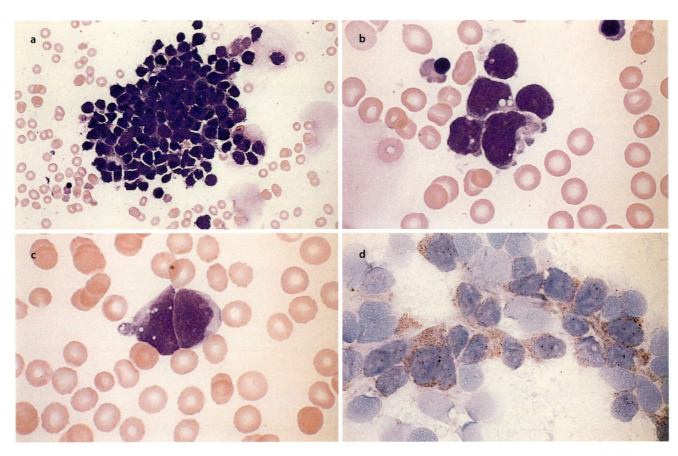

◘ Abb. 16.1 Tumorzellen eines kleinzelligen Bronchialkarzinoms im Knochenmark. **a** Tumorzellverband im Knochenmarkausstrich. **b** Starke Vergrößerung desselben Ausstriches wie in **a**. **c** Blutausstrich. 2 Tumorzellen desselben Falles wie in **a** und **b**. Dies ist ein ungewöhnlicher Befund, da man Tumorzellen im peripheren Blut allenfalls nach spezieller Anreicherung findet. **d** Als immunologischer Marker für kleinzellige Bronchialkarzinome dient die neuronenspezifische Enolase (NSE). Positiver Nachweis in einem Knochenmarkausstrich

Tumoraspirate bei Knochenmarkbefall

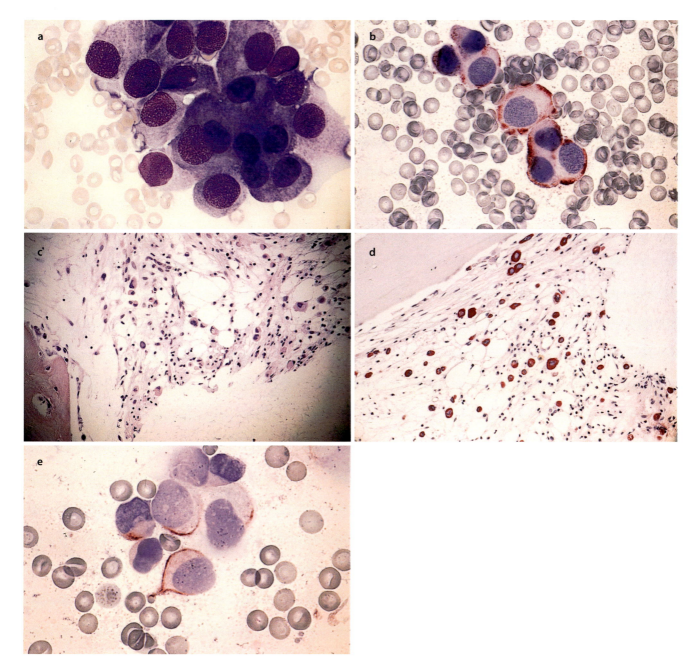

Abb. 16.2 Tumorzellen eines Mammakarzinoms im Knochenmark. **a** Pappenheim-Färbung. **b** Immunzytochemischer Nachweis von Zytokeratin. **c** Histologische Untersuchung einer Stanzbiopsie bei Mammakarzinom. HE-Färbung. **d** Histologischer Nachweis von Zytokeratin im Knochenmarkausstrich bei Mammakarzinommetastase. **e** Zytokeratinnachweis im Knochenmarkausstrich bei Mammakarzinom

192 Kapitel 16 · Tumoraspirate bei Knochenmarkbefall

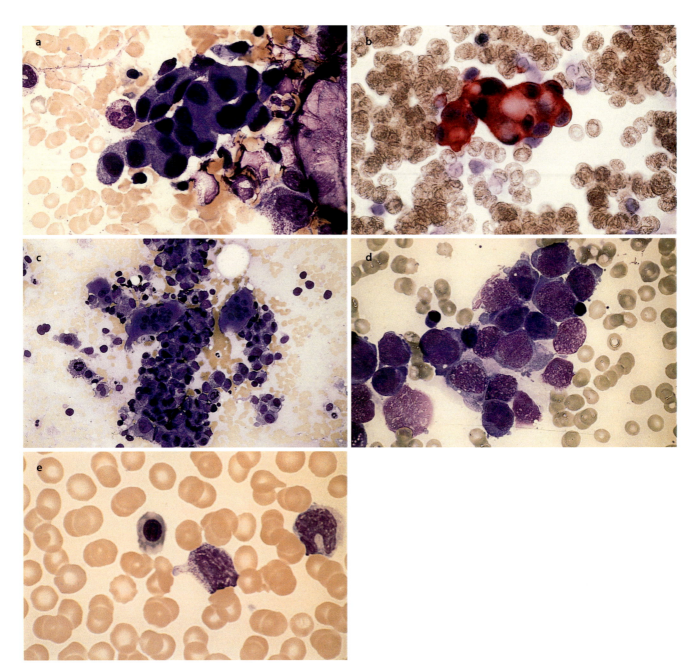

Abb. 16.3 Tumorzellennachweis im Knochenmark. **a** Tumorzellen eines metastasierten Magenkarzinoms im Knochenmarkausstrich. **b** Zytokeratinnachweis in den Tumorzellen desselben Falles wie in **a**. **c** Die großen, vielkernigen Zellen sind Osteoklasten neben den Tumorzellen eines Prostatakarzinoms im Knochenmarkausstrich. **d** Tumorzellinfiltration im Knochenmarkausstrich. **e** Peripheres Blut desselben Patienten mit leukoerythroblastischer Reaktion. Man sieht 1 Normoblasten, 1 Myelozyten und 1 Metamyelozyten

Tumoraspirate bei Knochenmarkbefall

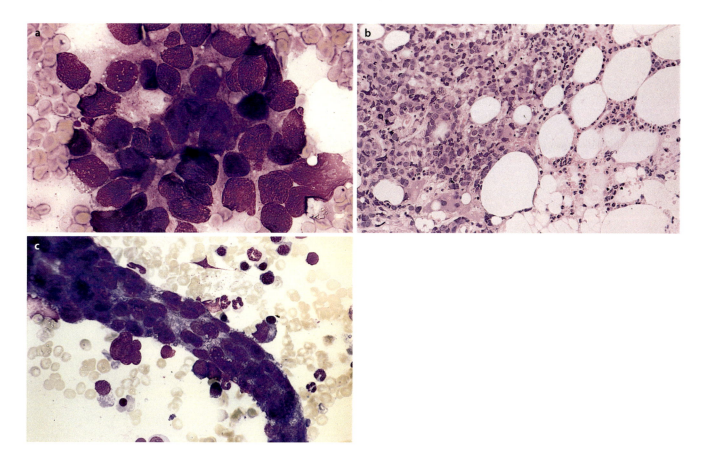

◘ **Abb. 16.4** Tumorzellnachweis im Knochenmark. **a** Tumorzellnest bei Prostatakarzinom. **b** Histologische Untersuchung der Stanzbiopsie bei einem Prostatakarzinom. Man erkennt adenoide Strukturen. **c** Gefäßartige Tumorzellkomplexe im Knochenmarkausstrich bei einem Angiosarkom

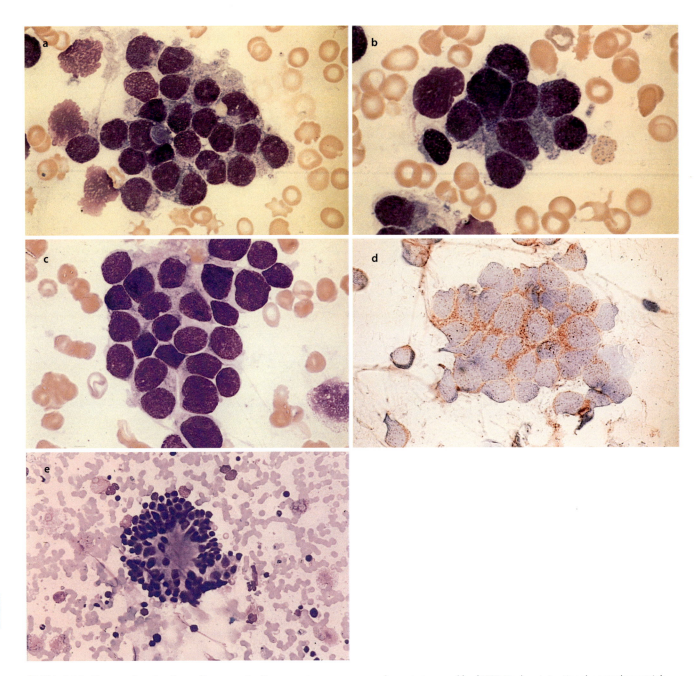

Abb. 16.5 Tumorzellnachweis von Tumoren des Nervensystems, die bei Kindern auftreten. **a** Knochenmarkbefall bei Medulloblastom. Kleine runde Zellen mit hellem Chromatin. **b** Derselbe Fall wie in **a** mit starker Vergrößerung. **c** Zellen eines Neuroblastoms, die sehr ähnlich aussehen wie in **a** und **b**. **d** NSE-Nachweis im Knochenmarkausstrich desselben Falles wie in **c**. **e** Sog. Rosettenbildung bei Sympathikoblastom. Die Tumorzellen liegen ringförmig um ein Zentrum

Tumoraspirate bei Knochenmarkbefall

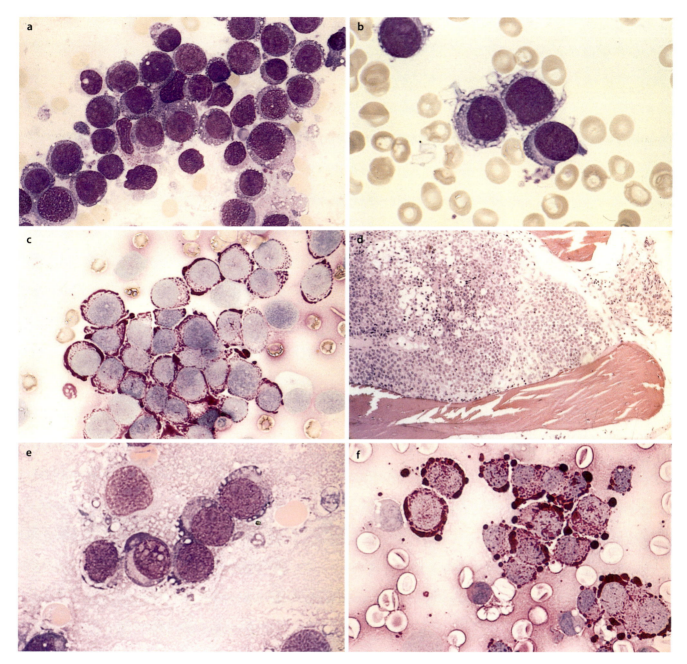

◘ Abb. 16.6 Rhabdomyosarkommetastasen im Knochenmark. Bei Kindern, aber auch bei jüngeren Erwachsenen kann es zur Metastasierung eines Rhabdomyosarkoms in das Knochenmark kommen. Die Zellen werden nicht selten mit denen bei akuten Leukämien verwechselt. Bei ca. 70 % der alveolären Rhabdomyosarkome findet man als zytogenetische Aberration eine Translokation t(2;13)(q35;q14). a Zellen eines Rhabdomyosarkoms im Knochenmarkausstrich. Sie sind durchaus mit Zellen einer akuten Leukämie zu verwechseln. b Stärkere Vergrößerung desselben Falles wie in a. c PAS-Reaktion desselben Falles wie in a und b. Die PAS-Reaktion kann sehr unterschiedlich stark, manchmal sehr kräftig ausfallen. d Histologisches Präparat einer Knochenmarkmetastasierung bei Rhabdomyosarkom. Man erkennt die relativ hellen Kerne. e Anderer Fall von Rhabdomyosarkom mit Knochenmarkbefall. f PAS-Reaktion desselben Falles wie in c. g Desminnachweis in Tumorzellen desselben Falles wie in e und f

196 Kapitel 16 · Tumoraspirate bei Knochenmarkbefall

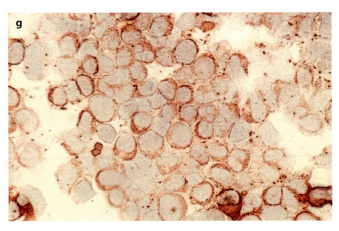

Abb. 16.6 (Fortsetzung)

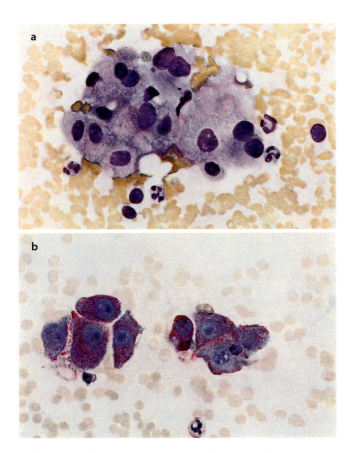

Abb. 16.7 Tumorzellnachweis in Lymphknoten. **a** Nierenzellkarzinom (Hypernephrom). Tumorzellverband. **b** Nierenzellkarzinom (Hypernephrom). PAS-Reaktion

Serviceteil

Weiterführende Literatur – 198

Stichwortverzeichnis – 199

© Springer-Verlag Berlin Heidelberg 2020
T. Haferlach, *Hämatologische Erkrankungen*, https://doi.org/10.1007/978-3-662-59547-3

Weiterführende Literatur

Bacigalupo A, Hows J, Gluckman E et al (1988) Bone marrow transplantation (BMT) versus immunosuppression for the treatment of severe aplastic anaemia (SAA): a report of the EBMT SAA working party. Br J Haematol 70:177–182

Bain BJ, Kreuzer KA (Hrsg) (2018) Das Blutbild. Diagnostische Methoden und klinische Interpretationen, 5. Aufl. De Gruyter, Berlin

Begemann H (1982) Praktische Hämatologie, 8. Aufl. Thieme, Stuttgart

Begemann H, Rastetter J (Hrsg) (1986) Klinische Hämatologie, 3. Aufl. Thieme, Stuttgart

Bene MC et al (1995) European group for the immunological characterization of leukemias. Leukemia 9:1783–1786

Camitta BM, Rappeport JM, Parkman R, Nathan DG (1975) Selection of patients for bone marrow transplantation in severe aplastic anemia. Blood 45:355–363

Cramer EM, Garcia I, Masse J-M et al (1999) Erythroblastic synartesis: an auto-immune dyserythropoiesis. Blood 94:3683–3693

DGHO. Leitlinien der Deutschen Gesellschaft für Hämatologie und Onkologie. www.dgho.de/informationen/leitlinien aufgerufen am 07.01.2020

Döhner H, Estey E, Grimwade D et al (2017) Diagnosis and management of AML in adults: 2017 ELN recommendations from an international expert panel. Blood 129:424–447

ELN European Leukemia Net. www.leukemia-net.org/content/home/ aufgerufen am 07.01.2020

Germeshausen M, Grudzien M, Zeidler C et al (2008) Novel HAX1 mutations in patients with severe congenital neutropenia reveal isoform-dependent genotype-phenotype associations. Blood 111 (10):4954–4957

Gotlib J, Gerds AT, Castells MC et al (2018) Systemic mastocytosis, version 2.2019, NCCN clinical practice guidelines in oncology. J Natl Compr Canc Netw 16:1500–1537

Greenberg PL, Tuechler H, Schanz J et al (2012) Revised International Prognostic Scoring System (IPSS-R) for myelodysplastic syndromes. Blood epub 27.6.2012

Haferlach T, Winkemann M, Löffler H et al (1996) The abnormal eosinophils are part of the leukemic cell population in acute myelomonocytic leukemia with abnormal eosinophils (AML M4Eo) and carry the pericentric inversion 16: a combination of May-Grünwald-Giemsa staining and fluorescence in situ hybridization. Blood 87:2459–2463

Haferlach T, Bacher U, Theml H, Diem H (2012) Taschenatlas Hämatologie. Mikroskopische und klinische Diagnostik für die Praxis, 6. Aufl. Georg Thieme Verlag, Stuttgart

Hoffbrand AV, Higgs DR, Keeling DM, Metha AB (Hrsg) (2016) Postgraduate haematology, 7. Aufl. Wiley-Blackwell, Chichester, United Kingdom

Hoffbrand AV, Vyas P, Campo E, Haferlach T, Gomez K (2019) Color atlas of clinical hematology. Molecular and cellular basis of disease, 5. Aufl. Wiley-Blackwell, Chichester/Oxford, United Kingdom

Huret J-L (Hrsg) Atlas of genetics and cytogenetics in oncology and haematology. http://atlasgeneticsoncology.org/, aufgerufen am 07.01.2020

Kreuzer KA (Hrsg) (2019) Referenz Hämatologie, 1. Aufl. Georg Thieme Verlag, Stuttgart

Löffler H, Haferlach T (2010) Hämatologische Erkrankungen. Ein diagnostisches Handbuch, 1. Aufl. Springer, Berlin/Heidelberg

Löffler H, Rastetter J, Haferlach T (2004a) Atlas der klinischen Hämatologie, Bd 6. Springer, Berlin/Heidelberg/New York

Löffler H, Rastetter J, Haferlach T (2004b) Atlas der klinischen Hämatologie, 6. Aufl. Springer, Berlin/Heidelberg

Mitelman F (Hrsg) The mitelman database of chromosome aberrations in cancer. https://mitelmandatabase.isb-cgc.org/ aufgerufen am 07.01.2020

Palumbo A, Avet-Loiseau H, Oliva S (2015) Revised international Staging system for multiple myeloma: a report from International Myeloma Working Group. J Clin Oncol 33:2863–2869

Swerdlow SH, Campo H, Harris NL et al (2008) WHO Classification of tumours of haematopoietic and lymphoid tissues. IARC, Lyon

Swerdlow S, Campo E, Harris NL, Jaffe E, Pileri S, Stein H, Thiele J (Hrsg) (2017) WHO classification of tumours of haematopoietic and lymphoid tissues, Rev. 4. Aufl. International Agency for Research on Cancer, Lyon

Thomas L (Hrsg) (2012) Labor und Diagnose: Indikation und Bewertung von Laborbefunden für die medizinische Diagnostik, 8. Aufl. TH-Books GmbH, Frankfurt am Main

Troussard X, Cornet E, Lesesve J-F et al. (2008) Polyclonal B-cell lymphocytosis with binucleated lymphocytes (PPBL). Onco Targets Ther. 1:59–66

Yoshida K, Sanada M, Shiraishi Y et al (2011) Frequent pathway mutations of splicing machinery in myelodysplasia. Nature 478(7367):64–69

Young NS (2018) Aplastic anaemia. N Engl J Med 379:1643–1656

Stichwortverzeichnis

A

Agranulozytose 24, 34
Alder-Granulationsanomalie 31
Alkoholabusus 12
Anämie
- aplastische (AA) 24, 38, 86
- autoimmunhämolytische 4
- bei chronischen Erkrankungen 21
- dyserythropoetische 16
- Eisenmangelanämien 2
- Fanconi-Anämie 38
- Farbstoffmangelanämien 2
- hämolytische (HA) 2
- hereditäre sideroachrestische 13
- hypochrom-mikrozytäre 12
- Kugelzellenanämie 3
- megaloplastische 7
- perniziöse 7
- sideroachrestische 2
Anulozyten 2
Autoimmungranulozytopenie 24

B

Basophilenleukämie 124
Bernard-Soulier-Syndrom 28
Blasten 94
- granulierte 82
- ungranulierte 82
Bleivergiftung 12
B-Lymphozytose, persistierende polyklonale 35
B-Prolymphozytenleukämie 149
Burkitt-Lymphom 172
B-Zell-Leukämie, splenische, unklassifizierbar 153
B-Zell-Lymphom
- diffuses großzelliges, nicht anderweitig spezifiziert (DLBCL) 149, 168
- intravaskuläres großzelliges 170
- splenisches, unklassifizierbar 153
B-Zell-Lymphozytose, monoklonale (MBL) 149
B-Zell-Marginalzonenlymphom, splenisches (SMZL) 151
B-Zell-Prolymphozytenleukämie (B-PLL) 149

C

Chloramphenicol 9

D

Diamond-Blackfan-Syndrom 38
Döhle-Körper 28, 32
Down-Syndrom 84, 92, 104, 124, 125
Dyserythropoese 82
Dysgenesie, retikuläre 24
Dysgranulozytopoese 82
Dyskeratosis congenita 92
Dysmegakaryozytopoese 82
Dysplasiezeichen 82

E

Eisenmangel 2
Eisenmangelanämie 2
Eisenverwertungsstörung 2
Eosinophilenleukämie, chronische (CEL) 23
Eosinophilie 22
- Eosinophilia persistans 22
- mit Splenomegalie 22
- myeloische/lymphatische 23
Epstein-Barr-Virus (EBV) 34, 172, 177, 180, 184
Ergusslymphom, primäres (PEL) 171
Erkrankung
- chronische lymphoproliferative der NK-Zellen (CLPD-NK) 177
- lymphoproliferative nach Transplantation (PTLD) 184
  - polymorphe 184
Erythroblastopenie
- akute 13
- chronische 13
Erythroblastose, fetale 4
Erythroleukämie 123
Erythrophagozytose 3, 4
Erythrozytose 13

F

Fanconi-Anämie 38, 92
Farbstoffmangelanämie 2

G

Gastritis, atrophische 7
Gaucher-Zellen 42
Glanzmann-Naegeli-Thrombasthenie 28
Glykogenose II 45
Granulagigantismus der Leukozyten 31
Granulozytopenie 24

H

Haarzellleukämie (HCL) 152
- Variante (HCL-V) 158
Hämolyse, gesteigerte 2
Heinz-Innenkörper 4
Hepatomegalie 180
Hepatosplenomegalie 144, 174
Histiozytose 188
- maligne 48
HIV-Infektion 21, 184
Hodgkin-like cells 34
Hodgkin-Lymphom 149, 182
Hunter-Glossitis 7
Hypereosinophilie 22

I

Infekt 20

K

Knochenmarkaplasie 38
Knochenmarkveränderung, reaktive 20
Kostmann-Syndrom 24
Kugelzellenanämie 3

L

Langerhans-Zellen 188
Leishmanien 40
Leukämie
- akute 82, 94
  - unbestimmter Linienzugehörigkeit 128
- akute Basophilenleukämie 124
- akute lymphatische (ALL) 94, 141
  - B-ALL 139
  - Common-(c-)ALL 139
  - Prä-B 139
  - Pro-B-ALL 139
  - T-ALL 145
  - vom Burkitt-Typ 174
- akute Megakaryoblastenleukämie 123
- akute Monoblastenleukämie 113
- akute myeloische (AML) 30, 72, 82, 84, 86, 92, 94, 95
  - assoziiert mit Down-Syndrom 125
  - mit *BCR-ABL1* 107
  - mit biallelisch mutiertem *CEBPA* 106
  - mit inv(16), *CBFB-MYH11* 102
  - mit mutiertem *NPM1*-Gen 106
  - mit Myelodysplasie-abhängigen Veränderungen (AML-MRC) 95
  - mit Myelodysplasie-ähnlichen Veränderungen (AML-MRC) 112
  - mit *RUNX1*-Mutation 107
  - mit t(8;21), *RUNX1-RUNX1T1* 96
  - mit t(9;11)(p22;q23) 112
  - ohne andere Einordnungsmöglichkeiten (AML-NOS) 117
  - s-AML 86
  - Subtypen 95
  - t-AML 95
  - therapieinduzierte (t-AML) 112
- akute Promyelozytenleukämie (APL) 98
- B-lymphoblastische 139
- B-Zell-Prolymphozytenleukämie (B-PLL) 149
- chronische Eosinophilenleukämie (CEL) 23, 72
- chronische lymphatische (CLL) 146
  - atypische 149, 150
  - B-CLL 148
- chronische myeloische (CML) 30, 42
  - aCML 76
  - *BCR-ABL1*-negativ (aCML) 76
- chronische myelomonozytäre (CMML) 72, 76
- eosinophile 22
- Haarzellleukämien (HCL) 152
- hypoplastische akute 24
- juvenile myelomonozytäre (JMML) 76
- Megakaryoblastenleukämie 104
- reine Erythroleukämie 123
- splenische B-Zell-Leukämie, unklassifizierbar 153

- T-lymphoblastische 144
- T-Prolymphozytenleukämie (T-PLL) 174
- transiente (TAM) 125

Liquorbefall 94
Lymphohistiozytose, familiäre hämophagozytische 48
Lymphom
- anaplastisches großzelliges (ALCL)
  - ALK-negativ 182
  - ALK-positiv 182
- B-lymphoblastische 139
- follikuläres (FL) 167
- kleinzelliges lymphozytisches (SLL) 146
- lymphoplasmozytisches (LPL) 155
- T-lymphoblastisches 144
- Vorläufer-B-lymphoblastisches (B-LBL) 72
- Vorläufer-T-lymphoblastisches (T-LBL) 72

M

Malaria tropica 7, 172
Mantelzelllymphom (MCL) 149, 167
May-Hegglin-Anomalie 32
May-Hegglin-Syndrom 28
Megakaryoblastenleukämie 104, 123
Megalozyten 7
Mikrosphärozytose 3
Monoblastenleukämie, akute 113
Mononukleose, infektiöse 34
Morbus
- Gaucher 42
- Pompe 45
- Waldenström 150, 162

Myelodysplasie 30, 82
- mit Pseudo-Pelger-Veränderungen 88

Myelokathexis 24
Myelom, multiples (MM) 162
Myeloproliferation, assoziiert mit Down-Syndrom 125
Myelosarkom 124

N

Neoplasie
- der dendritischen Zellen 188
- histiozytäre 188
- lymphatische 139
- myelodysplastische/myeloproliferative 76
  - mit Ringsideroblasten und Thrombozytose (MDS/MPN-RS-T) 77
  - unklassifizierbar (MDS/MPN-U) 77
- myeloische/lymphatische
  - mit *FGFR1*-Rearrangement 73
  - mit *PDGFRA*-Rearrangement 72
  - mit *PDGFRB*-Rearrangement 72
- myeloische mit Keimbahn-Prädisposition 92

Neutropenie, zyklische 24
NK-Zell-Leukämie, aggressive 177
NK-Zell-Lymphom, nasaler Typ 180
Non-Hodgkin-Lymphom (NHL) 94

P

Panmyelopathie 38
Panmyelophthise 9, 38
Panzytopenie 38
Pelger-Huët-Kernanomalie 30
Phagozytose 48
Plasmazellmyelom 162
Plasmazellneoplasie 162
Plasmozytom 21
Prolymphozytenleukämie (PLL) 149
Promyelozytenleukämie, akute (APL) 98
Pseudo-Gaucher-Zellen 42
Pseudo-Pelger-Formen 30
Pseudothrombopenie 28
Pure red cell anemia 13
Purpura, idiopathische thrombozytopenische 25

R

RAEB-T 86
Reifungsdissoziation 2
Ribosomenlamellenkomplexe (RLC) 155
Riesenproerythroblast 14
Riesenthrombozyten 28, 32

S

Saure-Maltase-Mangel 45
Schwerkettenkrankheit (HCD) 158
Sea-blue histiocytes 44
Sézary-Syndrom (SS) 180
Shwachman-Syndrom 25
Sphingomyelinspeicherkrankheit 42
Splenomegalie 151, 152, 180
Steinbrinck-Chédiak-Higashi-Granulationsanomalie 31
Synartesis 13
Syndrom

- hämophagozytisches 48
- myelodysplastisches (MDS) 82, 92, 112
  - des Kindesalters 84
  - EB-1/2 123
  - mit Blastenvermehrung 1 (MDS-EB-1) 84
  - mit Blastenvermehrung 2 (MDS-EB-2) 84
  - mit Einliniendysplasie (MDS-SLD) 83
  - mit isolierter del(5q) 84
  - mit Ringsideroblasten (MDS-RS-SLD und MDS-RS-MLD) 83
  - t-MDS 95
  - unklassifiziert (MDS-U) 84

T

Thalassämie 3, 42
Thrombozytopathie 25
Thrombozytopenie 25, 34
t-MDS 95
T-Prolymphozytenleukämie (T-PLL) 174
Tumorerkrankung 21
T-Zell-Leukämie
- adulte 178
- der großen granulierten Lymphozyten 176
T-Zell-Leukämievirus 1, humanes (HTLV-1) 178
T-Zell-Lymphom
- adultes 178
- hepatosplenisches (HSTL) 180
- nasaler Typ 180
- peripheres (PTCL), nicht anderweitig spezifiziert 181

V

Virozyten 34

W

Werlhof-Syndrom 25
Wuchereria bancrofti 24

Z

Zerebrosidspeicherkrankheit 42
Zieve-Syndrom 7
Zytopenie
- periphere 48
- refraktäre Zytopenie des Kindesalters (RCC) 86